湛庐 CHEERS

与最聪明的人共同进化

HERE COMES EVERYBODY

失智与痴呆老人家庭照护手册

[美]南希·梅丝 Nancy Mace　　彼得·拉宾斯 Peter Rabins 著　　徐昊 译

The 36-Hour Day

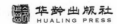
华龄出版社
HUALING PRESS

测一测

你知道如何帮助痴呆患者得到良好的照护吗?

扫码激活这本书
获取你的专属福利

扫码获取全部测试题及答
案,了解与痴呆有关的常识。

- 痴呆是由（　）疾病引起的。
  - A. 一种
  - B. 多种

- 痴呆患者的很多奇怪行为是由于他们的大脑损伤吗?
  - A. 是
  - B. 否

- 给痴呆患者留纸条,提醒他饭放在冰箱里,这个方法能帮助他读懂纸条上的留言吗?
  - A. 能
  - B. 否

扫描左侧二维码查看本书更多测试题

保罗·麦克休（Paul R. McHugh）

曾任约翰斯·霍普金斯大学医学院

精神病学和行为科学系主任

好的照护对患者意义重大

本书前几版为痴呆患者的家属和朋友提供了良好的支持、有益的指导和安慰，广受赞誉，已成为痴呆这种渐进性疾病的最佳家庭照护指南。如今，本书已经更新到了第 7 版，即将跨越新的里程碑。1981 年，本书首版发行时我便参与其中。回忆起这些年，我感到很自豪，也很高兴；同时，我也目睹了前几版产生的巨大影响。

对于痴呆，我们今天面临的核心问题仍然和本书首版问世时一样。尽管我们目前对痴呆有了新的认识，并可以显著地延缓其进展，但我们仍然不知道如何预防和治疗这种给患者带来巨大痛苦的疾病。但好的一面是，我们已经知道了如何帮助痴呆患者及其照护者。

和前几版一样，本版会更新痴呆的最新研究进展，并阐述延缓痴呆进展与缓解令人痛苦的严重症状的药物的新靶点和效能。更重要的是，本版会将与痴呆相关的医学问题和日常照护紧密结合，用通俗易懂的方式探讨人们在日常生活中关切的问题。从这个意义上说，本书不同版本的参照系一直未变，即如何帮助痴呆患者。虽然他们的病情在发展，但我们应当始终帮助他们维持生活的和谐。

本书的价值并不仅仅在于它本身，更在于它在医学史上的重大意义。痴呆代表了一类问题，就像生活的许多方面一样，在不同的患者亲友提供的不同环境中，它可能会走向不同的方向：患者也许会逐步好转，也许会变得更糟。

在痴呆发展的转折阶段，各种问题可能都会出现，本书将讨论平衡各方利益在解决患者的各种问题时的重要作用。作者和此前版本的读者都证明，尽管遭受病痛和苦难，痴呆患者及其家属依然可以维持持久的情谊，共同面对困难，相互扶持和相互信任。

我们现在知道，有效且适当的照护有助于预防和治疗痴呆。如今，痴呆研究已不再是被忽视的研究领域，正在快速发展。可以预见，在下一版出版之前，我们依然会见证痴呆研究的重大进展，而这要归功于读者和所有认为为痴呆患者提供良好照护有价值的人。

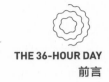
关爱患者及家属是痴呆治疗的核心

借由本书的出版，我们想感谢自 1981 年本书首版出版以来为之做出贡献的人和组织，当然不得不提本书的前身——《家庭手册》(*The Family Handbook*)。1979 年，在简·卢卡斯·布劳斯坦（Jane Lucas Blaustein）的帮助和美国阿尔茨海默病协会马里兰分会成员的要求下，《家庭手册》应运而生。

本书中的许多照护建议来自患有痴呆症状的人、痴呆患者的照护者、美国各地的保健专业人员，以及像美国阿尔茨海默病协会的工作人员这样的倡导者。除了感谢，我们也钦佩他们的毅力，并对他们愿意分享自己的经验和想法致以敬意。

本书的基本思想是，我们可以做很多事情来改善痴呆患者及其照护者的生活。这种认识是我们的老师保罗·麦克休和马歇尔·福尔斯坦（Marshal

Folstein）教授给我们的。如果没有他们的支持、倡导和智慧，本书首版就不可能出版。

在本书首版中，珍妮·弗洛伊德（Jeanne Floyd）、珍妮特·巴克尔（Janet Bachur）和简·卢卡斯·布劳斯坦贡献了不错的想法，并为之付出了很多精力。后来，其他同事为我们树立了榜样，并给出了很好的建议；此外，他们的奉献精神也深深地鼓舞了我们。我们还要特别感谢马丁娜·拉维莎（Martina Lavrisha）、丽贝卡·莱伊（Rebecca Rye）和玛丽·安·威利（Mary Ann Wylie）多年来的帮助。

本书首版的写作经费来自T. 罗和埃莉诺·普赖斯基金会（T. Rowe & Eleanor Price Foundation），正是由于他们的支持，我们才能在接下来的几年里把相关知识传授给他人。最近，阿尔茨海默病及相关病基金会（Alzheimer's Disease and Related Disorders）的主席里奇曼家族对本书作者之一彼得·拉宾斯的研究和临床工作给予了支持，并为本书的最近几次修订做出了贡献。对此，我们心怀诚挚的感谢。

此外，还要感谢卡伦·拉宾斯（Karen Rabins），她仔细阅读了每个版本，并进行了专业的编辑和校对。约翰斯·霍普金斯大学出版社的编辑安德斯·里克特（Anders Richter）、温迪·哈里斯（Wendy Harris）、杰奎琳·韦穆勒（Jacqueline Wehmueller）和乔·鲁斯科（Joe Rusko）均为本书贡献良多，并提出了宝贵的意见和建议，同样感谢他们。

这些年来，由于临床医生、研究人员、痴呆患者家属、社会组织和政府机构的共同努力，痴呆患者及其家属的照护方式都已发生改变。而正是与痴呆作斗争的患者及其照护者的勇敢和奉献精神支撑着人们继续寻找更优的治疗和预防痴呆的方法。不过，在实现全面预防痴呆的目标之前，为痴呆患者及其家属提供关爱仍将是治疗痴呆的核心。

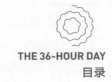

推荐序

好的照护对患者意义重大

前　言

关爱患者及家属是痴呆治疗的核心

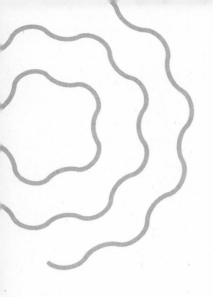

第1章

认识痴呆

有两三年的时间，温莎太太的记忆力在一点点地衰退。

一开始，她记不住朋友孩子的名字，有一次，她甚至把做好的草莓果酱全忘了。因此，她不得不把事情都写下来，并安慰自己说，年纪大了就会这样。后来，她发现自己会总是不由自主地想一个她曾经听说过的疾病名字——阿尔茨海默病，她很担心自己是不是得了这种病。

再后来，温莎太太在与朋友交谈时，发觉自己不仅忘记偶然听到的名字，而且会完全忘记谈话主题。她为此感到困惑，但她依然能给出听上去恰当的回应，以便搪塞过去。她的儿媳对最好的朋友说："我婆婆的记忆好像出了问题。"除了她的儿媳，好像没人注意到她的变化。

温莎太太很担心，有时很沮丧，但她一直否认自己出现了问题。她不能和他人说："我快疯了，我看着自己的记忆'溜走'了。"而且，她不愿想这件事，也不愿想变老的事，更不愿被当成老年人对待。她仍然很享受生活，自认为能应付自如。

某年冬天的一天，温莎太太病了。起初，她以为自己只是得了感冒。医生给她开了一些药，并告诉她，到了她这个年纪，难免会出现各种问题。医生的话让温莎太太很恼火，导致她的病情迅速恶化。温莎太太忧心忡忡，变得虚弱，疲劳地躺在床上睡觉。不久，邻居打电话告诉她的儿媳，说她已经神志不清，发着高烧且口齿不清。

温莎太太的儿媳赶到后，立即将她送到了医院。在最初的几天里，温莎太太对正在发生的事情只有残缺、模糊的概念。医生说她得了肺炎且肾功能受损，他们会利用一切医疗资源来治疗感染。

温莎太太感到自己身处一个陌生的地方，身边都是陌生人，他们来了又走。虽然有人会告诉她她在哪里，但没过多久，她就忘了。在医院这个陌生的环境里，她再也不能用之前的经验来应对健忘带来的影响了，而她的突然发病让她的神志更加混乱。有一天，她以为丈夫穿着军装来看她，但实际上，那是她的儿子。她的儿子不停地告诉她"母亲，父亲已经去世 20 年了"，但她就是不听。

她还抱怨儿媳从来没探望过自己，而且当儿媳告诉她"母亲，我今天早上就来过"时，她还认为儿媳在骗她。事实上，她已经想不起来早晨发生的事情了。

温莎太太接着接受了各种检查，又是吃药，又是打针，还接受了物理治疗。她经常做噩梦，梦见自己在跑步机上行走。她已经记不得自己身在何处了。当她想去厕所时，必须找个人陪着，这让她很尴尬，而且她经常尿裤子。

渐渐地，温莎太太的病情好转了。她的感染症状消失了，头晕也有所好转。在病情初期，她会胡思乱想，而在发热和感染症状消失后，她的意识错乱和健忘似乎更严重了。虽然发热在理论上不会影响记忆丧失的过程，但这让她变得虚弱，并导致她的各种生活技能都受到了影响。此外，温莎太太的这次发病也让她的家人意识到了问题的严重性：她已经不能再独自生活了。

周围的人反复地向温莎太太诉说，并向她解释了后续的安排计划，但毫无意外，她很快就忘了。后来，温莎太太出院了，家人把她接到了她的儿子家里。家人高兴地把她带到房间里，里面有她的一些东西。但她感觉自己有些东西不见了，她想：也许其他东西在她住院期间已经被人偷走了。家人一直不停地告诉她东西在哪里，但她就是记不住。

温莎太太虽然住进了她的儿子家里，但她很不习惯，因为她很早以前就下定决心不和孩子同住。对她来说，儿子家不是自己家，她感到自己的独立性荡然无存，她也不知道自己的东西在哪里，因此她无比失落。温莎太太很想住在自己家里，因为在自己家里，她熟悉每样东西所在的位置，那里有陪了她一辈子的东西，她相信自己能像以往一样应付自如。对此，她的儿子不得不告诉她，她已经很难完全自理，跟他住在一起才能得到更好的照护。

对温莎太太来说，最难受的感觉是恐惧，那是一种无名的恐惧，是她由于大脑受损而无法向他人解释的恐惧。熟悉的人和记忆一遍遍地进入她的脑海，又偷偷溜走，这让她分不清现实与回忆。温莎太太发现浴室好像换地方了，穿衣服居然变成巨大的考验，因为她不知道怎么扣扣子了。腰带时而会莫名其妙地挂在她身上，因为她不知道怎么系腰带，甚至不知道为什么要系腰带。温莎太太渐渐失去了理解自己所见和所听事物的能力。而且，任何噪声和杂乱的物件都会使她感到恐慌。对于他人的解释，她无法理解，她常常莫名其妙地惊慌失措。但家人发现，她担心的只不过是某把椅子或某个罐子。虽然家人一遍遍地告诉她东西在哪里，但她总是忘记，还认为有人把它们偷走了。后来，她开始藏东西，但过后又忘记自己把它们藏在哪里了。

温莎太太的儿媳绝望地说："她身上的味道已经很难闻了，但她就是不愿洗澡。而如果她不洗澡，日托中心就不愿接收她。"对温莎太太来说，洗澡成了一种恐怖的经历，她已经不会用浴缸了，她感觉有时水会流走，有时水会不断上涨，让她无法控制。洗澡时，温莎太太需要考虑很多事情，比如如何找到浴室、如何脱衣服、如何洗澡，而且她的手指已经拉不开拉链了，她的脚已经不知道如何踏进浴缸了：因为她的大脑已经受损，这对她来说太难了。

每个人在生活中都会遇到麻烦。普通人会试着暂时停下来，让自己冷静一下。有些人可能会出去喝杯啤酒，有些人可能会给自家花园除草或外出散步。有时，我们会愤怒，会对那些给我们带来麻烦或至少与我们面临的麻烦有关的人进行反击；抑或我们会沮丧一段时间，直到麻烦消失。

温莎太太依然保留着处理麻烦的老方法。当感到紧张时，她常常想外出散步。她会在门廊停下来，向外张望，然后走出去，希望远离烦恼。然而，这次麻烦并没有解决，反而更糟了，因为温莎太太对任何事物都不熟悉了——房子不见了，街道也不熟悉了。她曾疑惑：这条街到底是哪里？是她童年时走过的那条吗？还是她带孩子时老家附近的那条？这种不熟悉的恐惧感扑向了温莎太太，并紧紧地攫住她的心，她开始加快脚步。

温莎太太有时会莫名其妙地生气，她自己对此也无法理解。她感觉自己的东西都不见了，生活也无法把控。她心灵的壁橱好像突然打开，然后又关上，接着消失不见。遇到这样的情况，谁不会生气呢？她认为有人拿走了她珍贵的东西。是谁干的？是她的儿媳，还是她的婆婆，抑或是她小时候怨恨的姐妹？她总是指责儿媳，但很快就忘记了，但儿媳忘不了她一次次的指责。

很多人都记得自己上高中前一晚的情形：心里既紧张又害怕，躺在床上睡不着，害怕第二天自己会迷路，害怕找不到教室。温莎太太每天都经历着类似的状况。

后来，家人把温莎太太送到了日托中心，每天早晨会有公共汽车司机来接她。到了下午，儿媳会接她回去，但她每天都不记得自己是怎么去日托中心的，也不记得自己是怎么回家的。她在日托中心的楼里找不着路，甚至还走进过男厕所。

不过，温莎太太依然保留着社交技能，她可以和日托中心的其他人聊天，并时常大笑。温莎太太其实很享受和其他人一起在日托中心的时光，但她一直不记得自己在那里做了什么，也没办法告诉家人。

温莎太太喜欢音乐，仿佛音乐深深地印刻在她的脑海中，即使她忘了其他事情，她依然记得音乐。她喜欢在日托中心唱熟悉的老歌，儿媳会跟着一起唱。虽然她们唱得不好,但唱歌成了她们俩的共同爱好。

最终,由于照护温莎太太给整个家庭带来了巨大的体力和精神负担,于是,家人把她送进了养老院。最初几天,温莎太太感到混乱和恐慌,随后,她在她那间阳光充足的卧室里找到了安全感。虽然她不记得每天的日程和安排,但她每天会在固定的时间做固定的事情,这种可靠性让她感到安慰。她偶尔会不确定自己在哪里,偶尔会以为自己还在之前的日托中心。如果她想上厕所的话,厕所就在附近,不用记,也不用找,这让她很安心。

当家人探望时,温莎太太会很高兴。有时,她会想起家人的名字,但大多数时候都想不起来。她也不记得他们什么时候来过,所以她有时会抱怨家人不来看望自己。不过,每当家人伸出胳膊搂住她,握着她的手,默默地陪她坐着或唱老歌的时候,温莎太太会感到一切不快都烟消云散了。最令她高兴的事情是,家人没有反复提醒她刚才说了什么或之前他们是否来过,抑或问她是否记得某人。对她来说,拥抱就够了。

当家里有人被诊断为痴呆时,他可能得的是阿尔茨海默病,也可能是血管性痴呆,抑或是其他引起痴呆的疾病。患者已经丧失了一些智力,包括思考能力和记忆能力,他们可能越来越健忘,他们的性格可能会发生变化,并开始变得抑郁、喜怒无常或孤僻。

事实上,许多引起痴呆的疾病都是慢性的,而且无法逆转。所以,当被诊断为不可逆性痴呆后,患者及家属必须学会与之共存。家属无论是决定在家照护患者,还是让他们住养老院,都需要面对许多新问题。当你身边的人患上痴呆后,你更要处理好你自己的情绪。

当家里有痴呆患者时,你可能会面临很多这样或那样的问题。本书旨在指导你如何应对痴呆患者。本书可以帮助你找到解决方案,但需要注意的是,本书提到的方法无法替代医生和其他专业卫生保健人员的帮助。

什么是痴呆

你可能听过描述健忘、丧失思考能力和逻辑能力状态的词语，比如"痴呆""阿尔茨海默病""神经认知障碍""谵妄"①"慢性脑综合征"等。你可能想知道这些情况与正常老化到底有何不同。

医生会在特定情况下谨慎使用"痴呆"这个词。痴呆并不意味着发疯。事实上，在医学界，在描述这类疾病的术语中，"痴呆"最不具攻击意味且最准确，它描述的是一组由多种疾病引起的症状。从这个角度来看，它其实是个适用于许多疾病的总称，而不是引起痴呆症状的某种疾病的名称。"神经认知障碍"则是个比较新的专业术语，与"痴呆"的意思一样。目前，一些临床医生和研究人员会用它来代替"痴呆"。

对成年人来说，主要有两种情况会引起精神错乱、记忆丧失、定向障碍、智力障碍及相关症状。第一种是痴呆，第二种是谵妄。这两种情况有时候很相似，容易混淆。通常，可治疗的谵妄会被误认为是痴呆。有时候，阿尔茨海默病患者或其他痴呆患者也会出现包括谵妄在内的各种精神症状，它们对患者造成的影响甚至比单纯的痴呆更严重。

痴呆可能由许多不同的疾病引起。本书第 17 章介绍了一些可能引起痴呆的疾病，虽然其中大部分目前仍无法治愈，但有一些是可以治疗的。例如，对于甲状腺疾病导致的痴呆，我们可以通过纠正甲状腺功能异常来逆转痴呆的症状。

阿尔茨海默病是导致成年人不可逆性痴呆的最常见原因，患者会逐渐从轻度健忘发展为完全无行为能力。阿尔茨海默病患者的大脑会发生结构变化和化学变化。目前，医学界仍没有找到可以阻止或治愈它的方法。所以，想减轻患

---

① 一种意识障碍，患者会出现意识清晰度降低，以及错觉、幻觉、定向力部分或全部丧失，而且昼轻夜重，多见于躯体疾病或中毒所致的精神障碍。——编者注

者的行为症状和情绪症状，并让其家属掌控局面，我们仍然有许多事情要做。

血管性痴呆被认为是痴呆的第二大或第三大常见原因，其症状多数是由一系列脑内小卒中引起的，少数是由脑动脉血管病所致。有时候，脑内小卒中并不严重，患者感觉不到。但如果出现许多小卒中，它们会破坏很多脑组织，从而影响人的记忆和其他智力功能。这种情况过去被称为"动脉硬化"，但尸检研究表明，造成问题的就是小卒中，而不是大脑动脉血液循环不足。在某些情况下，经过治疗可以减少进一步的脑组织损伤。

▌痴呆是由多种疾病引起的一系列症状。

阿尔茨海默病和血管性痴呆有时会同时发生。许多医生认为，脑血管异常和小卒中会触发或促进阿尔茨海默病特征性的大脑变化。总的来说，阿尔茨海默病通常发生在老年人身上，而约 1/3 的老年性痴呆是由其他疾病引起的。在65 岁之前，约 50% 的痴呆是由阿尔茨海默病引起的，其余则是由其他疾病引起的。无论是何种原因引起的痴呆，本书都会介绍相关照护的一般原则。

患者也可能同时患有其他疾病，而痴呆可能使他们更容易受到其他健康问题的影响。罹患其他疾病或药物反应常会引起患者出现谵妄，进而又会使其心理功能和行为恶化。及时发现和治疗其他疾病，不仅有利于维持患者的总体健康水平，也便于对患者的照护。所以，找到愿意花时间和精力帮助患者解决这些问题的医生显得至关重要。

抑郁症在老年人中很常见，它可以导致记忆丧失、意识错乱或其他心理功能变化。有时候，当病情得到控制后，抑郁症患者的记忆力会得到改善。然而，患有不可逆性痴呆的人很可能会发展为抑郁症，必须接受治疗。许多异常情况也会引起痴呆，本书第 17 章将进行详细讨论。

引起痴呆的疾病在社会、民族或种族等层面并不存在差异。富人和穷人，聪明人和普通人，都可能受到痴呆的影响。我们没有任何理由因为某个家属患有痴呆而感到羞耻或尴尬。许多杰出和著名人士也患有能引起痴呆的疾病。

根据现有研究，10% ~ 12% 的老年人有严重的智力障碍，另有 10% ~ 15% 的老年人有轻微的智力障碍。虽然引起痴呆的疾病在八九十岁的老年人群中更普遍，但在 90 岁的老年人群中，有 50% ~ 70% 的人从来没有出现过严重的记忆丧失或其他痴呆症状。随着年龄的增长，记不住人名或词语是很常见的，但通常不会太影响我们的日常生活。七八十岁的老年人，甚至 90 岁的老年人，仍然可以思维很活跃，也能充分发挥自己的才智，如毕加索、曼德拉、南希·里根 [1]、安东宁·斯卡利亚（Antonin Scalia）[2] 和马娅·安杰卢（Maya Angelou）[3] 等，他们生前一直在积极地从事自己的事业。

▍严重的记忆丧失从来都不是老化的正常过程。

随着人口老龄化的加剧，提高人们对痴呆的认知变得更加迫切。据估计，在美国，有 500 多万人患有一定程度的智力障碍。美国阿尔茨海默病协会称，2019 年，痴呆让美国损失了 2 400 亿美元。这意味着，平均每个阿尔茨海默病患者每年需要花费 53 700 美元！

痴呆患者的表现

痴呆症状通常是缓慢出现的。患者本人可能是第一个注意到问题的人。病情较轻的患者通常能清楚地描述自己遇到的问题，如"我失去了理智，想解释但就是找不到合适的词"。家属一开始可能没有注意到问题所在，因为患者有时候会遮掩，但其实他们很难记住新信息，这就是问题出现的信号。慢慢地，家属可能会发现患者的理解能力、推理能力和判断力受到了损害。痴呆的发生和发展取决于原发病，而原发病本身就存在一些未知因素。患者有时病情发作

---

[1] 美国第 40 任总统罗纳德·里根的第二任妻子，终年 94 岁。

[2] 美国联邦最高法院大法官，终年 79 岁。

[3] 美国诗人、作家、舞蹈家兼导演，终年 86 岁。

很突然，如家属可能会感觉到："就一会儿的时间，父亲好像完全变了个人。"

当出现痴呆时，每个患者的反应是不同的。有些人擅长隐藏，有些人通过写清单来让自己维持记忆，有些人会断然否认自己有问题或把自己的问题归咎于别人，有些人在意识到自己的记忆力正在衰退时会变得抑郁或易怒，还有一些人表面上会保持乐观。

轻度到中度痴呆的患者通常仍然能做他们平时做的大部分事情，就像得了其他疾病一样，他们自己可以参与治疗、家庭决策和未来规划。患者早期出现的记忆问题有时会被误认为是压力过大或抑郁所致，甚至被误认为是精神疾病，这会给患者及其家属带来额外的负担。

一位女士在回忆她丈夫痴呆发病时说，她丈夫的变化并不是健忘，而是情绪和态度上的变化。

"我不知道哪里不对劲儿。我不想面对。我丈夫查尔斯变得比平时更安静了。他看起来很沮丧，他自己把这归咎于同事。后来，他的老板告诉他，他要被调到一家小的分公司，其实等于他被降职了。他的公司没有跟我说发生了什么异常情况，只是建议我们俩去度假。于是，我们去了苏格兰度假。查尔斯不但没有因此好转，反而变得抑郁和易怒。后来，他找了一份新工作。在进入新公司后，他仍然不能处理好工作，还把责任归咎于他的下属。他的易怒让我难以忍受，我想知道这么多年，我们俩之间到底出了什么问题。在我们咨询了婚姻顾问后，我们的关系反而恶化了。我当时也知道他很健忘，但我一直认为那是压力造成的。"

查尔斯说："我已经知道自己出问题了。我能感觉到自己会为小事而莫名地紧张。比如，别人跟我提到关于植物的事情时，我已经不记得了。婚姻顾问说是因为我的压力太大，但我自己觉得不是，是其他更可怕的事影响了我，我很害怕。"

在痴呆逐渐发病的过程中，患者的日常活动能力会逐渐下降，问题也会随之显现出来。他们可能记不得当天是什么日子，也记不得自己在哪里。他们可能无法完成简单的任务，如穿衣服或连词成句。随着病情的进一步恶化，患者的大脑会明显受损，从而影响其许多功能，包括记忆、组织信息、计划、表达和运动（如协调动作、书写、行走等）。患者也可能很难说出熟悉事物的正确名称，并变得笨拙或步履蹒跚。他们的能力可能每天甚至每小时都在变化，导致家属无法预测他们接下来的状况。

患者的性格也可能会发生变化。一部分患者可能没有变化，如有的患者曾经温柔可亲，还会继续保持下去；而有的患者曾经很难相处，此时会变本加厉；还有一些患者可能会发生戏剧性变化，如原本随和的人却变得苛刻，原本精力充沛的人却变得冷漠无情，原本暴躁的人反而变得温和善良。一些患者可能变得被动、依赖别人或整天无精打采；一些患者会变得容易焦躁不安、心烦意乱和易怒；还有一些患者会变得苛刻、容易恐惧或怨天尤人。

　　有位女士说："以前在家里，母亲一直都开朗外向。现在她越来越健忘了，而最糟糕的是，她最近什么都不想做了。她不想梳头发，不想打扫房间，甚至门也不想出。"

很小的事情都可能会让患者感到不安。对他们来说，曾经简单的任务现在变得非常困难，这让他们变得沮丧、生气或抑郁。

　　一位女士提道："我丈夫最严重的问题就是他的脾气。他过去很随和，而现在他总是为一点儿小事大吼大叫。他昨晚告诉我们10岁的孩子，说阿拉斯加州不是一个州，还大喊大叫地走出房间。当我让他洗澡时，他又大吵了一番。他坚持说他已经洗过了。"

家属要记住一点：患者的许多行为连他们自己都无法控制。例如，他们无法控制愤怒，有时会在家里走来走去且无法停下来。这些变化并不是患者变老造成的，而是其大脑损伤造成的，因此他们自己也无法控制。

有些患者会出现幻觉，即听到、看到或闻到不真实的东西。患者自己感觉真实，但对家属来说很可怕。有些患者开始怀疑他人，他们可能会藏东西或说别人偷了他们的东西。而事实上，通常是他们自己把东西放错了地方，他们又忘了自己把东西放在了哪里。他们很困惑，认定有人偷走了他们的东西。

一位男士回忆道："我母亲很多疑，她把自己的钱包、现金和珠宝都藏了起来，然后，她却说我妻子偷走了这些东西。现在，她又说我们偷了她的银器。问题是，她看起来不像是病了，而是在故意指责我们。"

在进行性痴呆的最后阶段，患者大脑的大部分功能都会受到影响，患者可能卧床不起、尿失禁，甚至无法交流。在这个阶段，许多患者需要专业照护。

患者行为上的种种变化完全是大脑损伤的结果，通常连他们自己都无法控制。

痴呆的病程和预后因人而异，不是所有症状都会出现在同一个人身上。例如，有的患者可能从来没有经历过以上提到的症状或正经历以上没有提到的其他症状。

如何规划未来的生活

当你知道或怀疑某个亲人患有痴呆时，你该如何规划未来的生活呢？

你需要评估自己当前的状况，然后确定自己需要做什么来帮助患者，而且要确保在自己的承受范围内。很多问题需要搞清楚，接下来，我们具体来谈一谈你要做的事。

首先，你要知道这种疾病的病因和预后。每种引起痴呆的疾病都不同，而且，因为诊断和对病情的解释不同，你甚至可能不知道患者到底哪里出了问题。在完成整套诊断和检查前，你也许已经意识到患者可能得了阿尔茨海默病。其次，必须获得明确诊断，而且你需要了解关于疾病进展的知识，这样你和医生才能对未来将出现的日常问题做出适当的反应及计划。有备才能无患，对该病有一定的理解可以帮你消除恐惧和担忧，让你更好地帮助患者。此外，你还可以联系当地的阿尔茨海默病协会①或与痴呆相关的支持组织，向他们寻求资源、帮助和信息。

即使痴呆本身无法阻止，想要改善患者及家属的生活质量，依然有许多事情可以做。痴呆的病情因人而异。你可能永远遇不到本书中讨论的一些问题，可以直接跳过，只阅读适用于你的章节。

解决问题的关键不仅在于了解相关常识，还要灵活变通。有时候，家属身处其中，无法理性地看待问题。但有时候，没有人比家属更能灵活地解决问题。本书中提到的很多帮助患者的想法都是患者家属提供的。

照护患者并不容易，目前也没有简单通用的解决方案。不过，我们依然希望本书中的信息能对你有所帮助。本书主要讨论了照护患者过程中常出现的问题，同时也会强调一点：即使得了痴呆，患者及家属也可以有快乐、幸福的生活。记住这一点，这非常重要！

痴呆会缓慢地使患者完全丧失享受生活和与他人相处的能力。但即便如此，你也要时刻提醒自己：无论患者的记忆力多差，他们的行为多奇怪，他们仍然是有自己独特性格的人。所以，即使他们发生了巨大的变化，即使家里的现状不甚理想，也要继续深爱他们。

▎即使亲人患上了痴呆，你们对他的爱也不要变。

---

① 2015年2月8日，我国成立了阿尔茨海默病防治协会。作为民政部正式批准的全国性社团法人组织，它是由国内从事阿尔茨海默病研究的科学家、学者、科技工作者、医护人员，以及热心关怀阿尔茨海默病防治工作的社会工作者、群众、单位自愿结成的专业的非营利性组织。官方网址为 http://www.caad.org.cn。——译者注

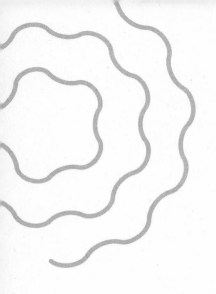

第2章

为痴呆患者寻求
医疗帮助

在照护痴呆患者的过程中，家属和医护人员要密切合作，双方缺一不可。不过，许多医护人员和专业医疗保健人员虽然了解引起痴呆的疾病，但他们对痴呆本身仍然存在误解。另外，并非所有医生或专业医疗保健人员都有时间、兴趣和能力来诊断和照护痴呆患者。

那么，医生和其他专业人员应该怎样做呢？

首先，应该对患者进行准确诊断。一旦患者被确诊患有痴呆，家属就需要医生和其他专业人员的持续性帮助，以控制患者的病情，治疗并发症，并帮助寻找相关资源。接下来，本章将讨论如何让患者获得最佳医疗护理。

在引起痴呆的疾病的发病过程中，除了初级保健医生、神经心理学家、社会工作者、护士、老年护理经理和理疗师等，家属可能还需要咨询其他方面的专家，如神经科医生、老年精神病学家或老年病学专家。他们都训练有素且十分专业，他们的技能还可以互补。他们可以一起对患者进行评估，帮助家属解决持续照护需求。但需要注意的是，家属应该请一名医生负责追踪所有的检查和治疗，并协调患者的照护工作。

> **可能的话，医生应该协调患者的照护工作，并对患者的所有相关检查和治疗进行监测。**

对疑似痴呆患者的评估

当疑似痴呆患者无法思考、记忆、学习或出现人格改变时，就需要对其进行全面评估，比如：

- 疾病的确切性质。
- 疾病能否扭转或治疗。
- 患者残疾的性质和程度。
- 患者仍能正常运转的部位。
- 患者是否有其他需要治疗的健康问题，这些问题可能会导致他们的思维问题和行为问题恶化。
- 患者及其家属或照护者在社会／心理上的需求及目前拥有的资源。
- 患者将来可预期的变化。

对患者的评估因医生和医院而异，不过，良好的评估应当包括整体的医学评估和神经系统检查，还应考虑患者个人获得的社会支持及存有的生活技能。家属可能无法选择医生或其他服务，但可以了解患者评估的重点，这有助于让患者接受全面深入的检查。

在评估一开始，医生会仔细地对患者进行检查。医生会详细地向家属询问患者的病史，有时还会问患者本人。病史包括患者的临床表现、相关症状及其出现的顺序，以及其他生理状况。医生还会对患者进行针对其他健康问题的体检，如神经系统检查，主要是为了了解患者的力量和知觉能力。医生会要求患者闭上眼睛并保持身体平衡，然后用橡胶锤敲击他们的脚踝或膝盖等。神经系统检查可能会显示出患者的大脑或脊髓神经元功能的变化。

> **对于任何可能有记忆问题或其他思维问题的人，必须由专业的临床医生对其进行全面评估。**

医生会为患者做精神状态检查，包括询问患者当前的时间、日期和其所在的地点等。此外，检查还包括对患者的记忆力、注意力、抽象推理能力、理解和运用词汇的能力、简单计算能力及描绘简单图样的能力进行测试。每个测试项目都能揭示患者大脑不同区域的功能问题。测试结果会参考患者的受教育程度及他们是否紧张等因素。

医生还会为患者安排包括验血在内的一系列化验检查。全血细胞计数可以检测贫血（红细胞计数偏低）和感染的迹象。贫血和感染都可能成为引起或加重痴呆的因素。血生化检查可以检测肝脏和肾脏问题、糖尿病及其他一些疾病。维生素 B_{12} 水平测试则可以查出可能引起痴呆的维生素 B_{12} 缺乏。甲状腺测试评估的是甲状腺功能，通常，甲状腺问题是常见的引起痴呆的可逆性因素之一。如果患者的症状和病史与艾滋病和莱姆病[①]、梅毒存在相关性，则可能还会进行相关检查。性传播疾病实验室检查可以提示梅毒感染（在青霉素被发现之前，梅毒是痴呆的常见病因），不过，阳性结果并不一定表明患者曾患过梅毒。

腰椎穿刺，也称脑脊液检查，主要是为了获取患者脊髓和大脑周围液体的样本。对脊髓液进行检测可以排除中枢神经系统感染，如莱姆病、梅毒或结核病，测量蛋白质水平可以预测阿尔茨海默病或额颞叶痴呆，并能揭示痴呆的其他罕见病因。腰椎穿刺需要在患者背部注射局部麻醉药后进行，而且只在有明确疑似相关疾病的情况下才建议做。腰椎穿刺偶发的不良反应包括头痛、持续

---

① 一种全身性的慢性炎性病变。——编者注

性脑脊液外漏。

脑电图是通过凝胶把电极连接到患者头顶，以记录其大脑电活动。这一过程虽是无痛的，但在头顶上连接许多电极有时会让患者感到困惑，他们可能不愿配合。脑电图可用于诊断患者的谵妄和癫痫发作，提供大脑功能异常的证据。在痴呆早期，脑电图结果可能是正常的。

计算机断层扫描（CT）、磁共振成像（MRI）、正电子发射断层成像（PET）和单光子发射断层成像（SPECT）都属于放射学成像技术，有助于医生识别患者大脑中的变化，这些变化可能导致卒中、阿尔茨海默病和许多其他可能引起痴呆的疾病。对于疑似痴呆患者，MRI 或 CT 是初步评估不可或缺的一部分。因为 PET 和 SPECT 价格昂贵，而且可能无法提供有用的信息，所以，只有当它们能提供对确诊痴呆至关重要的信息时，医生才会安排患者进行检查。对于以上检查方法，更详细的介绍见后文相关章节。

在进行 MRI 检查前，患者需要躺在可移动床上；之后，患者的头部会被推入一个看起来像巨型吹风机的金属圈里。检查都是无痛的，但由于检查过程中的声音比较嘈杂，因此可能会让有认知障碍的患者更加困惑和不适。如有必要，医生会给患者注射温和镇静剂来解决这个问题。

对于某些手术操作，如腰椎穿刺和影像学检查，患者或家属需要签署知情同意书。知情同意书会提及手术或操作过程中可能出现的所有不良反应。有些人看完之后，可能会感觉危险和恐慌，但实际上，这些都是相对安全的。CT、PET 和 SPECT 的辐射暴露虽然较为严重，但都在安全范围内。如果患者或家属有任何担忧，可以请医生解释说明。

临床病史、体格检查、神经系统检查及实验室检查可用于确定或排除已知的痴呆病因。除了医学评估，患者还需要接受一些其他的评估检查，以便医生对接下来的治疗进行规划。

精神病学和社会心理学评估是基于对患者及家属进行的访谈，已成为制订具体照护计划的基础。医生、护士或社会工作者会完成评估，包括帮助家属评估情绪、生理和经济资源，患者的家庭环境，可用的社区资源，以及患者个人的接受度或参与制订未来计划的能力。

医生必须确定患者是否有抑郁症。抑郁症会导致类似痴呆的症状，并加重现有的痴呆病情。只要患者可能存在抑郁症，医生就应该咨询有经验的精神科医生。通常，抑郁症经过治疗都会有所改善。

作业疗法（occupational therapy）[①] 评估有助于确定患者能做什么，以及帮助患者弥补自身的不足，通常是由职业诊疗师、康复治疗师或理疗师完成的。这些治疗师也是医疗保健团队的重要成员，但他们的专业技能有时会被忽视，因为在过去，患者只在身体有可能康复的情况下才会咨询他们。

评估时，部分项目会涉及患者的日常生活活动，评估人员会观察患者能否管理金钱，能否做简单的饭菜，能否自己穿衣服，以及能否执行其他日常任务。如果能完成部分任务，这类信息会被记录下来。

神经心理测试，也称认知能力测试或心理测试，可用于确定患者哪些认知能力受损。该测试需要几小时才能完成，用于对患者的记忆力、推理能力、协调能力、书写能力、判断能力、表达能力和指令理解能力进行评估。在对患者进行测试时，心理医生会充分考虑患者的教育背景和兴趣，并会设法让患者放松下来。

评估的最后一部分是与医生或评估组的其他成员进行交流。如果患者本人能了解部分现状，那么医生会向患者和家属共同解释。医生会给出具体诊断，否则，他们会解释说明。此外，医生也会让家属对患者的预后有大致的了解。

---

① 采用生活方式、娱乐方式、工作方式等作业活动来改善和恢复患者及残障人士身心功能的一种康复疗法。——编者注

当然了，医生无法确切地说明患者未来的情况将会如何，他们还会告知家属其他测试结果，如日常生活活动评估、心理测试等。家属或患者可以提问，以保证自己能充分理解这些评估结果。医生可能会推荐药物治疗，或者把痴呆患者移交给社区支持服务或相关人员。通常，家属、医生和患者会一起制定问题解决方案。

一次完整的评估可能需要超过一天的时间。为了防止患者过度劳累，可以把医学评估安排在几天内完成。评估之后，相关科室会出具结果，医生会把所有数据汇总成一份报告，这通常需要几天的时间。

评估几乎都是在门诊进行的。有些家属和专业人士不建议让患者经历评估的"考验"，但我们认为，每个在记忆和思维方面存在问题的人，都应该进行全面评估。其实，评估并不是一种折磨，而且习惯与痴呆患者相处的工作人员往往都很温和、善良。另外，最好让患者尽可能舒适地参与评估，以确保工作人员准确判断患者的最佳活动表现。

▎可以把医学评估安排在几天内完成，以防止患者过度劳累。

正如前文所说，导致痴呆的疾病有很多种，其中一些是可以治疗的，少数则是完全可逆的。如果由于没有评估而遗漏可治疗的问题，患者及其家属可能会遭受长期不必要的痛苦。一旦及时发现，有些痴呆是可以治疗的；而如果被忽视，可能会对患者造成不可逆的损害。

另外，即使在评估后发现患者存在不可逆性痴呆，评估也能提供更好地照护患者和控制其症状的相关信息。评估是患者及其家属进行未来规划的基础，而且通过评估，家属也能知道自己为患者做了自己能做的一切——这很重要。

做评估要找对人

通常，医生可能会直接对患者做评估或推荐相关专家。某些教学医院或医学院的工作人员也可能会熟悉相关专业人士。当地的阿尔茨海默病协会或其他痴呆服务机构也是咨询专业医生的好去处。一些社区开设了痴呆中心，去之前可以先了解一下其口碑。接受治疗的患者应当接受全面评估，并对每项检查结果的意义有清楚的了解。

在安排评估之前，可以向医生询问每个流程的内容及设置该流程的原因。如果在初次谈话中发现医生对痴呆的诊疗并不专业，应该换其他医生。

那么，如何确定患者是否得到了准确的诊断呢？在诊断的最终阶段，家属或患者必须选择自己信任的医生，并确定他已经竭尽所能，这样才能相信他的判断。如果家属或患者熟悉相关术语、诊断流程和导致痴呆的疾病，一切就会简单很多。如果不同的医生给出了不同的诊断，那么要与医生坦率地进行讨论。必须对诊断结果坚信无疑，这样才可能完成后续的治疗和护理。有时候，医生会在未做全面评估的情况下做出阿尔茨海默病的诊断，但事实上，如果没有进行全面评估及检测，未排除其他情况，诊断不可能准确。当遇到这种情况时，建议寻求其他医学专业人员的诊断意见。

有些报道称，有类似症状的患者被"奇迹般地"治愈了，或"失忆是可以治愈的"。事实上，痴呆的某些病因的确是可逆的。不过，痴呆和谵妄有时会被混淆，甚至还有人会提供虚假的"治疗方法"，具体可见本书第18章。

为了确保所有的付出都有意义，准确的诊断和值得信任的医生都不可少。[①]

痴呆的治疗与管理

引发痴呆的疾病需要持续的医疗护理。通常，患者的照护者需要进行大部

---

① 可以通过美国阿尔茨海默病协会、美国国家卫生研究院的老化研究所和其他专业痴呆研究机构的网站了解痴呆研究的相关进展。

分的护理协调工作，有时还需要医疗保健专业人员的帮助。

医生

医生需要能开处方、调换药物、回答患者及其家属的问题，以及治疗其他并发症。提供持续治疗的医生不一定是初诊专家，可能是其他医生、老年医学团队的成员或对老年医学有研究的医生。医生虽然不一定是痴呆专家，但他们在必要时必须能与神经科医生或精神科医生合作。在持续治疗阶段，医生必须做到以下几点：

- 愿意且能够花时间与患者及其家属相处。
- 了解痴呆相关疾病及患者易同时患的其他疾病、所用药物和谵妄。
- 方便看病。
- 能推荐理疗师、社会工作者和其他专业人士。

并不是所有的医生都能做到以上几点。例如，一些医生业务繁忙，没有时间关注患者家属的问题。当然，任何人都不可能掌握所有的医学进展，所以有些医生仅对痴呆领域有基础的了解，并不擅长诊治痴呆患者。还有一些医生不愿意接诊患有慢性的、不可治愈疾病的患者。

在找到适合的医生之前，需要多和不同的医生交流。患者及其家属可以坦诚地提出自己的需求和期望，并仔细探讨如何才能与医生更好地合作。因为医生必须对患者的医疗信息保密，所以在和家属交流之前，需要患者签署协议书。经常接触痴呆患者家属的医生会发现，相较于与患者交流，与家属交流更重要。家属可以与医生开诚布公地讨论相关问题，并要求医生尽可能多地提供信息。

护士

除了与医生交流，还需要接触和医生一起工作的护士。护士可能是最容易接触到的医学专业人员，他们可以帮助协调家属、医生和其他人所做的工作，以便为患者提供最佳护理。

护士很容易理解照护痴呆患者的困难。他们可以观察患者健康状况的变化，并向医生报告，还可以提供支持和建议。与他们进行交流之后，他们可以指出问题并加以解决，还可以示范如何为患者提供实际的照护。例如，应对患者突发的灾难性反应，以及患者的洗澡、饮食和轮椅使用等问题。护士还会示范如何帮助患者用药、何时用药，以及如何判断药物是否有效。此外，护士可能会对患者进行评估，尽可能让患者的生活变得简单，并就如何节省精力提供建议。

社会工作者

社会工作者拥有独特的技能：他们了解患者所在社区的资源和服务，善于评估患者的情况和需求，并能将需求与现有的服务进行匹配。此外，他们可以帮助寻求资源，提供切实可行的咨询，帮助制订诊疗计划，还可以解决家庭护理分歧。如果患者住院治疗，医院的社会工作者可能会提供多方面的帮助。

药剂师

在治疗痴呆或痴呆患者可能患有的其他疾病时，医生所开药物的药效会越来越强。家属需要确保药剂师了解患者服用的所有处方药和非处方药，以便他们及时观察潜在的药物相互作用，并提醒患者及其家属潜在的不良反应，尤其是在很多医生为单个患者开处方时，更需要注意预防患者出现药物不良反应。

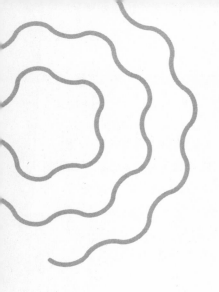

第3章

痴呆患者的典型行为症状

目前，引起痴呆的疾病大多无法治愈，要想让痴呆患者及其照护者和家属的生活变得更轻松，我们仍有很多事情要做。

针对每个患者、每个家属及每个照护者，本章讨论的建议都是不同的。因为每个患者遇到的问题都不同，如引起痴呆的特定疾病不同，患者的个性不同，患者所在的场所不同，等等，所以照护者面对的困难也不同。

为什么痴呆患者会这样做

大脑是个复杂且神秘的器官，它是思想、情感和性格的源泉。大脑损伤会导致人的情绪、人格和推理能力发生变化。不过，引起痴呆的疾病是生理性的：患者的许多心理功能和行为变化源自大脑的结构变化和大脑内化学物质的变化。大多数引起痴呆的疾病都是逐渐给患者造成损害的，其影响不会像严重卒中或颅脑损伤那样突发。因此，痴呆患者的行为问题并不容易被人理解。例如，对于他们的人格改变究竟是不是痴呆引起的，有时很难判断，尤其是在他们整体看起来正常的情况下。相对而言，突发大脑疾病引起的行为问题通常比较容易判断。

那么，应该如何应对患者的行为问题和症状呢？

首先必须了解，患者大脑损伤和对环境的不适应是引起其行为症状的常见原因。大脑是由数十亿个微小的神经元组成的，每个神经元与其他神经元之间都存在连接，因此大脑是个非常复杂的器官。大脑负责的所有任务，包括思考、说话、做梦、走路、听音乐及其他众多活动，都是神经元相互交流的结果。

大脑不同区域负责不同的任务，因此，不同区域受损会导致不同的问题。例如，卒中可能会导致患者无法说话，因为卒中发生在大脑语言区，损伤了说话所需的脑细胞。卒中可能造成严重的大脑损伤，但通常仅限于大脑的某个区域。然而，引起痴呆的疾病造成的损伤发生在多个区域，会影响大脑的多种功能。卒中导致的损伤会在短时间内全部显现出来，而阿尔茨海默病会慢慢地造成更多损伤，比如，患者的认知功能会以难以预测的方式下降。因此，阿尔茨海默病患者可以做某些特定的事情，而有些他们则做不了。例如，他们能记住很久以前的事情，但可能记不住前一天发生的事情。

大脑每天都有数不清的任务要执行，而其中大部分任务我们意识不到。在生活中，我们一般会假设他人的大脑和我们自己的一样，都在正常运作，但对痴呆患者来说，事实并非如此。他们会做出一些奇怪或令人难以理解的事情，因为他们大脑的某些区域无法正常运转。除了记忆和语言，大脑还负责控制全身的运动，过滤不需要的信息，对我们正在做的事情进行反馈，还会协同全身的所有活动。一旦大脑出现不均匀的损伤，我们就会做出令人难以理解的事情。

▍ 大脑出现损伤的人可能会做一些别人无法理解的事情。

约翰记得自己对妻子生气了，但他不记得妻子给出的解释，甚至忘记了自己一开始为什么生气。

研究人员发现，大脑存储和加工情绪记忆和事实记忆的机制是不同的。痴呆可能对其中一项机制造成损伤，而对另一项机制的损伤不大，因此，患者的社交技能可能维持得不错，但其洞察力和判断力可能会明显下降。比如，患者在聊天时可能看起来很好，可以给出正常的反馈，但他们在生活中却不能自理。

受损的神经元就像松动的灯泡，时连时断。对于同一件事情，患者有时可以完成，有时又完不成。要完成表面上看似简单的事情，其实大脑内部需要执行多种不同的任务。一旦引起痴呆的疾病影响其中任何一步，患者就会做不好。

▍ 如果大脑损伤影响了患者执行任务时的任何一种能力，那么患者将无法完成任务的其余部分。

一位患者的家属说："我让姐姐给我们俩各倒一杯茶，但她没理我。半小时后，她去厨房给自己倒了一杯。"

显然，这位姐姐仍然能完成倒茶这项任务，不过即使她听到了他人的请求，她也无法理解或给予正确的反馈。这种行为和精神症状通常是由大脑损伤引起的，患者无法控制或预防。需要注意的是，患者并不是故意要这么做，他们并没有想过要惹人生气，原因在于其大脑受损，致使他们的学习能力或理解能力严重受限。因此，指望他们记住某件事或学习是徒劳的。他们不是不想学，而是即使尽最大努力，他们也学不会。

罗宾逊太太喜欢在大女儿家的厨房里帮忙，但当她去看小女儿时，总是坐着指指点点。小女儿以为母亲更喜欢姐姐，母亲不帮自己是在暗示她对姐姐的偏爱。其实原因在于，罗宾逊太太在变得健忘之前，已经熟悉了大女儿家的厨房，可以在那里很好地做事，但她对小女儿家的厨房感到陌生，因此她什么事都做不好，也不敢做，甚至连盘子都找不到，只能指指点点。

患者的情绪也会影响其行为。他们常常感到失落、担心、焦虑、脆弱或无助。他们也可能会意识到自己没有把事情做好，觉得自己出丑了。不妨想象一下，假如一个人想对照护他的人说些好话，但他说出来的都是脏话，他会有什么感觉？自己曾经熟悉的家和亲人都变得陌生，那该多么可怕！在这种情况下，要想办法找到合适的方法，让患者感到安全、舒适，这样他们的行为症状就会减轻。

还有一些因素同样会影响患者的行为。当患者感觉不舒服时，他们的思考能力就会下降。在第 6 章中，我们将讨论疾病、疼痛和药物治疗是如何损害患者的思维和行为的。

当患者和照护者交流时，他们先要听到照护者的声音：交流的第一步是感知，即先要感知声音的输入。他们可能会重复当下听到的内容，但到了第二步，即短时间内记住和加工这些内容，阿尔茨海默病患者可能就做不好了。一旦记不起照护者说的话，他们就无法回应。如果他们只能记住并理解一部分内容，那么他们就只能对这部分内容做出反应。比如，照护者对他们说"孙子孙女们要来吃晚饭了，你需要洗个澡"，有些患者可能只记住和理解了"洗个澡"这条信息，他们只会去洗澡，而忘记孙子孙女们要来吃晚饭这件事。还有些患者完全记不住，也不能理解，当照护者带他们去浴室洗澡时，他们会生气，因为他们忘了孙子孙女们要来，也不知道自己为什么要去浴室。

除了记住听到的内容，患者还必须理解词的意思和评估听到的内容。一旦在这个过程中出现任何差错，他们就会做出不合适的反应，而他会认为自己已经对听到的全部内容做出了反应。实际上，他们只是对他们耳朵听到的、大脑记录的，以及理解的内容进行了加工而已。如果患者的大脑把信息弄乱了，他们会按自己能理解的方式进行"脑补"。例如，他们可能会认为照护者是陌生人，或认为自己是年轻人，抑或认为照护者是他们的父亲或母亲等，并给出错误的回应。通常，冷静的患者会冷静地回应，暴躁的患者会暴躁地回应，但无论如何，他们的回应都是基于自己接收到的信息和自己的理解，而不一定是照护者想要传达给他们的意思。

最后一步是患者的回应。这一步同样可能会出问题：患者说出来的话可能没有准确传达他们的意思。听上去，患者好像在故意给出逃避性、侮辱性或毫无意义的回应，但实际上是他们的表达能力受损所致。

对于以上这个过程，我们目前掌握的信息仍不完善。许多神经心理学家正研究痴呆患者的心理状况，试图理解这些复杂的认知过程。通常，神经心理学家或语言治疗师可以找出某些痴呆患者情绪低落的原因。语言治疗师有时还可以设计一些解决方案。

痴呆患者说的某些话或做的某些事似乎没有任何意义，令人生厌，或者他们看上去好像在故意捣乱，但实际上，这是他们的大脑损伤所致。患者本人其实也很痛苦，他们也在尽可能地避免这些情况。

痴呆患者的想法有时的确很难理解。因为大脑非常复杂，即使是顶级专家也可能摸不着头绪，许多家属甚至从来没有接触过神经心理学家或语言治疗师。所以，要尽可能地把患者出现的问题看作其大脑损伤带来的结果，而不是他们有意为之。虽然这听上去解决不了实际的问题，但家属的爱、安慰和冷静的态度对患者来说非常重要。

一般性照护建议

对痴呆患者的照护，可以参考以下几点：

获取信息。对痴呆的本质了解得越多，就越能有效地应对患者的症状。患者的症状会随引起痴呆的具体疾病不同而出现变化，所以，准确的诊断非常关键。

将担忧告诉给患者本人。当痴呆患者的大脑损伤程度为轻度或中度时，家属可以和他们分享彼此的悲伤和担忧，一起设计辅助记忆的工具，以帮助患者保持独立性。轻度大脑损伤的患者可以从咨询和交流中获益，因为他们可以接受和适应自己无法完成某些事情的现实。不过，如果患者还没有意识到问题所在，家属也要接受这一现状，不要和他们争论。

逐个解决问题。许多家属曾告诉我们，患者日常生活中的问题是最难处理的，比如让他们洗澡、做饭、吃完饭后收拾干净等。对此，如果家属实在无法忍受，就从最简单的开始，找一件患者可以改变的事情，然后让他努力去做。有时候，小变化会带来大不同。

充分休息。许多家属或照护者面临的困境之一，就是得不到足够的休息，有的人甚至没有喘息之机，精神和身体难免遭受双重折磨，继而失去耐心，很容易对患者做出恼人的行为。家属或照护者不妨试着互换角色，想象一下自己是患者会怎样。当然了，家属或照护者需要想办法让自己得到足够的休息，具体可参考第 10 章的内容。

> **如果实在无可忍受，就从最简单的事情开始，让患者去做。**

把常识和想象结合起来，适应现状非常关键。如果某件事不能按通常的方式完成，不妨想一想有没有其他方法。举个例子，如果患者可以用手拿东西吃，但不会用叉子和勺子，那就不一定非得教他们用叉子和勺子，反而应该尽可能地让他们用手拿食物。再比如，如果患者坚持要戴着帽子睡觉，这本身是无害的，不妨接受。患者的认知受损是不均的，因此，虽然他们的行为看似不合逻辑，但只要无伤大雅，不妨顺其自然。

保持幽默感。幽默感可以帮助家属或照护者度过许多危机。痴呆患者也是人，他们也需要开怀大笑并能享受其中。有些家属可能会被患者做出的一些匪夷所思的事情逗笑。这时候，和其他家属分享这一经历是个不错的方法，很可能其他家属也遇到过同样的状况。照护患者的共同经历虽然可能有点令人悲伤，却也不乏趣味。

> **运用常识，同时保持幽默感。**

尝试建立良好的环境，在满足患者基本需求的同时，给予其尽可能多的自由。对于日常饮食、用药、锻炼、睡觉和其他活动，尽可能让患者遵循有规律且可预测的简单时间表，即每天在同一时间以同样的方式做同样的事。一旦生活规律了，患者就有了期待。当他们的生活规律出现了问题时，再帮助他们改变。此外，要保持周围环境的安全和简单；不要轻易移动家具，同时要把室内的杂物收好。

直接和患者交流。和患者说话时要保持冷静和温和。一定要告诉患者自己在做什么，以及为什么这么做，并让他们尽可能多地参与到决策的制定中。另外，当他们在旁边时，不要议论他们，同时也提醒他人不要这么做。

> **不要当面议论患者，同时也提醒他人不要这么做。**

为患者定制身份手环和可穿戴追踪设备。在身份手环上附上患者的疾病性质（如记忆受损）和家里的电话号码，这是很重要的。许多痴呆患者会迷路或走失，当他们佩戴身份手环和可穿戴追踪设备后，可以减轻家属和照护者的担忧。可以在网上购买或定制，某些药店或当地的阿尔茨海默病协会也可以买到带有医疗信息的身份手环。目前，许多手机软件和定位设备也可以帮助找人。更多信息参见第 7 章。

> **让患者佩戴身份手环、可穿戴追踪设备或携带定位手机，他们自己安心的同时，也能减轻家属的担忧。**

让患者保持活跃，远离沮丧。很多家属曾提出这样的问题："患者经常用计算机和参加社团活动，是否可以减缓或停止痴呆的进程？患者无所事事是否会导致病情加重？"由于痴呆患者会变得抑郁、无精打采或冷漠，因此家属总想知道，鼓励他们多做事是否有助于他们恢复得更好。实际上，日常活动的确有助于患者保持精力充沛，预防其他疾病和感染。积极的活动则可以帮助患者融入家庭生活，让他们觉得生活很有意义。

因为患者的大脑受损，他们的学习能力几乎都大不如前，所以，指望他们学习新的复杂技能是不现实的。不过，只要重复足够多的次数，部分患者依然可以学会简单的技能。需要注意的是，太多的刺激、活动或学习压力可能会让患者感到不安，导致他们最后任何事都做不成。所以，关键在于帮他们找到平衡。以下几点需要注意：

第一，接受一个事实，即患者丧失的技能一去不复返了。比如他们丧失烹饪能力以后就再也学不会做饭了，但还是要尽可能反复地、温柔地在他们力所能及的范围内提供信息，帮助他们进入舒适区。比如，在患者进入陌生的日托中心以后，经常提醒他们身在何处。

第二，即使少量的外界刺激，如探望、笑声和其他环境变化，都可能会让患者感到不安，因此应格外留心。不过，仍然可以在他们的接受范围内安排有趣和刺激的活动，如陪他们散步、拜访老朋友等。

第三，寻找简化活动的方法，以便患者可以在自己的能力范围内继续参与。例如，虽然他们可能不会再做饭了，但仍然可以削土豆。

第四，寻找患者仍然能做的事情，并帮助他们专注于此。患者的智力不会在短时间内完全丧失，仔细评估他们还能做什么，并且让他们坚持做下去，这对患者及其家属来说都有益。

鲍德温太太常常记不住她想说的话，但她可以用手势表达自己的意思。她的女儿对她说："母亲，你想要什么就指一下。"

第五，让接受过培训的来访者到家里看望患者，或者尝试带患者参加社团活动，如去为患者设计的日托中心。日托中心通常可以为他们提供适当的刺激，同时也会给他们留出休息时间。

> **让痴呆患者保持活跃和参与活动，但要避免让他们做他们无法完成的事情。**

第六，优先考虑让患者保持冷静和舒适。对此，本书第 16 章提供了一些方法，可以预防或延缓痴呆的进展，但要牢记：一旦某项活动或某个项目让患者感到沮丧，就要立刻让他们停止。

记忆力问题

痴呆患者很健忘，对他们来说，生活可能就像不断进入一部电影的中场：他们不知道之前发生了什么。例如，他们可能会忘记别人刚刚告诉他们的事情，他们可能会做饭，但会忘记关火，又或者忘记时间或忘记自己身在何处。他们可能清楚地记得很久以前的事，但对最近发生的事情反而记不住，这一点让人困惑。他们能记住一些特定的事情，而对其他事情记不住。这种表现与他们的大脑存储和接收信息的方式异常有关，并不是他们故意为之。

对健忘的患者来说，记忆辅助疗法是否有效，取决于其痴呆的严重程度。轻度痴呆患者可能会为自己设计提醒，而重度痴呆患者只会因为自己无法使用记忆辅助工具而变得更加沮丧。笔记和提醒都可以帮助轻度痴呆患者，如在经常看到的纸上或白板上张贴简单的日常活动表。不过，日程安排不宜频繁变化，否则同样会让患者感到困惑。

把患者熟悉的东西放在他们容易看到的地方，如图片、杂志、遥控器等。保持家里的整洁可以减少患者的困惑，这样一来，即使他们把东西放错地方，也容易找到。偶尔可以给物品贴上标签，如在抽屉上标上"××的袜子"或"××的睡袍"。不过要记住，随着病情不断恶化，患者可能最终不识字或不能理解词语。也就是说，他们能看到文字，但不知道它们是什么意思，这时候，可以用图片代替文字信息。最后，当别人告诉他们事情后，他们连一分钟前的事情都想不起来了，这时就需要一遍遍地提醒他们，才能让他们放心。

反应过激或做出灾难性反应

拉米雷斯女士一遍遍地告诉她姐姐今天该去看医生了，但她姐姐就是不上车。后来，由两个邻居帮忙，她姐姐才终于被拖上车。在去医院的路上，她姐姐大声呼救；刚到医生办公室，她就试图逃跑。

●

刘易斯先生在试图系鞋带时突然哭了起来。他把鞋子扔进垃圾筒，然后把自己锁在浴室里哭泣。

●

科尔曼太太描述了她丈夫的几起类似的"事件"，如他把眼镜放错了地方：

"你把我的眼镜扔了。"丈夫说。

"我没碰你的眼镜。"科尔曼太太回答。

"你总是这么说。那你怎么解释它们不见了？"

"你每次丢眼镜时都这样对我。"科尔曼太太回复说。

"我没有弄丢它们，是你把它们扔了。"丈夫说。

回想起来，科尔曼太太感觉她丈夫变了。过去，她丈夫只会问她知不知道他的眼镜在哪里，而不会指责她，也不会和她争吵。

患有脑部疾病的人经常极度不安，情绪变化很快。例如，身处陌生的环境、感到困惑、处在人群中、周围声音嘈杂、同时被问几个问题或被要求做出对他们来说很难的事情，这些都会引发他们的不安。他们可能会哭泣、脸红、激动、生气或变得非常固执，他们甚至会攻击那些试图帮助他们的人。此外，他们还会否认自己的所作所为，或通过指责别人来掩盖自己的痛苦。

当眼前的情况超出患者的思维能力时，他们通常会情绪过激。其实大多数人在同时面对大量超出自己能力的事情时也会如此，痴呆患者更不例外。

> 每天晚上，汉密尔顿太太都不高兴，拒绝洗澡。当她女儿坚持让她洗澡时，她会和女儿争吵并大喊大叫。洗澡这个日常行为让她全家都感到紧张。

对汉密尔顿太太来说，洗澡意味着她必须同时考虑几件事：脱衣服、解扣子、找到浴室、打开水龙头及踏进浴缸。与此同时，她觉得不穿衣服让自己没有安全感，并觉得自己没了隐私和独立。对于不记得以前做过这些事、不记得如何完成这些事、大脑无法同时处理这些事的人来说，他们会不知所措，因此会拒绝洗澡。

我们常用"灾难性反应"来描述这种行为。通常，灾难性反应看起来不像是由导致痴呆的疾病引起的。患者可能看起来只是固执、挑剔或过于情绪化，为洗澡这样一件小事烦忧似乎没有必要。灾难性反应会让患者及其家属感到沮丧和疲惫。当患者看起来固执或挑剔时，他们会特别沮丧，甚至拒绝必要的照护。学习如何避免或减轻他们的灾难性反应是照护的关键。

有时，当家属开始意识到患者不对劲儿时，先观察到的常常是患者的灾难性反应和健忘。对于轻度脑损伤的患者，要设法让他们放心，告诉他们恐慌是正常的，并表达对他们的恐慌的理解，这对患者来说会有很大的帮助。

预防或减少灾难性反应的方法取决于家属、患者及其认知能力的损伤程度。家属要逐渐学会避免或限制这些反应。首先，必须完全接受这些行为不是患者顽固或无礼的表现，而是他们无法控制的一种反应。其次，要认识到患者没有否认现实，也没有试图操纵他人。事实上，他人反倒可能比患者自己更能控制他们的反应。

控制灾难性反应的最佳方法，就是在它们发生之前阻止它们，即阻止引发患者情绪爆发的因素。当然，这种因素因人而异，当了解了让患者感到不安的原因时，就能降低他们情绪爆发的严重程度和频率。以下是引发灾难性反应的常见因素：

- 需要同时考虑几件事，如洗澡涉及的所有任务。
- 试图做一些无法处理的事情。
- 有人赶时间或心烦意乱。
- 患者不想让自己显得无能，如当医生问很多问题时，他们无法回答。
- 行动匆忙，患者的思考和动作比之前要慢。
- 不理解他人的要求。
- 不理解他们看到或听到的事物。
- 劳累，没有人在劳累时还能保持最佳状态。
- 感觉不舒服。
- 得不到他人的理解。
- 感觉沮丧。
- 被当作孩子对待。
- 无缘由地感觉不适。

　　任何有助于提醒痴呆患者现状的事情都可以减少灾难性反应的发生，如遵循熟悉的惯例，把东西放在熟悉的地方，以及清楚病情书面说明。因为灾难性反应常常是由患者必须同时思考几件事而引起，所以应尽可能地简化患者思考的事情，让他们一步一步地来，并且一步一步地给他们指示或信息。例如，在帮患者洗澡时，一次只告诉他们一件事，如"我要解开你的衬衫扣子，这没什么，不用担心；接下来我要把你的衬衫脱掉。你做得很好。现在往浴缸里走一步，我会抓住你的胳膊。"

　　要给患者留出时间做出反应。如果催促他们，他们可能反应缓慢，并变得心烦意乱。要等他们一步一步地完成每一个指令，再下新指令。如果患者频繁地出现灾难性反应，要注意减少周围可能令他们产生困惑的事物，如房间里的人不要太多，降低噪声，关掉电视，收拾好房间里的杂乱物件。简化是关键，这样可以减少患者受损的大脑接收和加工信号的数量。

> **如果患者频繁地出现灾难性反应，要减少周围可能令他们产生困惑的事物。**

可以让患者做他们可以完成的事情。如果陌生的环境让他们不安，就不要带他们去旅行了；如果他们很容易感到疲惫和沮丧，就要缩短他人的探望时间。此外，可以在患者一天中状态最佳时为他们安排要求较高的任务，不要在他们劳累时要求他们，要了解他们的极限是什么，不要让他们超出极限。

> 刘易斯的家人认为，系鞋带对他来说太难了，但他又希望尽可能地保持独立。于是，家人给他买了一双不需要系鞋带的便鞋。
>
> •
>
> 科尔曼太太的丈夫经常忘记自己把东西放在哪里，所以他总是丢东西，而且他还常指责科尔曼太太。科尔曼太太选择无视丈夫的指责，直接帮他找，因为她知道，丈夫对她的指责其实是他健忘的反应，这让她更容易理解丈夫的行为。

对于患者感觉困难这一点，有些家属会担心，如果为患者做太多事，会让他们的依赖性更强。更好的方式是让患者自己做一些活动，直到他们表现出沮丧的迹象，再帮助他们。但不要催促，否则只会让他们更加不安。

如果患者看起来比平时更加急躁，要仔细检查他们是否有疾病或疼痛的迹象，因为即使轻微的疾病或不适也会使他们的思维状况变得更糟。此外，药物反应有时会导致患者情绪爆发，因此，还要检查患者在过去一个月内是否更换过药物。

> **药物、疼痛和新疾病是痴呆患者认知能力下降的常见原因。**

家属可能还要重新考虑自己的做事方法：有没有无意间催促患者？有没有

误解他们？有没有无视他们的"抗议"？自己的行为和声音是否在向他们传达沮丧？尽管家属可能会像对待孩子一样对待患者，但这同样可能会让他们生气并情绪爆发。

患者通常会有多个小的压力源，如他们试图弄清某件事的意义、感觉疲惫、电视噪声太大、吃午饭时间延迟、感觉匆忙等，所有这些可能会叠加在一起，导致他们情绪紧张。所以，当建议他们洗澡时，他们可能已经非常紧张，于是情绪爆发。患者可能压力太大，常常处在情绪爆发的边缘。因此，家属要努力降低患者的整体压力水平，这样，患者在完成洗澡这样的必要任务时会更容易。

▌减少患者同时做事或思考事情的量。

和患者互动时，注意观察其压力增加的迹象，如患者变得易怒、固执、脸红，而且拒绝做事情。当注意到任何一种迹象时，停止互动，让他们先冷静一下。

当患者变得心烦意乱或出现抵触情绪时，要保持冷静。通常，患者的情绪风暴会很快结束。当然了，患者记性变差也有好处，比如他们很快就会忘记烦恼。

当患者变得心烦意乱时，他们的思考能力和推理能力会暂时明显下降。当他们出现灾难性反应时，与他们争论、向他们解释事情，甚至要求他们完成任何任务都是无用的。争论、解释或限制都可能会让他们的状态变得更糟。他人要做的是帮助患者冷静下来，让他们放松，这样他们才可能思考。可能的话，应该让患者远离引发烦恼的事物。

当患者出现灾难性反应，或当他们连简单的事情都无法完成时，不要对他们发脾气，因为这通常会让他们的行为更糟糕。这时候，可以试着先深呼吸，再冷静地处理问题。患者可能会比他人更快地结束愤怒。

尽量不要向患者表达沮丧或愤怒，因为当他们无法理解他人的反应时，他人的沮丧会让他们更加沮丧。要平静地说话，做事要一步一步地来，动作要缓慢而安静。记住，患者不是固执己见，也不是故意为之。可以轻轻地握住患者的手或轻拍他们的手，这可能会使他们平静下来，但也有可能会让他们觉得自己被人控制了，从而变得更加不安。另外，约束装置往往会增加患者的恐慌。因此，只有在绝对出于安全考虑或其他方法都不起作用的情况下，才能考虑让患者用约束装置。

> **要一步一步地来，缓慢而安静地做事。记住，患者并不是固执己见，也不是故意为之。**

如果患者经常出现灾难性反应，最好记录下来，这样有助于确定诱因：患者冷静下来后，记录下发生了什么、什么时候发生的、周围有什么人，以及爆发前发生了什么。观察患者是否有固定的发作模式，是否有特殊事件、时间或人物可能会引发他们的不安。如果有，思考一下有哪些应对方法。

等患者平静下来以后，再安抚他们，要告诉他们，你理解他们的痛苦，并且仍然关心他们。如果发现患者的灾难性反应频繁发生，而你自己常常愤怒和沮丧，这说明你因为太累而不知所措了，需要引起注意。一旦你发现自己和患者都陷入有害的恶性循环的情况，要及时调整，抽些时间暂时远离患者，具体可参见第 10 章。

> **当患者的情绪爆发结束后，回想一下他们之前的沮丧情绪，找到其固定的发作模式。**

如果以上建议都行不通，你觉得自己陷入了一场没完没了的"战斗"，有可能是抑郁的迹象。不过，仍然有方法可以减少大多数痴呆患者的灾难性反应。

识别痴呆的诱因和减少患者的应激源可能很困难，因此不妨与其他家属一起进行头脑风暴，以解决问题。

表现出攻击性

　　美发师给弗兰克太太修剪后脑勺的头发时，弗兰克太太一直试图转过身来。当这种情况发生时，美发师会把弗兰克太太的头转回去。然后，弗兰克太太开始拍打美发师的手。弗兰克太太看起来好像要哭了，最后，她从椅子上转过身来，打了美发师。

●

　　威廉斯先生站在一群正在谈话的护士旁边。他踮着脚尖跳上跳下。尽管他跳得越来越频繁，但护士们依然没理他。后来，威廉斯先生开始大喊大叫。这时，其中一名护士拉起他的胳膊，想要把他带走。他尝试挣脱护士，但护士紧紧抓住他不放，于是他打了护士。

　　当患者攻击（如咬、捏或踢）他人时，会让他人感到不安，尤其当这种情况经常发生时，照护他们的人或工作人员可能会觉得自己无法再忍受了。

　　攻击是一种极端的灾难性反应，通常可以通过早期发现患者的压力水平过高来预防。如果美发师不断告诉弗兰克太太自己正在做什么，并在镜子前给她看看自己是如何修剪她的头发的，也许弗兰克太太就会明白正在发生的事，也就不会心烦意乱了。她转身向美发师发出"警告"，已经表明她的压力水平升高了，她变得很紧张。

　　威廉斯先生则可能是想加入护士们的谈话。如果护士把威廉斯先生的情绪爆发记录下来，可能会观察到，他的跳跃是他情绪激动的表现。如果护士带他一起聊天或建议他做一些他喜欢做的事情，那么他可能就不会生气了。抱或拉通常会被认为是一种攻击行为，容易引起愤怒。

　　当患者变得焦躁不安时，要立即停止任何让他们不安的事情，并设法让他们放松，不要再逼迫他们，或者在他们情绪刚开始爆发时就阻止他们。必要时，可以让患者服用少量的镇静剂，以帮助他们保持冷静。不过，改变周围的环境和他人的反应仍然很重要，是药物代替不了的。

> 当患者变得焦躁不安时，要立即停止任何让他们不安的事情，并设法让他们放松。

语言沟通困难

他人在理解痴呆患者的意思，以及与他们口头交流时可能会遇到沟通问题。沟通问题一般有两种情况：一种是患者向他人表达时出现问题，另一种是患者在理解他人对自己说话的内容时出现问题。他们理解的可能比他们表达的多，也可能相反。因此，不要对他们的理解进行假设。

痴呆患者难以让他人理解自己

患者出现沟通问题的原因及情况是否会恶化，取决于其所患的具体疾病。有些患者只是偶尔会在"找词"上出现困难，例如，他们可能会忘记自己熟悉物品的名称或亲友的名字。他们可能会用有相关意思的词来指代某个词，比如用"戒指"指代"婚礼"，用"钢琴"指代"音乐"。他们也可能会描述自己叫不出名称的东西，比如把"戒指"形容为"戴着到处走的东西"，把"项链"形容为"用来打扮的东西"；或者用物品的用途来指代物品的名称，比如用"写字的东西"来代替"笔"。除此之外，有些患者会重复别人对自己说的词和词组，或者不断重复词尾。到了晚期，患者可能会出现构音障碍（不可理解的声音）或缄默状态。他们的这类表达通常不会影响他人的理解。不过，有些患者在思想交流上存在困难。

祖克曼先生本想说他以前从来没有做过神经系统检查，结果却说成"我真的没有，没有真的，从来没有做过，我从来没有……"。

有些存在语言障碍的患者虽然无法表达他们的整体思想，但他们仍可以表达几个词。

梅森先生想表达他担心自己会错过回家的车，但他只能说："公共汽车，回家。"

有些患者仍能很流利地与人闲聊，看上去好像很会聊天，他们会把常用的短语串在一起。因此一开始，别人听患者说的话感觉有意义，但仔细分析，却无法确定自己是否理解了患者想表达的意思。

西蒙斯太太说："如果我告诉你一件事，我可能会中间停下来……我将对我所做的事情有十足的把握。我说……有时我会在中间停下来，我说不下去……从……在过去的记录中……我可以更加确信……等我恢复了状态，我就可以像什么事都没发生一样继续说了。我们认为是时候开始回忆了。我只是喜欢……不得不……说话。"

在这些例子中，如果他人知道语境，就有可能理解患者在说什么。

当患者的沟通能力受限从而导致双方都感到沮丧时，可能会导致患者反复出现灾难性反应。例如，患者可能会在没有人理解他们时突然大哭或跺脚，并走开。

有时，患者会隐藏自己的语言障碍问题。例如，当医生问他们是否知道"手表"这个词时，如果他们想不出来，他们可能会说："我当然知道。你为什么这么问？"或"我不想谈。你为什么要烦我？"有些患者甚至会开始骂脏话，而他们以前从未骂过，原因在于痴呆影响了他们的重要语言技能。卒中常影响大脑语言区，在这种情况下，患者就像打开了一本脏话字典，原本想说点什么，却只会骂脏话。当别人问他们为什么骂人时，他们会说："我只会说这些话。"通常，这种行为并不是患者故意为之。

有严重语言障碍的患者可能只能记住几个关键词，比如"不"，尽管他们可能并不是真的想说这些词。最终，他们可能说不出话，只能重复某个短语，间歇性地喊叫，或只能咕哝一些他人听不懂的短语。

对有语言障碍的患者来说，他们胡乱说的词语似乎没有意义，通常会让家属感到悲伤。在家庭中，患者在很长一段时间内仍会和家属一起生活，尽管他们很健忘。而当他们无法再与人交流时，家属会觉得他们失去了陪伴，可能会担心他们生病或感到痛苦，而他们无法诉说。

那么，该如何帮助患者沟通呢？这取决于患者面临的问题。如果他们被诊断为卒中，语言功能受到了影响，那么在确诊后应尽快安排他们接受康复治疗。如果患者的问题是措辞困难，那么最好由他人替他们说，这样要比他们自己苦苦搜索要说的词轻松很多。当患者表达错误时，如果他人知道他们想说什么，那就替他说出来，这可能会有帮助。不过，如果这样做让他们不高兴，最好放弃。而如果不知道他们想说什么，可以让他们描述或指出来。

> 基利太太对护士说："我喜欢你的'错误'（wrong）。"护士不明白她的意思："您说什么？"基利太太感到沮丧。后来，护士对她说："请描述一下您说的'错误'。"基利太太说："它是一种圆形的东西。"护士说："请您用手指一下。"基利太太照做以后，护士一下子明白了："噢，您说的是我的戒指（ring）。"

如果患者说到一半忘了自己说了什么，那么可以重复他们刚开始说的几个字，这样可能有助于他们记起来。当患者表达想法有困难时，可以先猜测他们想说什么，然后跟他们确认自己是否猜对，因为如果在猜错的情况下采取某种行动，可能会增加他们的挫败感。比如，可以问他们："你是担心赶不上回家的公共汽车吗？""你是说你从来没做过这项检查吗？"

通常，患者在放松时交流起来效果更好，所以，可以试着让自己看起来很放松（有时需要假装），并创造一个安静的环境。还有一点要记住：永远不要催促患者。

即使无法用平常的方式和患者交流，也可以猜到他们想要表达什么。事实上，尽管他们可能会夸大或用不合适的方法表达，他们的解释可能令人困惑，但他们的感觉通常是准确的。例如，如果患者说"公共汽车，回家"，照护者却说"不能坐公共汽车"，那照护者并没有对患者的感受做出合适的回应。实际上，患者很可能是在担心自己如何回家，这时可以这样安慰他："您女儿3点会来接您。"

如果患者还能说几句话、摇头或点头，那么可以针对他们的需求问些简单的问题，比如"你受伤了吗"或"这里疼吗"，而且，此时需要指出患者的某个身体部位，而不要只说它的名称。

当患者无法正常进行语言交流时，要定期检查他们的环境是否舒适。要确保他们穿的衣服舒适，保证房间暖和，确保他们没有出皮疹或溃疡，能按时上厕所，而且不饿、不困。

当患者一遍遍地提及同一件事时，可以试着分散他们的注意力，比如改变话题，或者让他们唱自己熟悉的歌，又或者让他们谈谈这件事带给他们的感受。例如，如果患者正在寻找自己的母亲，可以试着对他说"您一定很想念您母亲"或问他"您母亲是个什么样的人"。

> **当痴呆患者无法正常进行语言交流时，要定期检查他们的环境是否舒适。**

痴呆患者难以理解他人

通常，患者很难理解别人告诉他们的事情，因此会被人误认为他们不合作。例如，家属说："母亲，我要去杂货店。我半小时后回来。您明白吗？"患者可能会说："哦，是的，我知道了。"但实际上，她可能根本不理解，而且一旦家属离开她的视线，她就会生气。

患者会很快忘记他们曾经理解的东西。当别人向他们详细地解释某件事时，他们在对方没说完时就会忘记对方刚说的部分内容。而且，即使他们仍然可以认字，但他们在理解书面信息时可能存在困难。例如，当递给他们一份报纸并让他们读标题时，他们可能能正确地读出来；但如果给他们一张纸条，上面写着"闭上眼睛"4个字，这时，尽管他们能正确地读出来，但他们不会闭上眼睛，这表明他们无法理解自己所读的内容。

> 简妮告诉她母亲午饭在冰箱里，并在冰箱门上留了一张纸条，用来提醒她母亲。不过，她母亲虽然可以读出纸条上的内容，但她不懂上面写的是什么，所以她没有吃午饭，后来还抱怨说自己饿了。

阅读和理解是两种不同的技能，丧失其中一种技能可能不会影响另一种。所以，即使患者能理解他们听到或读到的信息，也不能认为他们会采取相应的正确行动，否则很不安全。因此要仔细观察，以确定患者能否采取正确行动。如果他们不能按指令行动，很可能意味着他们在理解语言方面有问题。另外，能当面听懂他人说话内容的患者，可能在打电话时听不懂。当患者听不懂别人说话内容时，问题不在于他们注意力不集中或任性，而在于他们的大脑受损，因而他们无法理解自己接收的信息。

> **即使患者能理解他们听到或读到的信息，也不能认为他们会采取相应的正确行动，否则很不安全。**

以下几种方法可以改善与患者的语言交流：

- 确保患者能听到自己的话。听力会随着年龄的增长逐渐下降，许多老年人都有听力缺陷。
- 降低声调或音调。音调过高很容易让患者心烦意乱，而且听力受损的患者更容易听到较低的音调。
- 消除令人分心的噪声，停止活动。存在其他噪声或干扰时，无法确定患者是否真的理解他人说的话。
- 使用简短的词和短句，避免说复杂的句子。例如，避免对患者说"因为我担心明天早上会堵车，所以我打算今天晚上就把车开到修理厂去修"，而应该说"我现在就把车开到修理厂去修"。

- 每次只问患者一个简单的问题。避免如下问题："你想吃苹果还是蛋糕，还是说你想过一会儿再吃？"多项选择可能会导致患者的决策能力超负荷。

- 让患者一次只做一项任务。一旦任务多了，他们可能无法记住或无法理解他人的要求，如告诉患者洗澡、准备睡觉、穿上外套等，每件事其实都包含多项任务，患者可能无法完成。此时，可以帮助他们把每件事分解成单项任务，让他们一次只做一项。

- 慢慢地对患者说，然后等他们的回应。患者的回应可能很慢，要耐心等待。

也可以通过非语言交流来增进与患者的沟通，从而了解他们的需求，如通过面部表情、眼神、手和身体的动作等与患者交流。其实，我们每个人都在无意识地与他人进行非语言交流，如"他看起来很生气""看他俩的眼神就知道他俩在谈恋爱""看她走路的姿势就知道她是老板""我知道你没有听我说话"等。所以，即使痴呆患者不能很好地理解他人的语言，他们依然可以对非语言信息保持敏感，也经常能通过非语言交流表达自己。

例如，当照护者劳累时，他们的非语言信息可能会让患者感到不安，并可能因此会让患者变得焦躁，而这反过来又会让照护者感到不安。照护者手的动作、面部表情和眼神都会表露出他们的痛苦，这会进一步刺激患者。如果照护者没有意识到肢体语言的重要性，就不明白患者为什么不高兴。例如，当照护者难过时，却对患者说"不，我不难过"，患者却回应"我知道你很难过"，因为患者能从照护者的眼神里看出他们的难过。

以下是非语言交流的几种方法：

- 保持愉快、冷静，全力支持患者。即使你感到不安，你的肢体语言也会帮助患者保持冷静。

- 多向患者表达爱意。如微笑、握住患者的手、搂住患者的腰，或用其他肢体语言向患者表达爱意。

- 直视患者。观察患者是否在关注你，如果你从他们的肢体语言上发现他们没有关注你，几分钟后可以再观察一次。

- 使用文字之外的其他信号。可以用手指出、触摸或拿患者需要的东西。例如，用手演示或描述某个动作（如刷牙），一旦开始，患者就能继续下去。

- 解释患者的行为时不要太复杂。因为患者的大脑无法正常加工信息，所以他们体验世界的方式与普通人不同。非语言交流依赖一套与语言交流完全不同的技能，所以，应该根据他们的行为和语言带给人的感受更好地理解他们，而不是根据他们所说的话。

即使患者无法与人交流，他们仍然需要和享受被爱的感觉。此时，与他们牵手、拥抱或单纯地与他们倚靠在一起，就是很好的交流方式。例如，为严重的痴呆患者进行身体护理，就是在向他们传达关心和保护。

失去协调性

因为引起痴呆的疾病会影响患者的许多脑区，所以患者的手可能会丧失灵活性，也会失去某些做事的能力。尽管他们的手并不僵硬，也不虚弱，他们也明白自己想做什么，但他们的大脑信息无法传递到手指。医生会用"失用症"这个词来描述患者大脑与肌肉"交流"的缺失。失用症的早期征兆表现为患者笔迹的变化，之后是行走方式的变化。根据患者所患疾病的不同，失用症可能逐渐加重，也可能突然加重。例如，患者一开始可能只在走路时有些不稳，但之后会逐渐发展成缓慢的蹒跚步态。

没有接受过评估训练的人通常很难把患者的记忆问题（如患者能否记住他们应该做什么）和失用症问题（患者能否控制自己做他们应该做的事情）区分开，这两种问题都发生在患者大脑受到疾病侵害时。不过，在帮助患者尽可能地保持独立时，并不一定需要明确地区分它们。

当失用症开始影响患者行走时，他们可能会出现轻微的走路不稳的情况。这时候要格外留意，并且在楼梯上安上扶手，方便患者上下楼时可以抓扶。当他们需要抓扶别人时，被抓扶的人要站稳。

当患者失去协调性和动手能力以后，洗澡、扣扣子或拉拉链、穿衣、倒水和吃饭等可能都会成为问题。另外，打电话也需要良好的协调性，因此即使看上去并无运动障碍的痴呆患者，也可能不会打电话求助。

对于一些难以处理的事情，患者可能不得不放弃。但对其他一些事情，他们可以变通，这样他们能保持一定的独立。变通的关键是简化任务，而不是更改任务。对于智力缺陷的患者，他们可能无法学习简单的新任务。可以提前思考每个任务的性质，看看患者能否用更简单的方式来完成任务。例如，让患者穿一脚就能蹬进去的鞋比需要系鞋带的鞋更合适，让患者用杯子喝汤比用勺子从碗里舀汤更合适，让患者用手指拿取食物比使用刀叉或筷子更合适。可以想一想：如果你帮患者做了较难处理的部分，那么他们能否做其他任务？实际上，如果能帮患者扣扣子，患者是可以自己穿衣服的。

患者可能会因为自己的笨拙而感到紧张、尴尬或担忧，他们可能会拒绝参加活动，以此来掩盖他们日益严重的问题。

> 菲舍尔太太一向喜欢编织。后来，她突然放弃了这个爱好，这令她女儿感到无法理解。菲舍尔太太只是说她不再喜欢编织了。事实上，她的失用症越来越严重了，她无法再编织，她为自己的笨拙感到羞愧。

轻松的氛围往往有助于掩盖患者的笨拙。当感到紧张时，患者更难完成任务。患者有时候能完成一件事，有时候则完不成，这可能源于大脑受损，而不是他们懒惰。对任何患者来说，行事过于匆忙、被监视、心烦意乱或疲劳都会影响他们的做事能力。

由于脑部受损，患者的各种技能水平可能会出现剧烈的波动。有时候，患者可以轻松地完成一项任务，如拉裤子的拉链，但却无法完成另一项类似的任务，如拉夹克的拉链。很多人会觉得患者似乎在耍别人，但事实上并非如此，因为拉裤子的拉链和拉夹克的拉链其实是有区别的。

有时候，如果把一项任务分解成一系列小任务，让患者一次只完成一项小任务，他们就能做到。例如，刷牙的一般顺序是先拿起牙刷，再挤上牙膏，然后把牙刷放进嘴里，接着是刷牙和漱口等。当患者刷牙时，可以温柔地提醒他们刷牙的每一步，再亲身演示一下，每一步可能都要重复几次。拿勺子和梳子等工具也是同样的道理。这些动作可能有助于患者记起自己需要完成的任务。

通常，接受过培训的职业治疗师可以评估患者保留了哪些运动技能，以及他们如何才能更好地利用这些技能。对患者进行职业治疗评估以后，可以根据他们的实际情况帮助他们最大限度地保持独立。

在一些导致痴呆的疾病的后期阶段，患者会丧失大面积的肌肉控制能力，他们可能会撞倒东西并摔倒（详见第 5 章）。此外，患者可能还存在其他身体状况，这会影响他们的日常工作能力。一部分问题可能出在肌肉或关节上，另一部分问题可能出在受损的大脑上，包括震颤、肌无力、关节炎等关节或骨骼疾病，以及药物或帕金森病引起的动作僵硬。

有些患者会出现震颤症状，即手或身体出现颤抖动作，导致许多活动受限。职业治疗师或物理治疗师一般都知道如何将震颤的影响降到最低，药物也可以起到一定的作用。

有些患有神经系统疾病的患者，尤其是帕金森病患者，在开始做动作时会感到很困难，或者会在做动作时卡住。以下是一些有用的提示：

- 如果患者在要走路时站着不动，可以告诉他们朝目标方向迈步，或者让他们看着面前地板上的某个点或某条线，这可能有助于他们重新开始走路。

- 为患者配备带扶手的椅子，这样他们起身更容易。可以把椅子底座抬高几厘米，让坐着的患者重心升高，还要确保椅子的牢固。可以在椅子上放一个较硬的枕头或选择高一些的椅子，如餐厅常见的椅子或老板椅，不要选用带软靠垫的矮椅子。指导患者入座时，可以让他们先向前移动到椅子边缘，把他们的脚分开一小段距离——空间越大，患者站得越稳，然后让他们把手放在扶手上，再前后摇晃身体，这样他们就有自己入座的动力了。紧接着，数到 3，让他们迅速站起来。另外，记得让患者在开始走路前花点时间来学习保持平衡。
- 当患者坐下时，可以让他们先把双手放在扶手上，尽量向前弯腰，慢慢坐下，这样更容易一些。

如果患者不经常活动，他们可能会出现肌无力或动作僵硬等症状。所以，尤其是对记忆力受损的患者来说，保持活跃很重要。

患者在服用一些强镇静剂或神经安定药后，可能会产生不良反应，偶尔会出现动作僵硬或变得焦躁不安。当遇到这种情况时，需要尽快咨询医生，医生可能会改变用药剂量或另开其他药物来应对患者的不良反应。

对于患有关节炎的患者，他们的关节活动起来会很痛。帮他们穿衣服的话，可能会遭到他们的反抗甚至攻击。因此，在移动他们的肢体时要注意，不要让他们感到疼痛，有关这方面的建议，可以向物理治疗师求助。

许多技术和设备可以帮助身体有缺陷的人保持独立，但在考虑让这些人使用这些设备时需牢记，对于大多数此类技术或设备，他们需要具备学习的能力，而对痴呆患者来说，他们可能无法做到这一点。

失去时间观念

痴呆患者会失去正常的判断时间流逝的能力。例如，他们可能会反复问他人时间，或者觉得照护者离开自己很久了，而事实上照护者刚走开一会儿，抑或他们刚到一个地方就想离开。

这不难理解。一个人要想知道过去了多少时间，就得记住自己最近做了什么，而对健忘的痴呆患者来说，他们是没办法衡量时间的流逝的。

除了引发记忆缺陷，引起痴呆的疾病也会对患者的生物钟产生影响，从而影响其睡眠、清醒和饮食等方面的正常规律。在疾病发展的早期，患者看时间的能力可能已经丧失。例如，即使他们看着表说"现在是 3 点 15 分"，他们可能也无法理解这是什么意思。

而且，忘记时间会让患者感到焦虑。在一生中，大部分患者都有固定的时间安排。对时间失去感知会让他们担心自己会迟到、被人遗忘、错过公共汽车、在某个地方逗留过久、错过午餐或错过回家的车等。他们可能不知道自己到底在担心什么，但普遍的焦虑感可能会让他们反复追问当下的时间。当然，一旦知道了答案，他们很快就会忘记，随后会一再追问。

┃ 健忘的痴呆患者察觉不到时间的流逝。

有时候，当他人短暂地离开一会儿，痴呆患者会觉得对方永久地离自己而去了，因为他们不知道对方到底离开了多久。针对这种情况，可以设置一个计时器或老式沙漏，也可以写张便条，上面写上"我在后院除草，下午 3 点回来"等。这么做有助于患者耐心地等待。需要注意的是，一定要选择患者能理解的提示。当然，还有一些其他方法也可以减轻患者的焦虑。

当詹金斯夫妇去儿子家吃饭时，詹金斯先生几乎会立即戴上帽子，穿上外套，并坚持说该回家了。当有人劝他留下来吃饭时，他坚持吃完马上走。他儿子以为他只是不愿跟自己一起待着。后来家人了解到，詹金斯先生是因为不熟悉儿子家的房子及失去了时间观念等原因，才感到心烦的。于是，家人和詹金斯先生一起回忆了过去的生活，发现了他的一个很有用的旧习惯：早些年，詹金斯先生喜欢在周日晚餐后看足球比赛。后来，每当詹金斯一家吃完饭时，他儿子就打开电视。詹金斯先生会看上一小时，这样，詹金斯太太就有时间和儿子交流了。

状态时好时坏

有时候，患者可以做某件事情，但如果要求他们再做一次的话，他们可能就完成不了了。

"我母亲在早上不需要别人像晚上那样帮她太多的忙。"

·

"我妻子在自己家可以自己上厕所，但到了女儿家，她就坚持说自己需要帮助。"

·

"我丈夫在日托中心时不像他在家里那样生气和不安。他在生我的气吗？"

·

"比尔昨天说了一整句话，但他今天说的话我一句也听不懂。是不是因为他昨天努力尝试了，所以才能说明白？"

实际上，患者的技能水平经常出现波动，而且比一般人更频繁。有些患者的状态时好时坏；有些患者在经过一夜休息后，早晨的状态就会好一些；有些患者在自己不熟悉的环境中会出现很多问题；有些患者在放松时表现得更好。患者某些技能的波动甚至令人无法理解。不过，无论原因是什么，这种波动都是正常的，并不是疾病发生变化的信号。此外，患者比其他人更容易受到健康状况轻微变化的影响。他们的技能变化或整体功能的突然变化，可能预示着他们出现了药物反应或新的疾病。此时，最好咨询医生。

其实，大脑损伤本身就会造成一些技能水平出现波动。在大多数情况下，受损的神经元会丧失功能，但偶尔仍然能起作用；还有一种可能，即损伤较轻或未损伤的脑区可以间歇性地接管并暂时"修复"受损的脑区。

难以察觉的环境变化可能导致患者生理功能水平的波动。因此，要定期、全面地检查患者周围的环境是否发生了变化，以便重新调整，让患者感觉更舒服。

▌ **患者技能水平出现波动是正常的，并不是疾病发生变化的信号。**

以上提到的这些导致患者技能水平出现波动的原因都是无法人为控制的。患者通常也已经尽了力。其他人需要做的是，了解患者周围环境中能让他们发挥最大潜能的事物，格外留意导致患者症状恶化的状况，从而最大限度地帮助他们。

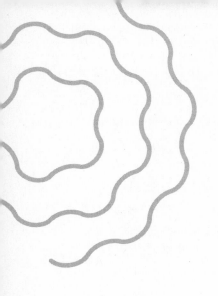

第4章

独立生活的问题

轻度认知损害

大多数引起痴呆的疾病都是在不知不觉中逐渐发生的，而早发现可以有效地控制这些疾病，所以，研究人员越来越关注如何在痴呆刚出现时就能予以发现和识别。不过，这是一个很大的挑战，因为痴呆引发的大脑变化在出现可识别的症状前一二十年可能就开始了，而且正常老化过程中出现的细微生理变化与痴呆的初期症状很相似。目前，研究人员正对此进行深入研究。尽早进行检测，甚至在大脑发生变化之初就进行检测，在未来很有可能实现。

目前，人们对于痴呆早期症状的界定仍然缺乏共识。医生会用"轻度认知损害"这个医学名词来描述最早被检测出痴呆症状的人。不过，只有约50%被诊断为轻度认知损害的人会在未来5年内发展为痴呆。

患者在被诊断为轻度认知损害后，未来仍会面临很大的不确定性。因此我们建议，被诊断为轻度认知损害的患者要尽可能地保持活跃和充实，同时要坚持复查，这至关重要。只有这样才能知道自己的症状是加重、保持不变还是有所改善。

▌ 患者在被诊断为轻度认知损害后，未来仍会面临很大的不确定性。

在患者被诊断为轻度认知损害后，要确保他们准备好了遗嘱并已提前安排好。例如，要和患者仔细讨论，在症状恶化后，他们希望获得怎样的治疗。大多数轻度认知损害患者都能意识到自己要面临的困境，这时，表达出沮丧情绪对他们其实是有益的，但持续关注记忆问题会让他们更健忘。可以鼓励他们使用备忘录，同时嘱咐他们要避免记忆压力过大，这有助于他们记忆；可以鼓励他们使用"待办事项"清单和提醒小贴士。保持患者居住场所的整洁，可以防止他们丢东西；保持规律的生活对部分患者也有益。美国阿尔茨海默病协会为轻度认知损害患者提供了支持小组及社交网站聊天室。

此外，还要确保患者的健康问题得到了最佳治疗，尽量让他们减少使用损害记忆的药物。将患者每天吃的药物放在一个药盒中，分别装好，这样可以降低他们忘记吃药或吃错药的风险。如果患者存在抑郁和焦虑症状，应该尽早治疗。

其实，针对轻度认知损害和其他老年健康问题的治疗关键都一样：不要恐慌，因为病情不一定会恶化。还是要继续享受生活！

对痴呆的早期管理

在痴呆早期，患者很难独自应对问题。有人可能会担心他们管不了钱，开不了车，或者怀疑他们能否独自生活。但令人惊讶的是，在美国，约20%的痴呆患者是独居的。

在痴呆早期，患者的自理能力依然较好，当他人干涉他们时，他们常会坚持自己处理，因为他们认为自己没问题。因此，他人很难知道何时该介入患者的生活，以及应该介入到何种程度。如果患者坚决拒绝搬家、不愿放弃开车，也不愿放弃他们的经济责任，强制他们放弃会让他们很痛苦。原因在于，这样做会让他们感到自己丧失了独立性和责任感，这不仅会让他们感到不安，而且也会让他们的家人和朋友感到不安。理解了患者的这种感受，再做出必要的改变可能就更容易了。

决定是否要干涉患者生活的第一步，是对他们进行评估：他们还能做什么，以及不能再做什么。可以根据评估结果来确定他们需要做出怎样的改变。如果没有专业的评估，那么必须尽可能全面而客观地分析每项任务，并判断患者能否全面、安全同时心平气和地完成。

引起痴呆的疾病也会导致多种生活技能的丧失，包括丧失独立性、丧失某些技能、丧失对日常活动的控制，以及丧失完成重要事件的能力。这会影响患者未来病情好转的可能性。患有其他疾病的患者也许可以期待病情的好转，但痴呆患者必须逐渐意识到他们未来的局限性。记忆丧失是最可怕的。记忆丧失就意味着失去与他人和过去的联系。而如果一个人没有对今天的记忆、没有对过去的理解，那么他的未来就失去了意义。

生活方式的改变会让患者陷入困境，原因在于，患者会感到自己丧失了独立性和责任感。

在人的一生中，很多东西会不断失去，因此，人们自然会紧紧地抓住剩余的东西。对痴呆患者来说，当他们失去某些东西后，他们可能会抵抗、否认或愤怒，这都可以理解。人们都希望在自己熟悉的环境里生活，大多数人也不愿成为他人的负担，因此，痴呆患者不愿放弃某些东西是完全可以理解的。接受放弃某些东西就意味自己要面对疾病的最终结局（不断地放弃，最终一无所有），而许多患者很难做到这一点。

此外，痴呆患者可能会对当下发生的事情完全无法理解。在痴呆早期，他们可能会完全忘记最近发生的事情。例如，患者可能完全忘记自己曾经忘了关火或发生过车祸，所以，他们可能坚持认为自己可以照顾自己或认为自己仍然能开车。其实，他们并不是在否认现实状况，而是忘记了那些让他们受到损害的"错事"。如果患者没有认识到自己的认知局限，那么当他人接管他们的责任并帮助他们生活时，他们会感觉自己遭到了不公的对待，觉得自己的很多东西被夺走了。因此，理解了他们的感受以后，就能在让他们保持自我掌控感的同时，还能帮助他们做出必要的改变。

当患者必须放弃工作时

如果患者还有工作，那么他们什么时候不得不放弃工作，取决于他们的工作类型，以及工作是否需要开车。有的雇主会直接强制患者辞职，有的可能愿意让患者换更容易胜任的岗位。这时，家属必须帮助患者做出决定。

如果患者必须放弃工作，有两个方面必须考虑：一是当发生重大变故时，患者情感和心理上的调整；二是患者的财务状况的变化。对大多数人来说，工作至关重要。这也是一些患者拒绝放弃工作或坚称自己一切正常的原因之一，因为没有工作的生活对他们来说可能是痛苦且令人沮丧的。对此，心理咨询师或社会工作者可以提供相关的帮助。

另外，还要考虑患者未来的经济状况。例如，辞职或退休难免会给患者带来一些特殊问题。因痴呆被迫提前退休的人应该享有与患有其他致残疾病的人同样的退休待遇和残障福利。某些情况下，有些人因工作表现下降而被错误地剥夺了这些福利，认为这并非疾病导致。这样的判定会大大减少他们的收入。当发生这种情况时，需要证明患有痴呆是导致患者工作能力下降的原因。如果患者所在的公司对此并不认可，可能需要咨询法律顾问。

在美国，《社会保障残障法案》（*Social Security Disability Act*）可以为65 岁以下的残障人士提供援助，包括社会保障残障补贴及社会安全生活补助金。不过，残障人士必须在过去的 10 年中工作 5 年，而且要保证由于医学上确定的、将导致死亡或至少持续了 12 个月的生理疾病、精神疾病而无法继续从事有薪水的工作，才能获得社会保障残障补贴。

在美国，经济补偿数额是根据患者个人停止工作时的收入而定的。因此，如果有痴呆症状的人在申请社会保障残障补贴之前做过薪水较低的工作，那么他们得到的补贴可能会比停止原来的工作后直接申请社会保障残障补贴的人低。痴呆患者在获得福利方面通常没有太大的困难，但他们的一些索赔仍会被拒绝。准备和申请社会保障残障补贴对必须提前退休的人及额颞叶痴呆患者来说尤其重要。通常，额颞叶痴呆患者的认知损害程度相较于其他痴呆患者并不明显。许多患者在初次申请被拒绝认定为残疾后，他们就放弃继续申请了。但事实上，如果他们坚持上诉，申请很可能会被通过。早老性痴呆患者通常可以自动获得资格，进而接受相关的快速审查。

当患者不能自己管钱时

痴呆患者买东西时可能会忘记如何找零钱，他们花钱也会变得随意起来或无法平衡收支。有时，当患者管理不好自己的钱时，他们会指责他人偷了自己的钱。

> 弗里德先生说："我妻子多年来一直为家族企业记账。当会计找到我并告诉我账目一团糟时，我知道出事了。"

> •

> 罗杰斯先生说："我妻子有时会把钱给邻居，有时会藏在废纸篓里，还把钱包弄丢了。所以，我不得不拿走了她的钱包和钱。后来，她总说我偷了她的钱。"

因为拥有金钱通常代表独立，所以患者在心理上不愿放弃对自己财务的控制。为了应对这个问题，有时只需在他们完成工作后纠正其工作失误，就可以从他们手中接过账户。

如果不得不违背患者的意愿拿走他们的借记卡或信用卡，可以写一份备忘录，比如"我儿子现在帮我管钱"，并把它放在患者可以看到的地方，用来提醒他们。

> **拥有金钱通常代表独立，所以痴呆患者通常不愿放弃对自己财务的掌控权。**

被患者指责偷窃时，家属会感到沮丧，但患者的反应也很容易理解。我们一生都被教导要小心管钱，如果钱不见了，大多数人当然首先会想是不是被偷了。而当大脑越来越难以记住正在发生的事情时，对钱丢失而感到焦虑和怀疑就不足为奇了。在这种情况下，不要与患者争论，否则只会更难受。

一些家属发现，给患者一小笔零花钱的方法很有用。如果他们把钱弄丢了或送人了，损失也不大。很多患者只要手头有点现金，他们就会觉得安全，这也是避免金钱冲突的一种方法。痴呆患者有一个特点，即他们在知道自己需要钱之前就丧失了找零钱的能力。

哈钦森太太在钱的问题上一向非常独立。她丈夫哈钦森先生给了她一个钱包，并在里面放了些零花钱，还放了写有她的姓名和地址的纸条，以防她走失。哈钦森太太每次去理发时都坚持用支票付款给理发师，但她丈夫其实早就在理发店预付了一笔钱。后来，她丈夫给了她一些空白支票，她每周都会给理发师发一张。不过，她丈夫私下与理发师约定，理发师可以照收哈钦森太太的支票，但费用还是从他的预付金里扣除。

哈钦森先生的做法似乎有些极端，而且欺骗妻子听上去有点不公平。但事实上，他这样做可以让哈钦森太太继续感到独立，而他也可以继续管理财务，维持家庭的稳定。

有时，金钱会带来严重的问题，尤其是当患者产生怀疑或其他家庭成员在花钱问题上产生异议时。此时，要设法灵活处理。

当患者不能再正常开车时

虽然痴呆患者可以意识到自己不能再正常开车了，但许多患者仍不愿放弃。患者开车时比同龄的其他人更容易发生交通事故。

对大多数有经验的司机来说，开车是他们非常熟悉的一种技能，有时他们会开启"自动模式"。一个人可以每天往返于不同的工作之间，同时还能做其他事情，如接听电话或听音乐。开车不需要太多的注意力，但当交通模式突然改变时，我们的注意力会立刻集中在道路上，并迅速做出反应。患者看起来似乎可以正常开车，毕竟开车并不难掌握，但他们开车并不安全。

开车时，眼睛、大脑和肌肉之间需要进行复杂的相互配合，还需要有快速解决复杂问题的能力。一些看起来仍在正常开车的人，可能已经无法对道路意外状况做出适当反应了。他们可能完全依赖开车习惯，就像开启"自动模式"一样，而无法在需要时迅速转换到由大脑控制的"主动模式"。

当认识到自己的行动不再敏捷时，患者通常会决定不再开车。如果他们仍然希望继续开车，要仔细判断他们开车是否存在危险，并在危险出现时进行干预。刚开始时，你可能会犹豫，但当你阻止了他们开车以后，你就可以松一口气了。如果患者在犹豫要不要开车，那千万不要让他们再开车了。

对于处于痴呆早期的患者能否继续开车的问题，人们仍然存在一些争议。患者的测验分数虽然说明不了问题，但有经验的治疗师可以据此做出合理的评估。判断患者是否应该停止开车，需要考虑正常开车所需的技能，还要评估患者是否仍然拥有这些技能。以下几点是评估患者能正常开车的重要因素：

- 视力良好。患者必须视力良好或戴眼镜来矫正视力，并且能清楚地看到车前和车后的角落，这样他们才能看到从侧面靠近的东西。

- 感知良好。大脑会将接收到的感官信息以一种可理解的方式进行整合。例如，当看到一个孩子站在路边时，一般司机会意识到这个孩子有可能会冲到街上，但痴呆患者意识不到。痴呆会损害大脑，使大脑无法以正确方式收集信息，因此会影响人基本的开车技能。

- 听力良好。患者必须能听清楚或戴助听器来提高听力，这样他们才能对靠近的汽车声、喇叭声等保持警觉。

- 反应迅速。患者必须能快速转弯、刹车和避免事故。老年人的反应比年轻人慢，但健康老年人的反应速度不会慢到影响开车。不过，如果看到某人的反应突然不正常地变慢了，应该意识到他的开车技能可能有问题。

- 决策能力良好。患者必须能迅速且冷静地做出适当的决策。例如，当遇到孩子冲向汽车时，当其他司机按喇叭时，以及当卡车突然靠近时，患者要有能力做出正确的决策，而且必须快速解决复杂的、不熟悉的问题，而不能惊慌失措。患者经常依赖惯性反应，而这种反应在特定情况下开车时可能不合适。当几件事同时发生时，他们可能会感到困惑和不安，其实他们在家里也可能出现这样的情况。

- 协调能力良好。眼睛、双手和双脚必须协同工作才能正常开车。如果一个人显得越来越笨拙，或他的走路方式发生了变化，那么他的脚在踩刹车时可能也存在困难，对此要格外留意。

- 警觉性良好。患者必须能对正在发生的事保持警惕，不能不安或困惑。如果他们忽略周围发生的事，那么他们开车时可能不安全。

有时，患者在开车时的行为会暴露一些问题。例如，他们可能会在以前从来没有迷过路的地方迷路。迷路会分散患者的注意力，进一步影响他们快速反应的能力。有时，开车太慢代表患者对自己的技术不确定。当然了，并非每个谨慎的司机都技术不好。另外，患者也可能会在想刹车时错踩油门。

患者在开车时可能会变得愤怒或有攻击性，他们也可能会误认为其他司机想要伤害他们。这是很危险的，应当格外留意。患者偶尔会饮酒过量，然而即使少量饮酒也会损害他们的开车技能，因此，必须及时对其进行干预。

"孙辈测试"是检验患者能否继续开车的一种方式：如果你不敢让自己的孩子坐患者的车，那么他就不应该再开车了。

如果担心患者的开车技能，首先应该与他们坦率地讨论。即使他们的认知功能下降，他们仍然能参与制定决策。需要注意的是，你们的讨论方式可能会影响他们的反应。由于大脑受损，患者比以往更不能容忍他人的批评，对此要灵活应对。例如，如果对患者说"你的开车技术很糟糕。你会迷路，你开车就是不安全"，那么他们可能会本能地为自己辩护，并和你争论起来；而如果温和地对他们说"你没有留心红绿灯"，也许能给他们台阶下。对患者来说，停止开车意味着承认自己的能力局限越来越大。所以，在对安全需求做出反应的同时，要想办法帮助他们挽回面子，维护他们的形象。可以尝试向他们提供其他选择，如对他们说："今天我开车，你可以看看风景。"实在不行的话，可以选择卖掉汽车，并告诉患者车修不好了。这样做可能会有意想不到的收获。

> 所罗门先生是个意志坚强、独立的人。家人知道他的开车技术很差，但又觉得让他失去独立性会让他伤心。家人也预想到了，如果不让他开车，可能会引发一场可怕的争吵。后来，一位邻居通知了当地的机动车管理局。当所罗门先生考完驾照回家时，他把驾照扔在桌子上说自己不能再开车了。家人很担心，但他并没有表现出任何沮丧和不适。机动车管理局告诉所罗门先生，这是对他这个年纪的人进行的例行检查，这可能更容易让他接受自己不能再开车这一事实。

有时候，无论用哪种方法劝阻患者，他们仍然坚持要继续开车。这时候，可以向医生或家庭律师求助。医生会在处方笺上写"不要开车"。对患者来说，医生可能会成为"坏人"，但这可以减轻照护者的压力。通常，患者虽然认为他人的建议是在唠叨，但他们也愿意配合权威指示。而如果以上方法都没有用，那就不得不拿走患者的车钥匙或请机械师禁用启动机制。

┃ **如果你不敢让自己的孩子坐患者的车，那么他就不应该再开车了。**

当患者不能再独自生活时

要常年独居的人转而和他人一起生活是很困难的。有些人喜欢和他人在一起的安全感，另一些人则坚决不愿放弃自己的独立性。通常，痴呆患者从完全独立到适应与他人同居需要很长时间，最好让他们逐渐从原来的生活方式过渡到与他人共同生活，这样他们更容易适应。例如，一开始，只为他们提供简单的帮助，如送餐服务；之后，慢慢地让家属或保姆陪伴他们。另外，有些患者可能需要别人帮助他们用药或进食。

当独居的人疑似患上痴呆时

患者的自理能力可能会突然变化，如轻微的压力甚至感冒都会让患者的病情恶化。直到患者出现某些特定的症状，他人可能才会意识到患者的生理功能出现了衰退。

患者可能试图掩盖自己的错误，家属可能因此留意不到，这会耽误患者的治疗。有些患者意识不到自己有问题，还有一些患者可能会责怪家人或选择逃避问题。即便面对最亲密的人，患者也可能会否认自己有问题，因此，他人很难确切地知道他们的情况。所以，想确定独居的痴呆患者是否需要帮助应当考虑以下这些问题。

患者的性格或习惯突然改变。 患者是否突然变得缺乏热情、冷漠（缺乏兴趣或满不在乎）、消极、悲观、多疑或害怕犯罪？他们是坚持认为一切都好，还是不承认自己有问题？他们有能力管理自己的生活和仪容吗？他们是否穿着脏衣服，忘记或拒绝洗澡、刷牙，抑或忽视其他方面？患者被孤立了吗？他们是不是说要出门，但其实并不打算出门？

打电话时出现问题。患者与他人打电话时，讲话是不是越来越含糊（因为回忆细节需要调动更多的记忆）？他们与他人对话时是东一句西一句漫无边际的吗，还是似乎忘记了自己在说什么？他们会重复自己说过的话吗？他们打电话时是否经常很急躁？他们对挫折的容忍度降低了吗？他们打电话的次数是少了还是多了？他们经常在深夜给别人打电话吗？他们在每次打电话时是否重复相同的事，而且每次重复都像第一次说一样？

使用电子产品和书写时出现问题。患者还在发电子邮件、使用社交软件、写信吗？他们写的东西是否杂乱无章？他们的笔迹变了吗？他们用文字表达意思时很难理解吗？

饮食和用药出现问题。患者的饮食和用药是否正常？他们可能不吃东西或当他人给他们提供热饭热菜时，他们只想吃甜食。他们可能服药过量或忘记服药，这可能会危害他们的身体健康，导致他们的思维障碍变得更严重。

如果患者在其他方面是安全的，那么只要有人辅助他们进食和用药，他们依然可以独自生活。根据我们的经验，经常忘记吃饭的患者一般有较严重的认知障碍，他们很可能无法安全地独自生活。

患者在做饭时是不是总会忘记关火或经常把食物烧焦？事实上，看起来症状控制得很好的患者也经常忘记关火。另外，患者还做饭吗？他们经常烧空锅吗？当患者未表现出异常时，他人很难相信他们会给自己带来危险，但实际上，用火对他们来说的确很危险，可能导致他们发生严重甚至致命的意外烧伤。因此，如果患者经常忘记关火，一定要及时干预。

其他问题。患者曾经离家出走过吗？如果发生过这种情况，需要格外注意，因为他们很可能会迷路、被抢劫或被袭击。患者晚上在外面徘徊过吗？如果有，同样要留意，因为这种行为很危险。

是否有朋友或邻居因为担心患者的行为或安全来过电话？患者是否遵守约定，以及是否参加家庭活动？他们有没有对一些他人难以理解的事故进行解释，比如当他们发生车祸时？

患者是提前退休，还是突然退休？

患者能否保持房间的整洁、干净，并且能远离危险？他们可能会把水洒到厨房或浴室里，并忘记清理，继而给自己带来摔倒的风险。他们也可能会忘记洗碗或忘记冲厕所，抑或以其他方式造成室内环境污染。如果他们的房间很乱，他们可能会被绊倒或摔倒。而如果他们囤积报纸和破布等，很可能会带来火灾隐患。此外，患者的房间有尿味吗？如果出现以上这些情况，说明他们无法自我管理或生病了。

患者能否让自己保暖和御寒？他们可能会把房间弄得太冷，或者在寒冷的天气穿得太单薄，这会导致他们体温过低，造成生命危险。而在炎热的天气里，他们可能会穿得太多，或者不敢打开门窗通风，继而很容易中暑。

患者会出现偏执的想法或不切实际地怀疑他人吗？出现这种情况会导致他们在社区中陷入麻烦，比如邻居会因为害怕或被惹怒而报警。有时，患者也会成为青少年或成年人恶意攻击的目标，对此要格外留意。

> 如果怀疑患者忘记了一些危险的事情，如忘记关火，为了患者和他人的安全，必须立即对他们进行干预。

患者的判断力好吗？他们是否有品格可疑的新"朋友"？他们会为可疑的项目捐款吗？即使对慈善不感兴趣，他们也会给每个通过短信向他们发出呼吁的慈善机构捐款吗？他们是否因为忘记捐过款而不断地向同一家慈善机构捐款？患者可能无法判断该让谁进家，而被他们邀请进家的人可能会进行抢劫。患者也可能会把钱送给别人或用来做一些不好的事情。

家里谁负责付账单？通常情况下，家属发现患者有问题的第一个迹象是患者忘记交水电费或不让抄表员进门，结果导致被停水或停电。患者还可能会停止管钱或改变消费习惯。

当然，如果有人出现了以上这些行为，虽然可能表明他出了问题，但并不一定意味着他得了痴呆。一旦意识到他可能有问题，必须为他做全面的评估。此外，以上这些行为也可能和许多可治疗的其他疾病相关。

家属能做什么

联系患者所在社区与相关机构，如当地的阿尔茨海默病协会，他们可能会提供帮助和有价值的信息。也可以把这些经验告诉给其他家属、患者的朋友和邻居，并尽可能地把患者的情况完整地描述给这些人。如果患者住在公寓里，记得和房东或门卫交代一下；如果患者住在农村，可以和当地的快递员或患者经常去的商店店主交代一下。记得把家属的电话号码留给他们，这样，一旦他们发现患者出现问题，便于及时通知家属。

也可以亲自评估患者的病情，并为他们安排医院就诊。记得与当地的老年人福利机构或社会机构取得联系，他们可能会提供一些当地的相关资源。

如果做好了患者的监督工作，有些患者是可以继续独自生活一段时间的。如果不确定，可以咨询医生，他们可能会评估患者是否具备继续独自生活的能力。如果患者住在城市里，可以请专门的住家保姆来照护患者。但在请住家保姆之前，应该仔细检查对方的证件，并要求看推荐信。提前和住家保姆的介绍人沟通，仔细询问一些重要事项，如他们认识住家保姆多久，住家保姆是否诚实可靠等。另外，还要了解住家保姆是由哪个机构注册监管的，并核实其是否被投诉过。找好住家保姆以后，记得告诉患者，家人很关心他们，会经常去看望他们。

搬到新住所

如果患者不能再独自生活，那就必须为他们做其他安排。家属可以考虑雇全职照护人员，也可以安排患者搬到他人家里、养老院或老年公寓等。

> 索耶先生说："母亲再也不能独自生活了。我们给她雇了一名住家保姆，但被母亲解雇了。后来，当我打电话给中介机构要求换人时，他们却说不能再派其他人了。我们和母亲谈了谈，告诉她我们想让她和我们一起住，但她断然拒绝了。她说自己没问题，还说我这么做是想偷她的钱。她不承认自己没吃东西。她说自己换了衣服，但我们都知道她没换。我不知道该怎么办了。"

如果患者坚决坚持独自生活，不愿搬到更安全的环境中，要想办法了解他们的想法和感受，这可能有助于说服他们搬到新住所。患者与他人共同生活以后，需要逐渐放弃独立性，这意味着他们要承认自己有问题。另外，搬家对他们来说可能意味着更多的损失，比如他们离开自己熟悉的场所代表放弃自己熟悉的事物，而他们熟悉的场所和事物对他们来说是过往生活的有形象征，它们可以在患者记忆衰退时作为一种提醒。

▌如果认为患者不能再独自生活，就应该开始为他们做相应的安排了。

患者依赖熟悉的环境为他们提供线索，这样他们才能独自生活。在搬到新环境后，他们很难认清方向。对他们来说，依赖于熟悉的环境才能生存。另外，即使已经说服他们搬到他人的家里，他们仍然经常忘记和无法理解自己为什么要搬家，他们会因此而伤心，并感觉自己会失去很多东西。他们理解不了搬家的必要性，因为他们不记得自己遇到了哪些问题。因此，在为患者与他人的生活制订计划时，有几件事需要考虑。

第一，仔细考虑搬家这件事对患者及他人生活的影响。在搬家之前，做好经济支持、情感发泄和外部援助等方面的计划。如果患者搬去和他人同住，要考虑这是否会对他们的财务状况产生影响。例如，在有些地区，搬家可能会影响患者领取社会福利。

如果患者和他人同住，家里其他人怎么想？如果家中有孩子或青少年，那么他们的行为是否会让患者感到不安？或者患者的"奇怪"行为是否会让孩子们感到不安？患者的配偶对此做何感想？是否会给家属带来压力？此外，如果患者及其配偶都要搬去和他人同住，还必须考虑他们的配偶在家庭中的互动。所以，所有可能会受影响的人都要参与到决策中来，以便表达各自的担忧。

他人在照护患者时，其生活的其他方面也可能会发生改变，如休闲时间减少（可能无法离开，因为患者无人看护）、失去平和与安静（可能无法看新闻或无法跟配偶交流，因为患者可能一直到处走来走去）、花销增多（可能需要增加医疗费或装修浴室的费用）、休息时间减少（患者晚上可能会醒着或在房间里四处徘徊）、拜访的人减少（患者的行为令人尴尬，其他人可能不会来拜访）等。如此一来，生活会失去很多乐趣，也可能使压力无处消解。所以，照护者要为自己和其他家属制订放松计划，以便适时地远离照护患者的烦恼。另外，在照护患者时，生活中的其他烦恼也不会减少，如可能同时还要操心孩子、工作等。

▎ 在患者病情恶化前开始行动，这样他们能更容易适应新环境。

如果平时很难与父母或兄弟姐妹和睦相处，当他们患上痴呆后，病情使他们的行为越来越糟，那么和他们同住可能是灾难性的。如果和患者的关系长期处于紧张状态，那么生活会变得更加困难。

第二，即使患者不想搬家，也要尽可能多地让他们参与搬家计划。 如果患者并非认知严重受损，而且并非完全无法理解任何事情，应该把他们当成普通人一样对待，应该让他们参与和他们有关的决定和计划。如果患者发觉自己被骗搬家，他们可能会变得更加愤怒和多疑，这会导致他们更难适应新环境。当然，患者是否参与进来，取决于他们的病情和他们对搬家的态度。

需要记住的一点是，让患者做决定和参与决策之间有本质的区别。所以，可以鼓励患者参与决策，但最终的决定最好还是由家属来做。

上文提到的索耶先生的故事可能会以下面这种方式继续发展：

"我们和母亲商量之后，她仍然坚决不想搬家。所以，我就开始安排了。我温柔地告诉她，她得搬家了，因为她越来越健忘了。

"我知道，一次做太多决定会让她不高兴，所以我们一次只问她几件事，比如'母亲，你想把所有的照片都带上吗？''母亲，我们带着你的床和你可爱的床单去新卧室，好吗？'。

"当然，我们在没有她在的情况下做了很多决定，比如处理了炉子和洗衣机，还有阁楼里的垃圾。她一直说她不去，说我们在强迫她。尽管如此，我想她还是在'帮助'我们准备搬家。有时，她会拿起一只花瓶说：'我想把这个送给卡罗尔。'我们试图顺从她的意愿。在搬家后，我们可以诚实地告诉她，花瓶不是偷的，是她准备送给卡罗尔的。"

当患者的认知受损程度过于严重，而且他们无法理解周围发生的事情时，家属直接采取行动更好，这样他们不会产生参与决策的压力。

第三，做好适应期的准备。生活中的变化经常会让患者感到不安，即使搬家做得再滴水不漏，也是重大变化，可能会让他们难过一段时间，因为他们从搬家带来的"损失"中恢复过来需要时间，而且他们也需要更多的时间来认识新家周围的环境。

如果在患者的病情恶化之前搬家，他们通常能更好地适应新环境，他们学习和适应新事物的能力也更强。如果患者失去认知，甚至无法提出异议，这可能意味着他们无法认路，也不知道自己已经身处新环境了。不过经过一段时间，大多数患者都能适应新环境。在门上做个标志，有助于他们在新家找到方向。这时，要把家里的其他活动和改变放在次要地位，直到所有人都适应了新环境，再做安排。

有的患者可能永远无法真正地适应新环境。这时，照护者不要责怪自己，要安慰自己已经尽力改善患者的生活质量了，当然仍然不得不接受患者因为生病很难适应新环境这个事实。

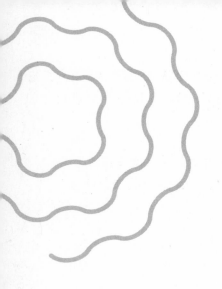

第5章

日常照护技巧

要注意的危险

痴呆患者可能无法顾及自己的安全。他们再也无法对自己所做的事做出准确的判断了。因为记性很差，他们很容易发生严重事故。他们可能会试图做自己熟悉的事，但意识不到自己再也做不了了。例如，因为痴呆会影响大脑中协调简单事情的区域，所以患者连微波炉都不会用，也切不了肉。对于患者的这种情况，他人通常发现不了，这可能会导致严重事故。也就是说，患者失去了学习能力，生活中的微小变化都可能会致使他们陷入危险之中。此外，因为患者看上去表现得很好，所以他人很难意识到他们已经无法判断是否需要躲避危险了。因此，即使患者只是轻度认知损害，家属也要为他们的安全负起责任来。

患者在生气或疲惫时最容易发生危险；当他人匆匆忙忙时，当发生争吵时，或者当家里有人生病时，患者也容易发生危险。此时，他人对突发情况或事故缺乏警觉，患者则会对最轻微的事故做出错误判断或反应过度，继而产生灾难性反应。因此在这种情况下，要尽可能地缓解患者的困惑和紧张。当和患者一起赶着赴约或完成某项工作时，一旦他们开始心烦意乱，那么就算迟到或完不成任务，也要立刻停下来。接着，深呼吸，休息一会儿，并试着让患者冷静下来。

即使是小意外也要注意，因为它可能预示着患者即将发生严重事故，如当照护者的小腿撞到床边或打碎了杯子，这都会让患者心烦意乱。因此在严重事故发生之前，就应该改变生活节奏。提醒家里其他人注意，患者的紧张可能会引发意外事故。在这种时候，家里每个人都应密切关注患者。

此外，还要准备应急计划，以防意外发生。例如，如果患者受伤了，该给谁打电话？如果发生了火灾，如何让患者冷静且安全地离开？对此，一定要提前做好准备。需要注意的是，患者可能会失去对事情的判断能力，并拒绝他人的帮助。

┃ 维护环境的安全，是降低事故风险的最佳方法之一。

通常，医院和其他机构都有安全专家，他们会定期检查，以排除隐患。家属也可以且应该定期检查患者的周围环境。

当患者不在身边时，要仔细检查屋子、院子、社区和汽车等，找出他们可能因操作不当或误解而造成的安全隐患。在容易导致意识错乱的环境中，患者很可能会迷惑，并尝试做不安全的事情，比如开火，或由于自身笨拙而被家具或地毯等绊倒。此外，不仅要考虑患者当下会遭遇的困难，还要考虑到他们未来的生理功能会不断下降，因此要提前做准备。患者可能因为意识不到问题而拒绝他人的帮助，这会增加事故风险。随着患者病情的发展，要持续地对其进行评估。对此，可参考与痴呆有关的权威网站的指导信息或咨询医生。

重要的安排要马上进行，还要列出接下来的安排，包括希望他人帮忙做的事。照护者要思考以下几个问题：如果自己是患者，会做什么来防止摔倒？会做什么来防止失火？改变是很难的，而这就是患者正面对的现实，他们必须用不同于以往的方式来做事。

在家时的注意事项

收起家里的危险物品，如药物、刀具、打火机、电动工具和电吹风等电器。如果使用或操作不当，这些物品可能会引起火灾或伤害患者。把杀虫剂、汽油、油漆、溶剂、清洁用品、肥皂等锁起来，可能的话，最好把它们直接拿走，因为即使是轻度痴呆患者在使用它们时，也可能使用不当。

可以在五金店买儿童安全锁、抽屉和储物柜，然后把平时会用到的东西锁起来。此外，要确保烟雾报警器能正常使用且电量充足。

简化，简化，再简化！杂乱的房间会加重患者的思考压力，容易导致事故的发生，危及患者。因此要清除杂物，尤其是楼梯、厨房和浴室里的杂物。检查患者经常活动的场所，并清除周围的杂物。收拾好低矮的家具，移除会绊倒人的地毯及电源线等。杂物少了，房间会更整洁，也更容易找到患者放错地方或藏起来的物品。

▎简化，简化，再简化。

随着年龄的增长，患者需要更多的光线，因此要让家里更亮些，可以增加夜间灯光，这样会降低患者发生事故的风险，并且也有助于患者完成日常活动。白天可以打开窗帘，夜里可以换更亮的灯泡；如果房间里的光线昏暗，白天也可以开着灯。屋子里的光线亮一些的话，患者不容易手忙脚乱，还能防止他们被绊倒。

对患者来说，浴室通常是最危险的场所，他们在里面很可能会出现摔倒、中毒、割伤和烧伤等状况。对此，要把浴室里的药品都锁起来，把洗发水等患者可能会吃或喝下去的物品放在带锁的柜子里；用不易碎的塑料杯代替玻璃杯；热水器的温度宜低一些，防止患者被烫伤；不要把暖风机放在浴室里。

在晚上睡觉前，患者可能会尝试做饭或"热东西"，他们可能会把空锅放在火上。这是个严重的火灾隐患。他们也可能会把物品放在炉丝下面，这同样会引起火灾。对此，可以采取以下方法来降低风险：在不用炉子时，把旋钮拿开；在炉子和微波炉等电器上安装定时器，这样一来，它们工作一段时间会自动关闭；另外，再安装一个开关，不用时可以关掉，而且要把开关放在患者找不到的地方。

养成好习惯，把药物放在患者够不到的地方。因为一旦患者吃了药，他们会忘记自己吃过了，每次看到药瓶，他们都可能会再次服药，这样一来，他们可能会因为服药过量而导致病情加重。

留意患者的活动场所。把不想让患者进入的场所的门锁好。在房门和柜门上清楚地做好标记，这有助于患者找东西或到他们要去的地方。可以使用防滑地毯，并把走廊上的家具及会绊倒人的物品移走。如果患者把自己锁在某个房间里，可以拆下锁芯，取出弹片，更换把手或把反锁的旋钮牢牢固定住。

楼梯对患者也很危险，因为痴呆会影响患者的平衡能力，他们很容易忽略台阶。尤其是在晚上，患者很容易失去方向感，从台阶上摔下来。因此，要检查楼梯的扶手，确保它们稳固：扶手应该固定在墙体中，而不要固定在石膏板或灰泥中。

当患者处于痴呆早期阶段时，尽量把他们的卧室设在一楼，这样他们就不用上下楼了。在楼梯的顶部和底部都装上门或直接封上，确保不让患者爬过大门，以免他们从楼梯上摔下来。

在痴呆的某个阶段，大多数患者可能会走入或靠近不安全的区域，因此要提前规划好，保证家里的安全，具体可见本书第 7 章的内容。

此外，患者很容易将身体探出窗外或越过阳台栏杆，这是很危险的，尤其是当患者住在高层时。对此，要在窗户和阳台门上安装防盗锁。还要注意，患者是可以爬过栏杆的。例如，当患者突然出现灾难性反应或感到恐慌时，他们会在意识错乱中爬过阳台、栅栏或窗户，逃离自认为危险的地方。

与此同时，要想办法维护好家中环境的安全，让患者感到舒适。可以安装一些明确易懂的指示牌，这样能帮助患者保持独立性。可以使用容易搬动且稳定的椅子。在家属经常待的地方，如厨房附近，放一把坐起来舒适的椅子，这样患者坐在上面时能看到家属。还可以在院子里设置一个舒适、安全的座位区，并把座位设在窗户旁边，这样当患者坐在上面时，家属可以看到他们。

> **在维护家中环境安全的同时，也要让家更舒适。**

将卧室里杂乱的东西移走，不过，要注意让卧室显得温馨，可以留一些抽屉让患者翻。把患者的床放低，这样即使他们摔倒了，也不容易受伤。此外，如果住在有门卫或保安人员的公寓，要告知他们患者的健忘情况，一旦他们意识到患者有走失的可能，可以及时提醒家属。

在户外时的注意事项

患者在没有墙壁或栏杆的门廊和平台上很容易跌倒，因此，有栏杆的地方要保证栏杆的稳固；如果有台阶，要在台阶边缘粘贴防滑胶带，并安上扶手。确保患者不进入车库、工具区和室外的棚内，这些场所对他们来说都很危险。

要检查不平整的地面，处理好开裂的人行道、草坪上的坑洞、掉落的树枝、多刺的灌木丛及会绊倒人的小土丘。另外，记得把晾衣绳拿下来，这样患者就不会碰到了。

用过户外烧烤架后，千万不要在炭火还热时离开，一定要确保炭冷却后才能走。不要让患者操作燃气烤架。检查院子里的家具，确保它们都稳固结实，避免倾斜或倒塌，并确保没有碎片或油漆脱落。

把园艺工具锁起来；把有毒的花围起来或处理掉。如果家里有割草机，也要格外注意，因为患者可能会在刀片还在转动时试图打开割草机。有时，患者也可能会把割草机开走。患者可能会借助篱笆墙离开院子，并在试图爬出去时摔倒。因此，篱笆最好设得高些，这样更安全。同时，还要留意徘徊在篱笆墙周围的患者。

如果家里有游泳池，确保游泳池安装了安全的围栏并上了锁，以防止患者进入。因为即使患者曾经是游泳好手，他们也可能会因痴呆在水中丧失控制力和判断力，继而陷入危险。

冬天下雪后，也要格外当心。即使反复提醒，患者也很难注意脚下，加上他们步态蹒跚，情况更不乐观。当你试图帮助患者时，可能会失去平衡或因注意患者而分心。如果未意识到跌倒的可能性，你可能会伤得很重，这样就无法继续照护患者了。所以，要把台阶和走道铲干净并撒上盐或猫砂。在寒冷的天气里，除非有紧急情况且有人帮忙，否则不要带患者外出。

乘坐汽车时的注意事项

切记不要把患者单独留在车里。他们可能会在车里动来动去，摆弄车的点火装置，也会因无法打开车窗而感到害怕，或被陌生人骚扰，抑或一直开着车灯而致使电池电量耗尽。对患者来说，自动窗户很危险，因为它们可能会把患者的头或手臂夹住。对此，可以在车上安装车窗锁，这样患者就无法影响车窗的开闭了。

患者偶尔可能会试图在汽车行驶时打开车门下车，为了避免此类情况的发生，最好在他们上车后锁上车门。大多数汽车的后车门上都有儿童安全锁，开门之后再让患者下车。如果患者在坐车时总想下车，就需要再找个人来陪着他们乘车，并设法让他们保持冷静。

┃ 切记：不要把患者单独留在车里。

可以在车上安装上下车扶手，帮助老年患者上下车。

在高速公路上和停车场时的注意事项

如果认为患者可能正在高速公路上行走，那么要立即报警，以防患于未然，避免悲剧的发生。

通常，在停车场开车时，人们常常认为行人会自动避让车子。对痴呆患者来说，他们可能预料不到汽车要来，或者行动十分缓慢。因此，要特别留意进入封闭车库的入口，因为人们经常在此停车下客，这对痴呆患者来说很危险。

吸烟的注意事项

如果患者吸烟，他们难免会扔下点燃的香烟，而且随后就把这件事忘得一干二净，这很危险，因此必须对其进行干预。可以设法劝他们戒烟，也可以和医生谈谈，看看能否通过药物来降低患者的烟瘾。让患者在几天或几周内戒烟可能有难度，但坚持一段时间，很有可能实现。例如，有些患者甚至会忘记他们曾经吸烟，当拿走他们的香烟时，他们不会抱怨。有些家属只允许患者在他们的监督下吸烟。所有烟草制品、打火机等必须放在患者够不到的地方。需要格外注意的是，患者可能会用炉子来点烟，并忘记关火。

营养摄入和进餐时间

科学合理的营养摄入对患者及其照护者都很重要。照护者如果吃得不好，更容易紧张和心烦意乱。虽然目前还不清楚饮食是如何影响痴呆的进展的，但如果患者无法正常饮食，他们就容易出现营养不良。

营养不良会导致患者出现多方面的健康问题，包括牙齿健康问题，而且会增加其行为方面的症状。研究表明，对心脏有益的饮食对大脑也有益。可以让医生推荐一些对心脏有益的饮食。根据美国国家老化研究所发布的最新信息，如果患者有卒中的风险，可以让患者服用营养补充剂或相关药物来降低风险。当医生推荐了特殊的饮食来控制患者的其他疾病，如糖尿病或心脏病，那么必须搞清楚如何保证患者的饮食均衡。

可以请专业的营养师来帮助设计对患者及照护者都有益且方便准备的饮食，最好是患者愿意吃，照护者也很容易准备的。如果患者经常活动或走来走去，难以长时间坐着吃饭，那么可以为他们准备三明治，并把它们切成小份，在患者走路时，每次给他们一小份吃。

准备食物

做饭时，照护者可能会图省事，只为自己和患者准备咖啡和烤面包类的食物。如果照护者是第一次做饭，可能不知道如何快速而轻松地准备好营养丰富的饭菜，也可能不愿意专门去学。这时候，有以下几种方式可选择：去超市买熟食，餐饮企业通常也有准备好的饭菜；也可以点外卖，有些饭菜买回来只需要在烤箱或微波炉加热即可；当然也可以买食材，然后自己处理和烹饪。在餐馆用餐的话，如果患者无法在餐馆等公共场所吃东西，可以选择打包。

如果照护者自己做饭，可以参考食谱或找相关视频学着做，也可以向会烹饪的朋友请教，以便为患者准备快速且营养丰富的饭菜。需要注意的是，虽然冷冻食物也可以提供均衡的营养，但通常维生素含量较低，含盐量高，而且缺乏预防便秘所需的纤维素，因此不建议让患者经常吃。

进餐时

进餐时，要让患者坐得舒适，而且尽可能地让他们采取正常的进餐姿势。另外，要排除干扰，如不要让患者在进餐的同时看电视，饭前要让他们上厕所，以免他们中途想去而影响进餐。有些患者和他人一起吃饭会吃得更好，也有些患者会因此而分心，可根据实际情况安排。

用餐区应该保持光线充足，这样患者可以很容易地看到食物。最好使用与餐垫、桌布和食物形成鲜明对比的盘子，例如，如果餐垫是亮蓝色的，那就选用白色的盘子，这样患者更容易看到。如果患者视力不好，最好不要用玻璃餐具。如果患者对盘子上的菜肴图案感到迷惑，就不要用带菜肴图案的盘子了；如果他们容易搞混调味品，就把它们都拿走；如果他们在选择餐具时感到困惑，那就只为他们提供固定的一种。有些患者在餐厅或厨房里吃得更好，因为这些场所有很多微妙的信号，如食物的香味，这会促进他们进餐。此外，尽可能地让患者自己进餐。

当盘子里有多种不同的食物时，有些患者可能反而不知道吃什么。对此，可以减少食物的种类，如只上沙拉，然后只上肉。如果强迫患者做选择，会导致他们"玩"食物。不要把盐、番茄酱或其他调味品放在患者能接触到的地方，也不要随意地把它们混在食物中。先把食物调好味道，切成小块，确保患者能咬得动且可以安全食用。另外要注意，因为患者手脑不协调，所以他们可能切不开肉或忘记咀嚼食物而直接下咽，这是很危险的。

无法使用餐具。当患者的协调能力出现问题后，他们可能会更加意识错乱，比如开始用手拿食物吃。对于这种情况，照护者最好适应，而非阻止，因为患者无法再使用餐具了。可以铺上塑料桌布或餐垫，并让患者在地板易清洁的房间吃饭。当患者用手拿食物时，不要责怪他们。用手吃饭可以推迟患者需要帮忙喂饭的时间，照护者可以为他们准备方便手拿的小块食物。

如果患者仍然能用刀叉或筷子等，可以从医疗用品店购买一些辅助工具，如重一点的盘子（不容易滑）或带吸盘的盘子。如果患者有关节炎或出现了协调问题，可以为他们购买手柄大的餐具。此外，还可以购买硅胶做的勺子。

有些患者愿意在进餐时外穿罩衫，也有些患者会感到困惑并拒绝。如果患者愿意穿的话，要让他们穿罩衫或大围裙，而不是小围嘴。

> **当患者的协调能力出现问题后，他们的意识错乱可能会变得更严重，开始用手拿食物吃。此时，适应患者的这种行为比阻止它更容易。**

有些患者无法判断杯子能装多少液体，需要他人的帮助。照护者切记不要把杯子倒满，以防止液体溢出。

喝水。确保患者每天摄入充足的水分。即使是轻度认知损害的患者，也可能会忘记喝水，而水分摄入不足会导致其他生理问题。可以咨询卫生保健专业人员，确定患者每天应该喝多少水。

如果患者喝热饮，要检查热饮的温度。因为患者可能已经失去了判断温度高低的能力，他们很可能会烫伤自己。

> **确保患者每天摄入充足的水分。**

如果患者不喜欢喝水，可以让他们喝果汁，并经常提醒他们喝上几小口。患者每天喝的咖啡、茶或含咖啡因的可乐不应该超过一杯。咖啡因是一种利尿剂，会增加人的排尿量和排尿频率，容易导致人体脱水。

泥质饮食。如果患者需要泥质饮食，可以使用搅拌机或婴儿食品研磨机，把食物做成泥质，这样可以节省时间和金钱。而且，将家常菜做成泥质容易唤起患者的食欲。

喂食。如果要用勺子喂食患者，那么每一勺的食量要尽量少，而且要等患者吃完后再喂下一口。如果患者处于痴呆晚期，还要提醒他们吞咽。

进食行为问题

如果患者独自生活，那么即使把食物放在显眼的地方，他们也可能会忘记。另外，他们可能会把食物藏起来、扔掉或在食物变质后才吃。这些迹象都表明患者不能再独自生活了。刚开始，可以打电话提醒他们吃饭，但这只是短期的解决办法。独自生活且患有轻度认知损害的痴呆患者往往容易出现营养不良。即使他们看起来很胖，他们也没有吃对食物，而不良的饮食会使他们的思考能力降低。

患者进餐时出现的许多问题容易导致他们突发灾难性反应。对此，尽可能地让患者的进餐时间保持规律，避免让他们意识错乱的事物出现，这有助于防止他们出现灾难性反应。当遇到这种情况时，如果照护者先平静下来，那么患者通常也会表现得很好。

如果患者戴有假牙，记得检查他们的假牙是否紧密贴合。如果松了，先从他们的口中取出来，再调整好。另外，患者判断不出自己会不会被烫伤，因此要事先检查食物的温度。如果用微波炉加热食物，某些地方可能会烫，而且温度不均，所以要彻底搅拌均匀。

┃ 尽可能确保患者的进餐时间规律，避免让他们意识错乱的事物出现。

有些患者可能会形成刻板的好恶，完全不想吃某些食物。他们可能更愿意吃采用他们熟悉的方式烹饪的熟悉的食物。如果他们从来都不喜欢吃某种食物，患病后他们也不会喜欢，新的食物可能会让他们感到困惑。如果患者坚持只吃一两种食物，而且其他方法都无效，那么就需要向医生或营养师咨询该如何让患者服用维生素和膳食营养补充剂了。

囤积食物。患者可能会把食物藏在房间里，而这可能会招来昆虫和老鼠等。因此，要经常向患者保证他们可以随时吃到零食，这样他们可能就不会藏食物了。可以把饼干罐放在患者能找到的地方，并提醒他们放在了哪里。有些家属会给患者一个罐子，让他们存放零食。但如果盖子太紧，不方便取用，患者是不愿意向里面放零食的，这时就得经常提醒他们把零食放进罐子。此外，还要劝说患者把变质的食物换成新鲜食物。

如果患者还患有其他疾病，如糖尿病，就需要特殊的饮食。这时，要把他们不该吃的食物放在他们拿不到的地方，只让他们吃可以吃的食物。许多患者缺乏自我判断力，无法抵挡食物的诱惑。合理饮食对患者的健康很重要，即使他们强烈反对，也必须阻止他们吃不该吃的食物。如有必要，可以把冰箱和橱柜锁上。

总想吃东西。有些患者会忘记他们已经吃过饭，会在饭后再要食物。他们可能会一直想吃东西。此时，可以为他们准备一小盘有营养的零食，如小饼干或奶酪块，这会增加他们的满足感。如果患者的体重明显增加，可以把零食换成烹饪好的胡萝卜块或芹菜段。

吃不应该吃的食物。患者可能意识不到有些食物不健康或不该吃太多。要减少他们摄入盐、醋、油或沙拉酱等调味品的量，因为过量食用容易让他们生病。由于认知和记忆的损伤，有些患者甚至会吃肥皂、花盆里的土壤、洗衣凝珠或海绵等，因此，最好把这些东西都收好，放到他们看不到的地方。

不吃东西或吐食物。一些患者在服用药物后会口干舌燥，进而出现进食困难。医生或药剂师通常会说明哪种药物可能会导致患者出现这种情况。可以尝试将食物与果汁或水混合，然后让患者吃一口喝一口。有时候，患者的口干舌燥状况很严重，他们甚至会感觉疼痛，并因此变得脾气暴躁，为了避免这种情况，要经常让患者喝水。

吞咽困难。有时候，患者把食物放在嘴里后不吞下去，因为他们忘了该怎么咀嚼或吞咽。这是一种失用症的表现，最佳应对方法是让患者吃不需要过多咀嚼的软食物，如切碎的肉丁或较浓稠的流食。如果患者不愿意吃药，可以把药压碎，和食物混在一起让他们吃。不过，要先和医生或药剂师确认，因为有些药物不能压碎。

营养不良

即使照护者尽了最大努力，患者仍然可能很容易出现营养不良。营养不良和脱水会导致患者整体的健康状况欠佳，增加他们的痛苦，并缩短他们的寿命。营养不良还会影响患者全身的功能，如拖慢病情恢复的速度和伤口愈合的速度。患者可能出现体重超重，但仍然缺乏必需的蛋白质、矿物质或维生素。有吞咽困难或卒中的患者更容易出现营养不良。

> **避免患者营养不良，否则会影响他们全身的功能，如拖慢病情恢复的速度和伤口愈合的速度。**

过去，许多养老院的老年人常出现营养不良或身体缺水的状况。因此，如果患者住在养老院，要坚持让护理人员定期评估患者的营养状况，以便及时调整他们的饮食。

体重减轻

痴呆患者体重减轻的原因和其他人一样。因此，如果患者没有节食，但其体重却明显下降，首先要做的就是咨询医生。体重减轻并不是老化的信号，主要是一些可治疗的健康问题或是与痴呆无关的疾病所致。医生需要仔细检查患者的问题所在：患者便秘吗？他们是否患有癌症、心力衰竭或其他导致体重下降的疾病？他们抑郁吗？通常，抑郁可以导致痴呆患者体重减轻。此外，佩戴不适合的假牙或牙龈疼痛都会影响患者的饮食，继而导致其体重减轻。患者在痴呆晚期也可能会体重减轻，但应该先排除其他问题。

如果患者吃得不错，但其体重却在下降，可能是因为他们经常走来走去，他们的活跃行为燃烧的热量比摄入的热量要多。对此，可以让患者在正餐之间和睡前吃些营养丰富的零食。一些营养专家认为，少吃多餐和经常吃零食可以缓解体重减轻。

有时候，如果想让患者吃得好，只需提供一个安静且适合进餐的环境即可。当然了，可能需要多次尝试才能找到最能激励患者进餐的方式。首先，要保证食物好吃，为患者提供他们最爱吃的食物；其次，一次只为他们提供一样食物，由于他们通常吃得很慢，因此不要催他们；最后，可以为他们经常提供一些零食，并温柔地提醒他们吃。

患者出现饮食问题在养老院里是很常见的。因为大多数患者在人少时，或者在安静的房间里只和另一个人进餐时，才吃得更好。最好让患者远离嘈杂的大餐厅，专门留出一定的空间给少数几个痴呆患者吃饭。有时候，养老院的工作人员忙不过来，无法哄患者吃饭，此时，家属可以来帮忙。通常，家里做的饭菜比养老院提供的食物更容易唤起患者的食欲。对有些患者来说，在喂饭时轻抚他们的背部，会让他们吃得更顺畅。如有必要，可以让患者在进餐前一小时服用小剂量的镇静剂，这有助于他们平静下来，方便他人喂食。

如果患者饮食欠佳，可以给他们准备高热量的液体营养液，一般可以在药店买到。这种营养液含有人体所需的维生素、矿物质、热量和蛋白质，通常有多种口味。在患者服用前，要先咨询医生，之后把它们作为患者的饮料或正餐之间的甜饮。

噎住

有时，患者会出现吞咽困难，导致被食物噎住，可以通过观察他们面部表情变化来确定。当患者出现这种情况后，一定要防止他们窒息。因此，不要给患者吃他们可能忘记充分咀嚼就咽下去的食物，如硬糖、坚果、胡萝卜块、口香糖或爆米花；可以给他们提供软而厚的食物，如切碎的肉丁、半熟的鸡蛋、水果罐头和冷冻酸奶，这些食物通常不太可能引起窒息。可以用搅拌器将患者的食物打成泥，并添加调味品，这样食物会更美味。液体和固体混合的食物通常较容易吞咽，如肉汤泡饭。不过，像麦片加牛奶这样的食物也可能会导致患者窒息。当固体食物和液体食物混在一起后，一些患者不知道该咀嚼还是该吞咽，因此要格外留意。

如果患者容易出现吞咽困难，那么在他们进食时，要让他们坐直，头略前倾，不要向后靠。餐后，应该让他们坐 15 分钟再离开。另外要注意，不要给正处于烦躁或困倦状态的患者喂饭。

如果患者容易被水等液体呛到，可以让他们饮用果汁或番茄汁等，这些食物对他们来可能更好。有时候，浓稠的液体更容易咽下。

那么，当患者出现窒息时，该如何急救呢？如果患者出现窒息症状，但仍然可以说话、咳嗽或呼吸，此时先不要干预，可以鼓励他们继续咳嗽。如果患者无法说话、咳嗽或呼吸，他们可能会指自己喉咙或脸色发青，此时必须马上处理。如果患者坐在椅子上或站着，那么可以站在他们身后，然后伸手环抱他们，将双手重叠并抓紧，接着在他们的腹部（肋骨下）中间用力地快速向后上方压。如果患者趴着，那么就把他们翻过来，让他们脸朝上，一双手放在他们的腹部中间并推压。这种方法就是海姆立克急救法，该方法可以将患者腹腔内的空气挤压通过喉咙，使堵在喉咙处或气管内的食物被顶出来。

▎学会海姆立克急救法，必要时可以救患者性命。

何时插鼻饲管

患者无法进食的原因有很多，如出现吞咽困难、失用症、食道溃疡、食道阻塞（狭窄）或药物过量，抑或他们不喜欢照护者提供的食物，也不认为它们是食物，并丧失饥饿感或口渴感，甚至座位不舒服也可能是原因之一。即便是痴呆晚期患者，也可能患癌症或抑郁症，这两种疾病都可能导致他们无法进食。此外，患者在并发其他疾病时可能同样无法进食，但当病情恢复后，则可以继续进食。然而，也有一些患者连软食物也无法咀嚼或无法吞咽。

即使痴呆已经很严重了，但如果患者的体重出现明显下降时，仍要让医生仔细对其进行检查。如果患者的体重持续下降，照护者和医生可能会陷入道德难题：是允许医生直接通过鼻饲管为患者喂食或为患者做胃造瘘手术，还是眼睁睁地看着患者饿死？对于这个问题，不同的人会做出不同的决定。家属最好提前就这个问题进行商讨，而且最好与了解患者病情的医生讨论是否要为患者插鼻饲管或胃造瘘管的相关情况。事实上，没有证据表明插胃造瘘管可以延长患者的生命，也没有证据表明胃造瘘管可以降低患者的误吸风险，以及预防肺炎。

没有证据表明胃造瘘管可延长患者的生命及降低患者的误吸风险，以及预防肺炎。

许多医生认为，胃造瘘管比鼻饲管更好，因为胃造瘘管不容易被拔出来，而鼻饲管比较容易被拔出来，而且胃造瘘管也无须经常更换。放管的过程需要通过手术来完成。首先，需要在患者的腹壁切一个口，然后用内窥镜，也就是带摄像头的软管依次通过患者的口腔、食道和胃，再把腹壁的软管端和胃部的软管端连接起来。由于该手术需要在患者腹部切口，可能会导致患者出现轻微的不良后果，如感染。通过胃造瘘管或鼻饲管给患者喂食通常需要几小时，食物靠重力可以流进胃内，也可以用机器以恒定的速度给患者喂食。如果患者居家处理，可以请护士教授如何在家操作。

患者有时会试图拔掉鼻饲管，偶尔的确会拔掉，原因可能在于他们觉得鼻饲管令他们不舒服或觉得身上不该有管子，抑或他们会在感觉烦躁或坐立不安时无意识地拔掉鼻饲管。当患者经常拔出鼻饲管时，照护者可能会把患者的手绑住，但这么做会进一步增加患者的不适感。对此，可以在不用鼻饲管时将其遮盖住，以免引起患者的注意，这会减少被他们拔掉的概率。

对于患者停止进食和拒绝管饲时的心理体验，目前人们了解得并不多，但临床发现，患者并不会感觉不吃不喝难受。虽然无法确定，但大多数专家认为，患者在出现严重脱水时，他们是没有口渴感和饥饿感的，如根据从严重脱水中恢复的认知正常的患者反馈，他们并没有说自己口渴。

最后，家属必须妥善做好决定。如果患者之前表达过自己的想法，这有助于家属做决定。不过，最终的医疗决策仍然需要家属或监护人来做，在美国，除非患者已填好维持生命治疗医疗指令（Medical Orders for Life Sustaining Treatment，MOLST）表格。

运动

保持良好的身材是身体健康的重要一环。虽然运动有助于健康的所有方面尚未明晰，但充分的运动对患者及照护者都很重要。而且，虽然紧张情绪和运动之间的关系尚不十分明确，但许多生活节奏紧张、自我要求高的人相信运动能帮助他们更有效地应对压力。在照护慢性病患者时，运动也许会让照护者精神焕发。

研究发现，经常运动的痴呆患者更冷静，他们的心跳更平稳。一些研究人员观察到，如果患者经常使用某种运动技能，那么这种技能就可以维持更长的时间。对患者来说，运动是参与活动的一个好方法，因为他们"使用"身体比使用大脑思考和记忆要简单。而且，充分的运动似乎也有助于患者晚上入睡，还有助于他们有规律地排便。

照护者可能需要和患者一起运动，选择哪种运动取决于照护者自己的喜好。可以思考一下患者在生病前做过哪些运动，然后想办法将其简化，这样患者更容易坚持下去。运动也可以成为照护者和患者彼此分享亲密和交流感情的机会，而且无须多言。

那么，老年痴呆患者运动多久才安全呢？如果患者或照护者有高血压或心脏病，那么在做任何运动之前都要咨询医生。如果双方都能正常地在家里走动、爬楼梯、买东西，就可以安排适度的运动计划了。开始任何一项新的运动都要循序渐进，慢慢加强。如果运动导致任何一个人出现肢体僵硬、疼痛或肿胀，那么尽量少做或换一种更温和的运动。如果选择散步，那就要先检查患者的脚上是否有水泡或擦伤。

散步是一项很好的运动。如果天气允许，尽量多带患者出去散步。散步和呼吸新鲜空气可以让患者感觉更舒适，睡得更好。如果天气太冷或下雨，可以开车带他们去室内购物中心散步。确保双方都穿上舒适的低跟鞋和柔软的吸水棉袜。可以逐渐增加步行的距离，但不要去陡峭的山坡。对于健忘的患者，可以让他们每天走同样的路线，这样他们可能更容易坚持下去。在每次散步时，可以和患者讨论周围的风景、人、气味等，这样就不用担心日复一日地重复同样的对话内容了。

> **运动可以成为患者和照护者彼此分享亲密和交流感情的机会，而且无须多言。**

跳舞也是一项很好的运动。如果患者生病前喜欢跳舞，可以鼓励他们配合音乐做一些舞蹈动作。如果患者生病前曾经打过高尔夫球或网球，即使他们现在无法进行真正的比赛，他们也可以长时间地享受打球的乐趣。

大多数患者喜欢做集体健美操，在日托中心，如果照护者参加了健美操小组或在家里自己练习，可以教患者模仿自己的动作。如果患者做不出某些特定的动作，照护者可以适当地提供一些帮助。如果患者能保持身体平衡，那么让他们站着做比坐在椅子上做效果更好。当然，如果患者的身体平衡能力有问题，可以让他们坐在椅子上做。如果患者因为急病而卧床不起，就需要医生或理疗师的帮助了，以便尽快让患者重新活动起来，这样可能会推迟他们永久性卧床不起的时间。

即使患者卧床不起，他们也可以运动。不过，对于患有严重慢性病的患者，必须由物理治疗师制订运动计划，避免他们的其他疾病加重；如果患者的协调能力和平衡能力较差或肌肉僵硬，还要确保运动不会对他们构成威胁。

每天可以安排患者在同一时间运动，而且要让他们安静有序地进行，这样他们就不会焦躁不安了。在练习时，要让他们遵循一定的顺序。尽量让他们对运动产生兴趣，并鼓励他们记住。如果患者出现灾难性反应，就先让他们停下来，稍后再让他们尝试。当患者生病或不活动时，他们更容易虚弱和疲劳，他们的关节更容易变得僵硬。通常，有规律且温和的运动可以帮助患者保持关节和肌肉的健康。有时候，关节僵硬或虚弱是由疾病引起的，如关节炎或关节损伤。这时候，可以请物理治疗师或职业治疗师为患者设计运动项目，这有助于防止患者的关节变得更加僵硬或虚弱。

▎每天同一时间，让患者以安静有序的方式进行运动。

如果患者有其他健康问题，或者安排了剧烈的运动项目，就需要提前和医生交流、确认。此外，一旦患者出现任何新的健康问题和明显的变化，要及时通知医生。

娱乐

娱乐和享受生活对每个人都很重要。患有痴呆虽然并不意味着患者无法享受生活，但可能意味着他们需要做出特别的努力，以便寻找能给自己带来快乐的东西。

实际上，随着痴呆的发展，患者很难找到自己喜欢的东西。照护者可能已经尽力，而且增加活动项目可能也会让他们筋疲力尽，同时也会增加家属的压力。这时，照护者应该找一些患者和自己仍然可以做且都喜欢的事情。

在美国，家属可以为患者考虑成人日托项目或家庭访客项目。成人日托可以提供保护性的社交环节，有助于患者在娱乐和安全方面找到平衡。如果患者能适应新环境，他们可能喜欢与其他同样有记忆问题的人交朋友。家庭访客项目通常会提供职业或娱乐治疗服务。专业人士可以帮助患者设计他们喜欢的运动或活动。成人日托项目和家庭访客项目都能提供社交活动和社交机会，可以尝试让患者参加此类项目。

很多患者会失去寻找乐趣的能力。有些患者因为懒惰会走来走去或做出其他重复性行为。他们会拒绝他人的建议，通常是因为他们不明白他人的暗示。对此，照护者可以试着先开始一项活动，再让他们加入。要选择简单的活动，而不要选幼稚的游戏；要选择有趣的活动，但不要选看起来像是治病的活动；选择患者喜欢的事情及他们能完成的事情，如和孩子玩耍。

每个患者所能承受的运动量差别很大。最好在患者休息时做计划，而当他们变得焦虑或易怒时，要及时处理，并把运动分解为简单的步骤。

对有严重认知缺陷的患者来说，让他们做一些他们以前喜欢的活动仍然很重要，而且他们也能从中获得快乐。不过，对容易出现意识错乱的患者来说，他们过去喜欢的事情，如个人爱好、接待访客、听音乐会或外出吃饭，都可能会让他们觉得太复杂而失去兴趣。因此，要为患者安排简单的活动。尽管家属有时难以理解，但简单的活动的确能给患者带来快乐。

对许多人来说，音乐是一种获得快乐的源泉。即使是严重认知缺陷的患者，通常仍然能欣赏熟悉的老歌。可以坐在患者身边，通过唱歌来鼓励他们，也可以用音乐播放器、手机或带有大旋钮的收音机放歌给他们听。如果患者生病前会弹钢琴或唱歌，他们偶尔可能依然会想要弹钢琴或唱歌。

一些记忆力受损的患者喜欢看电视，而有些患者会在遇到看不懂的故事时感到不安。在某些情况下，看电视可能会引发患者产生灾难性反应，对此要格外留心。

┃ 即使是有严重认知缺陷的患者，通常也有能力欣赏熟悉的老歌。

许多患者依然喜欢与老朋友见面，尽管有时会让人沮丧。对于这种情况，可以试着一次只让患者的一两个朋友来访，而不要一次来一群。多人同时造访会给患者造成困惑，让他们心烦意乱。另外，要事先向患者的朋友解释患者可能出现的失神等行为问题的原因，并缩短其逗留的时间。

当外出进餐时，许多患者仍然可以保持社交风度，但也有些患者会表现得很糟糕，让家属很尴尬。此时，可以帮患者点餐，选择简单且不易弄脏环境的食物，并拿走不必要的玻璃杯和餐具。

回忆一下患者生病前的爱好和兴趣，然后想办法让他们继续享受其中。例如，即使患者已经看不懂文字了，但喜欢阅读的患者仍然喜欢翻阅报纸、杂志和书籍，可以为他们适当准备一些阅读材料。有时，患者会放弃自己的爱好或兴趣，并拒绝重新拾起。这种情况经常发生在患者以前做得很好，但现在却很难完成的事情上。除非患者愿意，否则做"简化版"可能会让他们觉得丢脸，不妨帮他们寻找新的娱乐方式。

每个人都喜欢通过感官来体验事物，如欣赏灿烂的日落景象、闻花香或品尝自己最喜欢的食物。痴呆患者通常更加孤立，可能无法寻求刺激感官的体验，对此，可以给他们指出某张漂亮的图片、某只会唱歌的鸟或某种他们熟悉的气味或味道。他们可能更喜欢某种感觉，而不喜欢其他感觉。许多家属发现，痴呆患者喜欢乘坐汽车。另外，喜欢动物的患者看到宠物后会很愉快。

有些患者喜欢填充玩具或洋娃娃。玩填充玩具看上去可能很幼稚，让人感到尴尬，但也可能让人感到安慰，这在很大程度上取决于周围人的态度。其实，如果患者喜欢，就应该允许他们玩填充玩具或洋娃娃。

随着痴呆的加重，患者的协调能力和语言能力会出现问题，他们很容易忘记自己需要愉快的体验和乐趣。事实上，永远不要忽视握手、触摸、拥抱和爱的重要性。通常情况下，当找不到其他交流方式时，简单地触摸或拥抱患者也可能会带来积极的回应。触摸是人类交流的重要方式，抚摩患者的背部、脚部或手部都能让他们平静下来。同患者一起坐下来，相互手牵手。如果与患者的交谈变得困难或无法与之交谈，可以将这段时间当成双方共同消磨的时间。

> **在患者无法理解语言内容的状况持续很长一段时间以后，触摸依然是一种有效的沟通方式。**

有意义的活动

我们每天做的很多事情都是有目的的，它们可以赋予生活意义。例如，我们工作是为了赚钱、服务他人，也是为了让自己有价值。我们可以为子女织毛衣或为朋友烤蛋糕。我们洗头发和洗衣服是为了让自己看起来漂亮和整洁。这些有目的的活动对我们很重要，它们能让我们感到自己很有用和被需要。

当痴呆患者无法进行日常活动时，需要帮他们找到在他们的能力范围内做起来有意义的事情。无论他人如何认为，对患者来说，这些事情都应该是有意义的，可以让他们感到满足，如叠毛巾可能对一些患者来说有意义，当然，对另一些患者来说可能没有意义。把自己看作志愿者而非患者对一些患者来说很重要，这既能为他们提供价值感，又能让他们更好地参与志愿活动中。即使他们无法准备一顿完整的饭菜，他们仍然可能会擦地、洗菜或摆桌子。当他人工作时，他们可以缠绕纱线、掸灰尘或收拾杂志。照护者也许可以帮患者分担任务，但仍然需要患者尽可能多地自己完成任务。

大多数专家强烈建议痴呆患者经常运动或做一些能活跃大脑的事情。有证据表明，对于没有思维障碍的人，保持精神和身体上的活跃有助于推迟痴呆的发生。此外，即使导致痴呆的疾病发生，保持精神和身体上的活跃可能有助于减缓疾病的进程，而且还可以提高患者的生活质量。

当安排活动时，要考虑到活动对患者可能会产生的影响。即使是简单的活动，如抚摸宠物、与他人交谈、散步或闲坐，也应该是令人愉快的。如果患者总是表现出心烦意乱的迹象，如易激惹、固执、哭泣或拒绝参加，那么这些活动会成为压力源，而不是乐趣。强迫患者做令他们心烦的事情是没有任何帮助的，甚至可能带来反效果。

▌ 不要强迫患者做令他们心烦的事情。

个人卫生

痴呆患者的个人护理需求取决于其大脑损伤的类型和程度。在痴呆早期阶段，患者可能依然能照顾自己，之后自身能力会逐渐下降，最终会完全依赖于他人的帮助。

为患者换衣服或洗澡时，可能会经常遇到问题。他们可能会说"我已经换过了"或"我已经洗过了"，也可能会"倒打一耙"，让照护者感觉好像自己弄错了。

一位痴呆患者的女儿说："我没办法让母亲换衣服。她穿同一件衣服已经有一星期了，每天穿着它睡觉。当我让她换衣服时，她说她已经换过了，有时还对我大喊，并对我说'你以为你是谁？你有什么资格管我什么时候换衣服？'。"

•

一位痴呆患者的丈夫说："当我给妻子洗澡的时候，她一直在喊救命。她有时甚至会打开窗户大喊'救命啊，我被抢劫了！'。"

患者可能会变得抑郁或冷漠，根本不想让自己保持干净、整洁，甚至已经失去了记忆时间的能力。对许久未换衣服的患者来说，上一次换衣服好像并不是在很久以前。当有人告诉他们需要换衣服时，他们会很尴尬。这就像如果有人走过来告诉你你应该换身衣服，你会做何感想？

穿衣服和洗澡是非常私人的活动，每个人都有自己的方式。比如，有些人一天换两次衣服，有些人隔一天换一次；有些人选择淋浴，有些人选择盆浴；

有些人早上洗澡，有些人晚上洗澡。有时，家属在帮助患者时，会不经意地忽略患者已形成的习惯。日常生活的改变可能会让患者心烦意乱。在一两代人以前，许多人并不像我们今天这样经常洗漱和更换衣服，对他们来说，在童年时期，他们可能一星期只换一次衣服。

幼年时期，我们开始自己洗澡，自己梳妆打扮，开始变得独立起来。事实上，许多人一直到成年后，从来没有在他人面前洗过澡、换衣服。对一些痴呆患者来说，当他人触碰或看见他们裸露的、老化的身体时，他们会感觉非常不舒服。当患者不能自理以后，他们似乎会变成孩子，必须有人告诉他们什么时候该换衣服了或该洗澡了，而且必须有人帮助他们。

换衣服时，患者必须从众多袜子、上衣、裤子中进行选择。当他们意识到自己无法完成，又看到面前摆放着这么多东西时，他们会感到不知所措，因此就不愿换衣服了。

包括洗澡和换衣服在内的导致患者意识错乱的因素，通常会引发他们产生灾难性反应。那么，如何才能让患者保持干净、整洁呢？首先，要试着了解患者的感受，以及他们对隐私和独立性的需求。要知道他们的行为是大脑损伤的结果，并非他们故意为之。其次，可以寻找一些方法，帮助患者简化洗澡和穿衣服时的步骤，同时也不剥夺他们的独立性。

> **当痴呆患者在换衣服和洗澡方面出现困难时，要想办法帮他们简化步骤。**

洗澡

如果患者拒绝洗澡，部分原因可能在于，与洗澡相关的活动会让他们感觉过于意识错乱和复杂；还有部分原因可能在于，他们感到焦虑或对照护者侵入自己的私人空间感到不适。因此，需要想办法降低这些因素对他们的影响。冷静下来，想办法简化流程。可以用袍子或浴巾把患者遮挡起来，然后帮他们洗澡。让患者洗澡时，尽量遵循他们以前的习惯，同时帮他们简化流程。帮他们准备衣服和毛巾，并帮他们准备好洗澡水。如果男性患者之前一直是先刮胡子，然后洗澡，再吃早餐，那么将他们的洗澡时间安排在早餐前，他们可能更愿意配合。

帮患者洗澡时要冷静、温柔。这时就不要再和他们讨论是否要洗澡了，而是要一步步地告诉他们洗澡前要做的准备，例如：

- 不要说："爸爸，我希望您吃完早餐后马上洗澡。"（"早餐后"这个时间点会让患者产生记忆压力）
- 当患者说"我不需要洗澡"时，不要对他们说"不，你需要洗澡，你已经一星期没洗澡了"之类的话。（患者不想听这种话，尤其当他们不记得上次洗澡是什么时候时）
- 可以试着说："爸爸，洗澡水已给您准备好了。"他可能会说："我不需要洗澡。"对此可以回复说："这是您的毛巾。现在，解开衬衫。"（患者的注意力接着可能会集中在衣服的纽扣上，而非双方的争论上。如果他遇到困难，可以适当地帮助他）"接着，站起来，脱掉裤子。"他可能依然会说："我不需要洗澡。"不要和他争论，可以回复说："现在走进浴缸。"

一位痴呆患者的女儿为父亲放好了洗澡水，并准备好了一切。当父亲在客厅徘徊时，她说："爸爸，看这洗澡水多么可爱。既然准备好了，洗个澡怎么样？浪费了就太可惜了。"一向精打细算的父亲同意了。

·

一位妻子对她患有痴呆的丈夫说："等你一洗完澡，我们就吃女儿带来的好吃的饼干。"

一些家属发现，患者愿意让身穿制服的助手或其他家属给他们洗澡。此外，要仔细想想患者之前的洗澡习惯：他们习惯盆浴还是淋浴？是早上洗还是晚上洗？然后，根据实际情况为他们安排洗澡的方式和时间。

如果以上方法都没有用，可以让患者清洗身体的某些部位或用海绵等简单地擦洗。要留意患者的皮肤是否出现皮疹或发红。

洗澡应该成为患者的一种生活日常，让他们每天在同一时间以相同的方式洗澡。当患者有了预期以后，他们会减少抗拒。如果他们仍然洗不了，就没有必要要求他们每天洗了。

在患者洗澡时，要提前为他们准备好一切，不要离开。即使患者可以调水温，仍需要帮他们检查浴缸或洗澡水的温度，因为他们感受安全水温的能力可能会突然丧失。

切记，不要把患者单独留在浴缸里。浴缸里的水放到 60 ～ 90 厘米深即可，这样会让患者感到更放心，也更安全。可以在浴缸底部放一个橡胶垫或防滑贴，防止患者打滑。避免患者使用泡泡浴或沐浴油，以免浴缸变滑，给他们带来危险。

▎在患者洗澡时，不要离开。

患者在进出浴缸时可能存在困难，尤其是当他们行为笨拙或身体沉重时，从浴缸侧面跨进去时可能会滑倒。站立不稳的患者在淋浴时也可能会摔倒。对此，可以事先安装好扶手，这样患者在洗澡时可以抓住扶手，方便进出浴缸或淋浴区。扶手对患者的安全护理至关重要。可以在浴缸或淋浴间安装浴座，还可以在浴缸一侧安装转移台。只要帮助患者把腿抬过浴缸边缘，他们就可以沿着转移台滑过去，并在浴缸内坐好。许多家属声称，浴座和手持软管可以大大减少患者在洗澡时出现危机的概率。控制住了水，也就控制住了患者意识错乱的发生。坐着洗澡对患者来说更安全，而且控制好水流量也不会让他们心烦意乱。此外，使用浴座会让患者更有安全感，他们的焦虑感也会减少，还可以减少他们在洗澡过程中弯腰和伸展的频率。使用软管可以使患者冲洗身体和洗头的过程更方便。

对于洗脸，只要每次稍微提醒患者步骤，他们就可以自己洗。另外，让家属监督患者彻底清洗生殖器部位是很尴尬的，但如果患者不洗干净，该部位可能会出皮疹，所以，仍然要确保患者仔细清洗过。

可以在浴室内铺上防滑浴垫，并确保地板上没有积水。用能防滑、能吸收积水且耐洗的浴室地毯代替浴垫也是不错的选择。对于能自己擦身的患者，要检查他们有没有忘记擦某些部位。如果照护者给他们擦，要确保完全擦干。爽身粉可以用在女性胸部和皮肤皱褶处。玉米爽身粉是一种廉价、无味且不易引起过敏的滑石粉替代品。此外，如果患者拒绝使用除臭剂，可以用小苏打代替。

当患者脱光衣服后，可以检查他们的皮肤是否有发红的区域、皮疹或溃疡，如果有，应该尽快咨询医生处理。通常，压疮（褥疮）会在长时间坐着或躺着的患者身上迅速发展。如果患者皮肤干燥，记得帮他们涂润肤乳。

个人护理及清洁用品

个人护理用品大都可以在电商网站、商店、药店或医疗用品店买到，如沐浴用品、厕所安全框架、便池、扶手、失禁用品、拐杖、轮椅，以及辅助增强餐具和牙刷手柄等。这些用品的设计各式各样，可以满足不同浴室空间的不同需求。

举例来说，厕所安全框架包含一组围在厕所周围的栏杆，能辅助患者起坐马桶，而且栏杆还有助于防止患者侧摔。加高的组合式马桶盖不但便于患者起坐马桶，也更便于坐轮椅的患者使用。马桶坐垫应牢牢地固定住，这样患者坐在上面时就不会打滑了。如果是必须稍坐片刻才能如厕的患者，那么软垫马桶盖更适合他们，而且对容易长压疮的人更适用。还可以安装能放在床旁的便携式马桶，这样患者用起来更方便。当然，也可以为患者买尿壶或便盆。

许多人会把毛巾架、牙刷架和肥皂架粘在墙上或固定在石膏板上。当患者失去平衡或想要起身而抓住这些地方时，这些架子可能会掉下来。对此，可以找经验丰富的专业木工将它们固定在墙壁上，并确保它们足够牢固。

穿衣服

如果患者存在择衣困难，可以为他们准备一套干净的衣服，并按穿着顺序摆放好。可以把过季或患者很少穿的衣服收起来，这样他们就不用做选择了。如果患者拒绝换衣服，不要和他们争吵，可以稍等片刻再提。

将患者的领带、围巾或配饰与衬衫或连衣裙等搭配好后，一起挂在衣架上，并拿走腰带、围巾和其他容易穿错的配饰。

随着痴呆的加重，患者可能会把衣服穿反，但穿衣顺序没问题。对他们来说，扣扣子、拉拉链、系鞋带和扣皮带扣都会变得很难。如果患者无法再扣扣子，可以将扣子换成尼龙搭扣。曾有一位女士考虑到患有痴呆的丈夫需要自己独立穿衣，于是给他买了方便穿脱的衣服，而且买的是穿反了也不难看的 T恤、松紧带裤子和筒袜等。此外，一脚蹬式鞋比系带鞋更容易穿。女性患者可以选择两面穿的衬衫及有弹性的松紧带裙子。

可以在网上购买专门为痴呆患者和坐轮椅的人设计的衣服，还可以购买方便清洗且不需要熨烫的衣服，这样就不会增加照护者的工作量了。但要避免购买图案繁杂、难以搭配的衣服。

对患者来说，穿内衣是很困难的。因此，要为他们购买柔软、宽松的内衣，这样即使他们穿反了也没关系。如果女性患者一定要戴胸罩，记得让她们身体前倾，确保她们的乳房在胸罩里。不要给患者选择连裤袜和膝盖袜，因为连裤袜很难穿，而膝盖袜不利于血液循环。患者在家里最适合穿短棉袜。

当患者穿衣服时，照护者可以一步步地告诉他们要做什么或自己正在做什么。如果患者穿得很奇怪，那就随他们去吧。

仪容仪表

可以把患者的头发剪成易于清洗和护理的样式，不要剪成需要长时间吹或卷曲的发型。如果患者对此感到沮丧，可以请理发师上门服务。如果浴缸带有软管，可以让患者用它来洗头。没有的话，在水槽里洗头比在浴缸里洗头更安全，这样患者可以减少弯腰的频率。可以在水槽上安装一根软管。另外，如果是照护者为患者洗头，要确保洗干净。

及时帮患者修剪手指甲和脚指甲。通常，脚指甲过长会向后弯，令患者感到很疼痛。

鼓励患者穿好衣服，并让他们对自己的外表感到自豪。不要长时间地让患者穿着浴袍，否则他们容易闷闷不乐地走来走去，不利于他们的精神面貌。如果女性患者之前一直化妆，那么可以让她们继续化简单的妆，这样可能会对她们有益。照护者可以给女性患者涂腮红和口红；对于年长的女性患者，可以选择柔和的颜色，涂抹时要轻柔。眼妆就不要画了。

在患者洗完澡和穿好衣服后，鼓励他们照照镜子，让他们看看自己有多精神。而且，也要让其他家属多称赞他们。他人的表扬和鼓励有助于患者继续自我感觉良好，即使他们完成了他们一直能做的任务，如穿衣服，这对现在的他们来说已经不容易了。

口腔卫生

口腔卫生对患者的舒适感和健康同样很重要。患者看起来可能能保持口腔卫生，但实际上他们可能会忘记刷牙，包括假牙。

口腔护理应该成为患者的日常活动，要注意让他们平静地进行，这样他们更容易做到。可以选择一天中患者最乐意配合的时间，如果他们感到不安，就停下来，稍后再试。

照护者可能希望患者尽可能地保持独立，所以会帮助他们记事，但其实应该尽可能多地让患者自己来做。患者无法自己刷牙的原因之一是刷牙的步骤太复杂，他们不知道下一步该做什么。在痴呆早期，需要提醒患者刷牙，之后，则需要一步步地指导他们。当患者变得意识错乱时，可以简化指示，将其分解成不同的步骤。例如，不要直接对他们说"刷牙"，而是先说"拿起牙刷"，然后说"我帮你挤牙膏""把牙刷放进嘴里"，等等。照护者可以让患者模仿自己的刷牙方式。同时要记得提醒患者漱口和吐出。如果要帮助患者刷牙，可以尝试用不同形状的牙刷，也可以站在他们后面帮他们刷牙。

护理假牙是一件很麻烦的事。患者戴的假牙不合适或他们没有正确使用粘合剂，会妨碍他们咀嚼，他们就不愿意再吃难以咀嚼的食物，继而容易导致营养不良或便秘。进餐时，应该让患者戴上假牙。如果患者感觉不舒服，一定要尽快带他们去看牙医。如果患者忘记取出假牙且忘记清洗，并拒绝他人帮忙，那么他们的牙龈可能会产生溃疡，这会进一步影响他们进食。

> **照护者希望患者尽可能地保持独立，所以会帮助他们记事，但其实应该尽可能多地让患者自己来做。**

负责帮患者保管假牙时，要记住每天取出和清洗假牙，并检查患者的牙龈是否发炎。如果有疑问，可咨询牙医。

定期检查患者的口腔是否有溃疡，并留意他们咀嚼或进食时可能出现的牙齿问题。最好能找一个有治疗记忆障碍患者经验的牙医，以便患者出现牙齿问题时能及时得到处理。

健康的牙齿或合适的假牙对患者至关重要。患者往往不能很好地咀嚼，而且容易窒息。如果他们有牙齿问题，情况会更糟。即使是牙痛引起的轻微的营养问题，也可能会导致患者变得意识错乱或出现便秘。此外，口腔溃疡会导致其他健康问题，而且可能会加重患者大脑损伤的程度。

失禁管理

患者可能开始尿裤子或在裤子里大便，即尿失禁和大便失禁，合称失禁，这两种情况通常不会同时出现。失禁的原因有很多，但都是可以治疗的。

排尿和排便是人类本能的生理功能。不过从我们孩童时期起，人们就开始告诉我们这些都是私人活动。许多人还说这些行为是肮脏的或不被社会接受的。此外，我们也会把自己私人的身体机能与独立和个人尊严联系在一起。当不得不依赖别人的帮助时，提供帮助的人和被帮助的人可能都会很痛苦。通常，在发现他人便溺或呕吐时，我们也会感到恶心想吐。而对于痴呆患者，家属和专业护理人员都需要关注他们在这方面的强烈感受。

尿失禁

引起尿失禁的原因有很多，有一些可以得到很好的治疗。以下问题需要注意：

- 如果是女性患者，她们是不是无法完全排空膀胱，而会漏尿，尤其是当她们笑、咳嗽、举东西或做其他需要用力的事情时？女性患者把轻便护垫穿在裤子里，这样就有信心继续去公共场合了。男性患者可能会出现尿不尽，对此，可以使用专为男士设计的轻便护垫。
- 患者尿失禁是否只发生在一天中的特定时间，如晚上？要想弄清楚这个问题，可以把患者尿失禁发生的次数、成功上厕所的次数、吃饭或饮水的次数记录下来。
- 患者多久排尿一次？他们排尿时会痛吗？
- 患者尿失禁是突然发生的吗？
- 在过去的一个月里，患者服用的药物有变化吗？

- 患者是不是突然变得更加意识错乱了？

- 患者住在新的环境里吗？他们是否在不适当的地方排尿了，如壁橱或花盆里？

- 如果患者无法按时上厕所，他们会尿失禁吗？

- 患者会在去厕所的路上出现尿失禁吗？

如果患者的尿失禁发生在阿尔茨海默病晚期之前（不同的疾病时间参考不同），那么尿失禁通常不是由疾病直接引起的。

不过，无论患者何时开始出现尿失禁，都应该先去看医生。可以通过刚才提出的几个问题来帮助医生做出诊断。如果患者发热，应立即告知医生。在医生仔细寻找所有可能的病因之前，不要轻易忽视尿失禁问题，尤其是一些可治疗的病因。

尿失禁可能是由慢性或急性膀胱感染、糖尿病控制异常、前列腺肥大、脱水、药物治疗和其他医疗问题等引起的。患者膀胱壁弹性不足、尿道括约肌功能衰退或其他潜在可治疗的情况都可能导致漏尿。患者少喝水可能会减少尿失禁的发生，但这种做法也很危险，因为很可能会导致脱水。

要想解决患者的尿失禁问题，第一步是要确保他们摄入足够的液体，以刺激膀胱。摄入的液体太少或太多都不好。如果不确定患者应该喝多少液体，可以向医生或护士咨询，同时他们也可以判断患者是否脱水。

随着痴呆的加重，患者可能无法产生尿意或无法对尿意做出正确反应，抑或无法及时起身上厕所。对此，可以通过经常提醒患者去厕所来解决。如果患者行动缓慢、需要使用助行器或动作笨拙，以致他们无法及时上厕所，可以提前问他们："你想在坐下之前先上个厕所吗？"如果厕所离得比较远，可以为患者购买便携式厕所。也可以让患者穿得简便一些，这样他们可以更方便、更快地上厕所，比如可以将患者衣服上的拉链或纽扣替换成尼龙搭扣。此外，还要留意患者能否从椅子上方便地站起来。如果他们坐在很深的椅子里，可能无法及时起身。趁还来得及的时候，要尽早提醒他们上厕所。

┃ 换药后的一个月内，患者可能会新发尿失禁。

在新环境中，患者有时会找不到厕所，因此，最好在厕所门上挂上清晰的标志或将厕所门涂成鲜艳的颜色，这对他们会很有帮助。患者可能会在垃圾桶、壁橱和花盆里排尿，因为他们找不到厕所或不记得该去哪里排尿。一些患者家属发现，给废纸篓盖上盖子，锁上壁橱的门，定时带患者去厕所，效果都很好。

可以购买可清洗的椅垫套，并在椅垫套里再套一个大垃圾袋，这样可以起到防水的作用。如果担心椅子或地毯被患者损坏，最简单的解决方法就是把它们放在患者看不到的地方。

有时，患者需要他人的帮助，但他们可能说不了话，也可能不好意思开口。患者烦躁不安或易怒，可能是他们想要上厕所的迹象。照护者需要了解患者的行为表现意味着什么，并确保其他照护者也知道。

如果患者晚上总是出现尿失禁，那么可以限制他们晚餐后的饮水量。在其他时间，一定要让患者多饮水。当然，如果有特殊的医学原因，患者晚餐后仍需要额外补水。

可以在晚上叫醒患者，让他们上一次厕所。如果他们行动不便，可以为他们准备方便使用的床头坐便器。可以在浴室和卧室内装上夜灯。同时，准备好防水床垫套，以备不时之需，还可以用隔尿垫给患者垫床。

为了避免患者晚上在去厕所的路上摔倒，要确保房间里的灯光充足；不要铺地毯，确保患者下床方便，同时也要确保他们的拖鞋鞋底不要太滑、鞋子不要太松软。对于不能生活自理的患者，要为他们制订定期如厕计划，这会减少他们发生尿失禁及出现皮肤刺激的频率，照护者也能更轻松一些。每两小时让患者排尿一次，通常可以有效地预防尿失禁的发生。即使在痴呆晚期，只要患者还能走动，也可以用这种方法来减少尿失禁的发生。还可以把患者的排尿情况记录下来，这类信息有助于预防患者发生事故。如果了解患者的排尿习惯，如他们刚醒来时、约上午 10 点或喝完果汁后一小时会排尿，那么可以在他们排尿前带他们去厕所。其实，这也是训练照护者遵从患者自然时间表的方法。许多患者家属都知道何时该告诉患者去厕所，如患者表现得焦躁不安或撕扯衣服时。如果患者没有给出任何信号，那就每两小时带他们去一次厕所。虽然提醒患者去厕所可能会让他们感到尴尬，但这样做可以避免他们尿裤子。

某些非语言信号也可以表明患者是否要排尿，成功识别这些信号对护理严重认知障碍的患者很重要。例如，患者拉开裤子拉链、脱下内裤、坐在马桶圈上等，这些都是他们准备排尿的信号；而他们穿着干衣服、躺在床上或走到公共场所等，这些则不是他们排尿的信号。有些患者在特定的情况下无法排尿，比如有人在场或使用便盆时。女性患者在脱衣服时一同脱下内衣，可能代表她们想要排尿。利用这些非语言信号可以提醒照护者帮助患者在合适的时间排尿。

如果男性患者每天早上一起床就想排尿，那么照护者要提前做好准备。当患者和照护者一起在厕所时，或者一起在厕所以外的其他场所如厕时，患者可能尿不出来。这时候，照护者不要说太多话，可以安慰一下患者，然后走出去等待即可。

如果患者尿不出来，可以给他们一杯水和一根吸管，让他们吹泡泡，这可能有助于他们排尿。也可以请护士教授如何按压患者膀胱，以帮助他们排尿。有的患者每隔几分钟就要上一次厕所，对此，应该尽早带他们去看医生，以确定他们是否有其他健康问题。例如，尿路感染或服用某些药物会导致这种情况，某些原因也可能会让患者无法完全排空膀胱。

有些医护人员可能会认为尿失禁是不可避免的。的确，有些患者最终会丧失对排尿功能的自主控制，但大多数患者并不会如此，因为很多导致尿失禁的病因是可以控制的。即使患者失去了自理能力，照护者仍然可以做很多事情来减轻工作量，并减少患者的尴尬。如果有类似问题，可以咨询医生或护士，他们都有处理尿失禁的经验。另外，尽量避免让患者使用导尿管来永久性地应对尿失禁。

> **许多导致尿失禁的病因是可以控制的。**

大便失禁

如果患者出现大便失禁，应当尽快带他们去看医生。突发性或暂时性大便失禁可能是感染、腹泻、肠易激综合征、使用某些药物、进食刺激肠道排泄、便秘或粪便嵌塞等所致。

确保厕所足够舒适，这样，患者如厕时可以在里面舒适、安稳地久坐。确保他们的双脚可以放在地板上，同时还要确保他们的双手有东西可抓握。比如，可以安装马桶安全坐垫，这样即使患者不太安分，他们也可以多待一会儿。还可以让他们玩玩手机或听听音乐。

要了解患者通常在什么时候排便，并及时带他们去厕所。如果患者出现大便失禁，不要责备他们。而如果患者出现便秘或肠道嵌塞，要尽快咨询医生。可以让患者随身携带一次性成人毛巾，以便于意外发生时使用。准备一些能溶解粪便、减少异味的洁肤产品，方便温和地给患者进行清洗。

如何护理失禁患者

如果患者穿着脏衣服或湿衣服，那么他们很容易出现皮肤过敏和溃疡，因此，要让他们保持皮肤的清洁和干燥，以防止皮肤问题。在每次患者失禁之后，都要帮他们清洗皮肤。可以使用爽身粉和润肤乳，爽身粉可以保持皮肤干爽，润肤乳可以防止皮肤过分干燥，帮助缓解皮肤刺激。可以购买专门清理会阴（肛门和生殖器之间）区域的润肤乳。

市场上有一种给失禁患者设计的成人纸尿裤，但专业人士对成人纸尿裤的使用意见并不一致。一些人认为穿成人纸尿裤会让患者变得像婴儿一样，永久性地失去控制排便的能力，而这会导致患者随意排便；另一些人则发现，让患者定期上厕所比让他们更换成人纸尿裤更容易。

有无必要让失禁患者穿成人纸尿裤，关键在于照护者的感受和患者的反应。让患者穿成人纸尿裤可能利于照护者管理，也能让患者感觉更放松。可以只让患者在夜间穿。如果患者住在养老院，那么相关照护人员不应该在未考虑患者的具体情况下，单纯因为想节省成本而经常让患者穿成人纸尿裤。按如厕时间表带患者上厕所是一种理想的方法，但也应该认识到，一些患者会排斥，还有一些人认为如厕时间表根本没用。究竟该怎么选，可以咨询医生或护士。

在网上、杂货店、大卖场和药店都可以买到一次性成人纸尿裤和塑料外裤。有些患者喜欢在成人纸尿裤外面再穿一件普通的内裤，这样他们会更舒服。成人纸尿裤有很多种，有些是均码，有些是按臀围或腰围设计的；有些是为男性患者设计的，有些是为女性患者设计的；有些是专门为长期卧床的患者设计的；有些是一次性的，有些是可拆卸的一次性衬垫。另外，可以准备一次性成人毛巾，用于帮患者进行清洁，用起来很方便。

专为尿失禁患者设计的衣服和护垫通常都标有可容纳的尿量。在充盈的情况下，膀胱可以容纳240～300毫升尿液。最好找到款式适合且吸尿能力足的成人纸尿裤。不合身或太湿的成人纸尿裤可能会漏尿，通常这种纸尿裤无法容纳患者一次以上的排尿量。一些成人纸尿裤是由外部结构和可清洗内裤组成的，里面可容纳一个一次性衬垫。最理想的材料应该是柔软和凉爽的，能吸收患者裆部的尿液，使得患者该部位的皮肤保持干爽。有些成人纸尿裤可以不用患者脱裤子直接换衬垫，而且患者脱下后可以直接上厕所。

成人纸尿裤的裤脚应紧贴患者双腿，防止渗漏，但不能绑扎。对身材较瘦的患者来说，成人纸尿裤可能会渗漏。对此，使用幼儿大小的尿布加上成人尿布的吸水部分可能会有所帮助。此外，用安全别针将内裤固定在卧床患者的内衣上，有助于患者控制排便。

每次为患者进行护理前后，都要用肥皂彻底把手洗干净，以避免交叉感染。在紧急情况下，可以使用一次性擦手巾。另外，可以在浴室、厨房和护理患者的其他场所准备洗手液，以便随时使用。

可以使用一次性护垫来维护患者床上用品的清洁，也可以给患者使用橡皮布做的法兰绒床单，这比直接给他们使用橡皮布要舒服得多。而当患者使用塑料内裤或橡皮布时，需要在紧贴患者皮肤部位用一层布来遮挡。因为如果没有布的保护，水分会与患者的皮肤直接接触，继而导致不良刺激和不适感。

行走、摔倒和卧床的问题

随着痴呆的加重，患者可能会变得肢体僵硬，走路笨拙，而且难以从椅子或床上起身。他们可能会养成弯腰或倾斜的姿势，或步履蹒跚。这些情况都会增加患者跌倒的风险，因此要予以密切监护。

> 一位痴呆患者家属写道："他现在走得很慢。走路时，他经常把脚抬得很高，因为他几乎失去了空间感。他需要抓着门框或椅子。有时，他会在空中乱抓。他的目光不集中，像盲人一样。当他站在镜子前时，他会和镜子里的影像谈笑风生。"

> ●

> 一位痴呆患者的妻子说："他有时会摔倒，被自己的脚绊倒或者直接摔倒。当我试着把他扶起来时，他作为一个大男人，居然大喊大叫并开始反抗。"

以上两个例子中提到的患者的症状可能是药物引起的。如果患者的走路、姿态、肢体僵硬状态、重复动作或跌倒情况有任何变化，要及时带他们去看医生。医生会确认导致患者出现这类表现的原因，如药物不良反应或谵妄。当患者大脑中控制肌肉运动的区域受损后，他们也会出现同样的表现。不过，在医生排除卒中、关节炎和肌肉疾病等原因之前，不要认为这就是病因。如果患者有轻微卒中或帕金森病的症状，抑或由于缺乏活动而虚弱，那么可以选择对他们进行物理治疗。

如果患者开始出现摔跤、无法正常地走楼梯或出现其他行走困难的情况，要格外留心。如果患者站不稳，照护者可以让他们抓住自己的胳膊，而不是反过来。照护者可以把胳膊贴近身体，这样能最大限度地保持平衡；也可以走在患者身后，抓住他们的腰带来稳住他们。

记得把地毯收起来，以免患者踩到时可能会摔倒。在家里安装一些扶手，尤其是浴室。为了防止患者滑倒，可以在楼梯上涂上防滑胶或垫上固定且不可移动的地毯，同时把地毯边钉牢。要确保患者经常倚靠的椅子或其他家具是稳固的。另外，家具的尖角要垫上泡沫或包上尖角套，可以在网上购买，也可以自己做。

有些患者从床上起身时站不稳，容易摔倒。对此，可以让他们先在床边坐几分钟，再站起来走动。有些鞋的鞋底很滑，患者穿上后容易滑倒，尽量不要给他们买这种鞋。需不需要为患者买防滑鞋，视他们的具体情况而定，有的患者穿防滑鞋更容易摔倒，而有的患者喜欢防滑鞋的抓地力。有些患者可以学会使用手杖或助行器，也有一些患者学不会。如果患者无法正确掌握某种设备，最好不要让他们使用。

当照护者帮助患者时，不要伤害到自己或使自己失去平衡，可以向物理治疗师或护士咨询如何在从容安全的情况下帮助患者。

提重物时，避免身体前倾或弯腰。如果必须弯腰才能举起某物或某人，那么先屈膝，而不是先弯腰。不要着急，不要催促自己或患者，避免发生事故。搬抬患者时，可以从他们的腋下抬，避免拽他们的胳膊。不要把行动笨拙的患者单独留在汽车后座上。当患者摔倒时，可以按以下步骤应对：

- 保持冷静。

- 检查患者是否有明显的伤口或疼痛位置。
- 避免引发患者出现灾难性反应。
- 观察患者是否有肿胀、淤伤、疼痛、躁动、困倦和痛苦加重的迹象。
- 如果患者出现上述任何症状，或者认为患者有可能撞到头或受伤，要及时拨打 120。

一位女士在患有痴呆的丈夫摔倒时并没有急于扶他起来，而是和他一起坐在地板上。当然，她需要努力抑制痛苦。后来，她拍了拍丈夫，并开始温柔地和他聊天，直到他平静下来。当丈夫放松时，她鼓励他慢慢地爬起来，而没有试图把他扶起来。

通常，拨打 120 求助比冒险把摔倒的患者扶起来更安全。

▎及时拨打 120 求助，不要贸然把摔倒的患者扶起来。

卧床不起

随着痴呆的加重，有些患者会逐渐失去行走的能力。一开始，他们偶尔会磕磕绊绊；之后，他们只能一步步地慢慢走；几年之后，他们就无法站立了；最终，当别人扶着他们时，他们甚至无法伸直腿，有时，这被称为步态失调。也有一些患者会突然失去站立或行走的能力，甚至突然跌倒，这表明他们可能患有其他疾病或出现了药物不良反应，应该及时咨询医生。

患者逐渐丧失站立或行走的能力，通常是由渐进式脑损伤所致，因为他们已经忘记了如何行走。因此，要尽可能多地让患者活动，这有助于他们保持肌肉力量和身体健康。不过，目前没有证据表明运动或活动可以延迟或防止因痴呆而丧失行走的能力。

即使患者无法行走，他们仍然可以坐起来。他们每天大部分时间可能会坐在椅子上，与家人在一起，也可能会参加某些活动。如果患者容易向前摔倒或从椅子上栽下来，可以用枕头支撑他们的身体。在极少数情况下，如有必要，可以让患者使用腰部约束带。也可以让患者使用躺椅，并将躺椅固定成倾斜的角度，这样可以防止患者向前摔倒。可以在患者背后放一个枕头，这样他们会感到舒服。如果需要把患者从椅子上移到另一张椅子上或床上，以改变他们的姿势，可以用类似鸡蛋板条箱形态的泡沫作为缓冲物质。有些泡沫塑料可以放在患者的腿上和椅子扶手下，它们比用在患者膝盖上的约束物更容易拆卸，也更安全。

有些患者最终会坐不住。他们通常会出现肌肉挛缩，肌腱变得僵硬，以致关节无法完全打开和伸展。体力活动和物理治疗可以推迟或减少肌肉挛缩的发生。但如果患者患有任何导致痴呆或卒中的进展性疾病，那么，即使他人持续地帮他们活动肌肉和关节，也无济于事。如果患者不能再主动行动且只能卧床，就需要他人持续地关注。他们患压疮的风险会升高。此外，由于无法吞咽或只能躺着，他们容易将食物、唾液和其他物质吸入肺内，这非常危险。

对于长期卧床的患者，应该至少每两小时帮他们翻身一次，而且帮他们翻身时要格外小心。需要注意的是，避免给患者身体的任何部位施加不适当的压力或重量，因为很多患者的骨骼很脆弱，而且他们的皮肤更脆弱。最好给患者选择缎面或丝绸床单和睡衣，这样他们更容易移动。当患者侧卧时，应该用枕头支撑住他们，还可以在他们的膝盖之间放置枕头或垫子，以防止出现压疮。此外，必须保持患者皮肤清洁和干爽。移动卧床不起的患者通常需要许多技巧和训练，可以向护士或理疗师求助。

需要坐轮椅

如果患者需要坐轮椅，要先咨询医护人员。可以从医疗器械商店和网上获得轮椅操作的指导信息。如果长时间坐在轮椅上，患者会感到不舒服。许多轮椅的座位都很硬，容易引起压疮。当患者坐在无法合理支撑自己身体的轮椅上时，会导致他们出现肌肉和神经损伤。有时，患者会长期瘫坐在轮椅上，一只胳膊垂着，以致手指发麻。正确使用轮椅可以避免以上这些问题。

当为患者选择轮椅时，尽可能选择轻一些的（方便举起），便携性要高（有时可能需要把它放在车里），宽度适当（能通过家门）。可以请物理治疗师或护士示范如何帮助患者坐上轮椅和从轮椅上站起来，以及如何正确支撑住坐在轮椅上的患者。

照护者可以做哪些改变

照护者适当改变，可以让自己和患者的生活都变得更轻松。不过，在做出改变之前，要先考虑自己能否真心地接受。此外还要注意，患者可能无法学会简单的新事物，无法适应微小变化。例如，即使为患者买一部易操作的新手机，他们可能仍然学不会怎么使用；为了让患者感到平静，对家具重新进行摆放，结果可能反而让他们更心烦。

实际上，没有任何一个通用的建议。因此，要寻找有意义且患者和照护者都承担得起的方法。例如，不需要买昂贵的老年痴呆设备，对于某些产品和医疗用品，如助行器和轮椅，可以买二手的。

有些物品可以让老年患者的生活变得更轻松，如靠背椅、专为瘦人或皮肤敏感者设计的特制坐垫、自动关闭加热垫、可用在光线昏暗场所的夹式照明灯、放大镜，以及能提醒听觉障碍患者电话响或门铃响的扩音器或灯光。此外，还有许多设备有助于患者抓握或帮助患者取东西、开罐子等，都可以在网上买到。

电话录音设备。只要手机通讯录中存有电话号码，一般都能识别来电号码和对方的姓名。查看通话记录可以知道最近谁打来过电话，以防患者忘记。

辅助开灯装置。可以买一些太阳能灯，它们可以在黄昏时分自动亮起。还可以在室内安装一些运动感应灯，这样，当患者在夜间走动时，它们会自动亮起来，如可以在浴室或厕所安装这种灯。

提供声音的装置。当患者看电视时，照护者可以戴上耳机听音乐，反之亦然。无线耳机也可以用来听电视，这对听不到电视声音的患者很有用。

安全设备。 可以在家安装一套家庭安全系统，如包含烟雾和火灾警报器的安全系统。当患者外出想要打开门或窗户时，该系统会发出提醒。照护者也可以考虑携带呼救设备，带患者出门如果忘记带电话，可以用它求助。

监控声音的工具。 在患者的房间或口袋里放一个随身呼救器，照护者可通过手机监测患者情况。

观看和录制视频的设备。 无论是电视、平板电脑还是计算机，可以根据实际情况来选择。有些患者喜欢看电影，尤其是他们年轻时的电影。可以把家人一起拍的视频转换成数字格式播放出来，这样大家可以一起回忆过去。

照护者可以为患者录制自己的提醒视频，如"卡洛斯，我是你的妻子丹妮拉。我去上班了。兰博太太会一直陪着你，我下午 6 点下班回家。她会给你做午饭，然后带你去散步。你要陪着她。我们下午 6 点见"。患者可以随时观看这段视频；当他们感到焦虑时，临时照护者也可以给他们播放这段视频。

环境该杂乱还是该简单

患者通常很难在杂乱的场所或房间集中注意力。因此，创造有序、常规化的简单环境，对难以集中注意力或无法思考的患者来说很重要。然而，有些环境过于单调，容易导致患者出现感觉剥夺和迷失方向。有些人认为应该把屋里的东西都收起来，也有人说患者需要一些外界刺激，还有人认为墙上或墙纸上的图片会令患者产生幻觉或迷失方向。那么，以上哪种说法是正确的呢？答案取决于患者个人、房间杂乱程度，以及为患者提供的外界刺激类型。

可以留心观察患者：他们会在浴室里抓什么？他们会把手伸进盘子里或在桌子中央摆弄调味品吗？他们能决定先吃哪些食物或拿哪种餐具吗？事实上，

可以清理掉浴室里不必要的东西，把上菜的盘子放在厨房里或一次只在盘子里放一种食物。有的患者偶尔会对着墙上的照片说话，或试图把墙纸上的花摘下来，但大多数患者不会这样做。有些患者认不出镜子里的自己，而且当他们看到房间里有"陌生人"时会感到不安。如果照片或镜子让患者感到痛苦，那就把它们收起来。如果患者只是对着镜子或照片说话，并不感到痛苦，那就没必要把它们收起来了。

一般来说，其他人、动物、噪声和在房间里做动作比装饰更容易让患者分心。和患者交流时，如果他们感到烦躁不安或难以集中注意力，应考虑减少干扰，但要确保和他们进行有意义、专注且一对一的互动。

通常，患者从许多东西中做选择时会出现问题，比如淋浴时选哪瓶洗发水或该吃盘子里的哪种食物，但当他们面对沙发上的多个靠垫时一般不会出现问题。如果患者把枕头摞在一起或随身携带，没必要把它们收起来，除非患者出现了问题。老年公寓和养老院可能无法为患者提供足够的刺激、有意思的事情或环境线索。在任何情况下，要观察患者的反应。有的患者可能会不断踱步、反复摆弄同一物件或重复做同一件事，如果想让他们停下来，可以帮助他们做一件能让他们专注的活动。

很多方法可以通过改变物理环境来帮助患者正常生活。例如，随着年龄的增长，患者通常需要更多的光线来看东西，因此要为他们提供充足的光线。患者的大脑和视力都有问题，他们可能想不到开灯或到光线更好的窗口等地方。要减少窗户和灯具的眩光，因为眩光会让有思维障碍的患者感到困惑。对患者来说，对比度高的颜色可能比柔和的颜色或强度相似的颜色更容易区分。有视觉障碍的患者可能看不清白色盘子里的浅色食物，因此，不要把浅色食物放在白色盘子里。浴室的地板最好选择深色，如深蓝色，而不要选择白色，这样患者在排尿时更容易瞄准马桶。此外，可以用颜色来"隐藏"某些事物。例如，如果想让患者忽略门框或踢脚线等，可以将其涂成与相邻墙壁相似的颜色。

┃ 设法通过改变环境来提高患者的活跃度和参与感。

    如果患者戴助听器，由于助听器通常会放大背景噪声，使得患者无法适应，因此要尽可能地减少并降低周围的噪声。

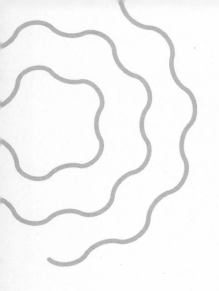

第6章

其他病症和疾病

患有引起痴呆的疾病的患者也可能患有其他疾病，如流感等小病小痛及重病。即使能正常说话，他们可能也无法表达自己的痛苦，或可能会忽视自己的健康问题，如割伤、擦伤甚至骨折等。长时间坐着或躺着的患者可能会患压疮，他们的身体健康状况可能会逐渐恶化。

生病时，人可能会产生一种精神迟钝的感觉。这种现象在痴呆患者身上可能更严重，因为他们很容易受到其他刺激的影响。他们意识的混乱程度和行为症状可能会加重。他们可能会出现谵妄，看起来像痴呆突然恶化，这种状况可能是由其他因素引起的，如流感、轻微感冒、肺炎、心脏病、药物反应等。一旦病情得到治疗，患者的谵妄及其他症状通常会消失。

定期检查患者患病或受伤的迹象，并提醒他们要及时告诉护士或医生。

当询问患者特定的问题时，比如"你头痛吗？"，有表达障碍的患者可能无法回答"痛"或"不痛"。即使是那些仍然能顺畅地表达的患者，可能也无法意识到或无法向他人表达身体不适或疼痛的症状，或者无法准确地表达自己到底哪里不舒服。他们可能无法区分紧急事项和次要事项。他们甚至会忘记对别人说的话，也会忘记他人的回答和承诺。因此，应该经常安慰他们。

必须认真对待患者所有的疼痛或患病的迹象。可以找个温和耐心、了解患者病情且能正确评估一般医疗问题的医生。提醒医生或护士，不要因为患者有痴呆而忽视他们的其他健康问题，而应该持续地对他们的症状进行评估和诊断，并设法缓解他们的疼痛。由于患者容易出现谵妄，因此即使他们出现很小的变化，也要与医生沟通，以便及时对他们进行检查，因为这有可能表明他们出现了新的健康问题。

> **即使是轻微的身体疾病，如果能及时予以纠正，也能极大地帮助患者。**

牢记一点，当患者寄宿在别人家或在养老院时，他们的疼痛和病症很容易被忽视，因此要更积极地提前为他们做好准备。

以下症状可能提示患者患上了某种疾病：

- 患者的行为突然变化，如拒绝做以前能做和愿意做的事。
- 发热，体温超过 37.3℃。量体温时最好使用额温计，而不要使用玻璃体温计测量患者的口腔体温，因为患者可能会咬坏玻璃体温计。需要注意的是，老年人即使病得很重，也可能没有明显的发热症状。患者不发热并不意味着他们的情况良好。
- 脸色变红或变苍白。
- 在没有运动的情况下出现脉率过快（每分钟超过 100 次）。大多数成年人的正常脉率是每分钟 60～100 次。
- 呕吐或腹泻。

- 皮肤变化，如失去弹性或变得干燥、苍白。
- 牙龈干燥、苍白，或出现口腔溃疡。
- 口渴或不愿进食。
- 性格变化，如易激惹或疲乏、困倦状况加重。
- 头痛。
- 呻吟或喊叫。
- 突然抽搐、产生幻觉或跌倒。
- 大小便失禁。
- 身体任何部位出现肿胀，尤其是手脚。
- 咳嗽、打喷嚏、呼吸道堵塞或呼吸困难。

当患者突然发生以上变化时，注意以下几个问题：患者最近摔倒过吗？他们在过去的 72 小时内大便了吗？在过去的一个月内，他们是否换过药？他们的胳膊或腿突然动不了了吗？他们怕痛吗？

如果患者体重开始下降，可能表明他们患了重病，需要尽快找医生确定病因。如果患者原来超重，在没有控制饮食的情况下，他们的体重下降了 10% 以上，这时需要尽快带他们去看医生。

如果患者突然发生变化，注意以下几个问题：他们最近跌倒过吗？他们在过去的 72 小时内大便了吗？在过去的一个月内，他们是否换过药？他们的胳膊或腿突然动不了了吗？他们怕痛吗？

疼痛

事实上，阿尔茨海默病不会引起疼痛，血管性痴呆也很少引起疼痛。但痴呆患者确实会出现其他原因引起的疼痛，这些原因包括胃痉挛、便秘、隐性扭伤或骨折、以某个姿势久坐、流感、关节炎、压疮、淤青、割伤、卫生状况不良引起的溃疡或皮疹、牙痛、衣服或鞋子太紧等。

患者出现疼痛的迹象包括行为突然变化、呻吟或喊叫，当他人触摸他们身体的特定部位时，他们会躲避或喊叫，拒绝做某些事情，以及坐立不安。对于这些迹象，必须认真对待。如果患者表达不出身体哪里疼痛或是否感到疼痛，需要请医护人员帮忙检查。

摔倒和受伤

很多患者会变得笨手笨脚，容易从床上摔下来，撞到东西，被绊倒或割伤自己。以下几种情况可能导致患者的严重损伤被他人忽视：

- 看似轻微的损伤可能导致老年患者出现骨折或其他严重损伤，如骨质疏松等常见病会导致老年患者变得更脆弱。
- 患者在骨折后可能会继续行走。
- 患者可能无法表达自己的痛苦。
- 患者可能会忘记自己摔倒过。他们的淤伤可能在几天内并不明显。即使是轻微的头部损伤也会导致颅内出血，因此必须予以及时治疗，避免患者出现进一步的脑损伤。

要定期检查患者是否有伤口、擦伤和水泡，这些情况可能由意外、跌倒、徘徊或衣服不舒服引起。患者的脚、臀部和口腔等部位出现的疼痛经常会被忽视。事实上，患者的行为变化可能是受伤的唯一线索。

压疮

如果患者长时间坐着或躺着，容易出现压疮。压疮也可能是由衣服太紧、肢体肿胀或营养不良引起的，尤其是老年患者更容易出现压疮。压疮的初始表现为皮肤泛红，随后可以发展成开放性溃疡，而且在身体的关节部位更常见，如脚跟、胯部、肩膀、肩胛骨、脊背、肘部、膝盖、臀部和脚踝。为患者进行日常清洗时，很容易撕裂或擦伤他们皮肤的脆弱部位。当患者的皮肤出现红色斑点或淤伤时，需要格外注意，尤其是出现在尾骨、臀部、脚跟和肘部等部位时。患者任何部位发红，都要检查是不是因为长期受压所致。当患者躺着时，不能再压到这个部位。要及时联系医护人员，防止患者的症状恶化。

要鼓励患者经常活动，比如让他们经常转动身体、散步或帮忙摆桌子，还可以让他们到厨房看看晚餐是否做好了或到窗口处转转。无法行走、卧床不起或坐轮椅的患者患压疮的风险很高。对于这些患者，可以给他们制定一个时间表，每两小时督促他们改变姿势或帮他们翻身。

如果患者翻身的次数不够，就要想办法保护他们受压的部位，可以给他们买个舒适的靠垫，让他们坐在上面或躺在上面。可以选择带柔软的可清洗外套和护罩的软垫，以便及时清洗，防止异味的产生。也可以给患者买脚跟垫和肘部垫，以保护他们相应的部位。不过，即便让患者戴上这些保护垫，也要让他们经常活动关节。

脱水

即使是能行走且看上去能照顾自己的患者也可能会脱水。如果患者出现呕吐、腹泻或患有糖尿病、正服用利尿剂或治疗心脏病的药物，更要对其进行格外的关注。脱水的症状包括口渴或拒绝饮水、发热、面部发红、脉搏细速、口唇干燥、口腔黏膜发白、皮肤干燥及缺乏弹性、头晕或头昏，还有的患者在出现脱水时可能会意识错乱或产生幻觉。

肺炎

肺炎是由细菌或病毒引起的肺部感染，是痴呆的常见并发症，但因为患者有时并不会出现发热和咳嗽等症状，所以很难诊断。谵妄可能是肺炎最早的症状，所以，如果患者的认知能力突然恶化，他们有可能得了肺炎。经常呼吸困难或卧床不起的患者更容易得肺炎。

流感和新冠感染

老年患者很容易感染病毒和细菌。在美国，每年有 6 万人死于季节性流感，许多都是 70 岁以上的老年人。年轻人得了细菌性肺炎后很容易治疗，但 70 岁以上的老年人如果得了，则很容易死亡。

2020 年，新型冠状病毒感染被列入老年人易感染的疾病名单。新型冠状病毒疫情防控给长期住在养老院和居家的患者造成了严重的影响。限制外出、不能在公共餐厅用餐、保持社交距离、戴口罩，以及在新冠疫情最严重时采取的适当措施，都可能会导致患者感到恐惧，并令他们产生焦虑。对记忆力受损和判断力受损的患者来说，这些预防措施似乎很有威胁性且难以理解。

当遇到类似的情况时，可以通过电话和视频等方式和患者交流，以减轻他们的不适，经常提醒他们预防传染病，并告知他们，由此带来的不便是为了保护他们的安全，而且即使家人和朋友不能前去探望，这些人仍然爱他们。之后，可以向他们解释为什么会有疫情防控，以减少他们的焦虑。对于记忆力严重受损的患者，每次和他们沟通时都要告诉他们，当下的措施都是为了疫情防控。

便秘

患者可能会忘记自己最近一次排便的时间，也不知道自己身体不适的原因是便秘。一般来说，在正常情况下，人应该每 1～3 天大便一次。当然了，有些人的排便次数会少些。

便秘会引起身体不适或疼痛，让患者的意识更加混乱。便秘可导致肠梗阻，一旦部分或全部肠道被粪便堵塞，身体就无法排出毒素。如果怀疑患者有肠梗阻，应该尽快咨询医生或护士。另外，即使患者有腹泻现象，也可能出现局部肠梗阻。

▌便秘会引起身体不适或疼痛，使患者的意识更加混乱。

导致便秘的因素有很多。在美国，大多数人喜欢吃精制易烹饪且纤维含量低的食物，而这类食物不利于肠道蠕动，容易导致便秘。通常，当人们患上痴呆、出现假牙不合适或牙痛时，他们会进一步改变自己的饮食结构，导致便秘加剧。喝水太少会导致大便硬结，继而引发便秘或使便秘症状恶化。通常来说，随着年龄的增长，与肠道蠕动相关的肌肉功能会下降。当身体活动减少时，肠道蠕动会更少。某些药物或膳食营养补充剂往往会加重便秘，因此在使用前，需要询问医生或药剂师。

即便是生活能自理的轻度痴呆患者，他们也很可能记不起自己最近一次排便的时间。他们可能很久没吃过需要烹饪的食物了，反而吃了太多过于精制的食物，如蛋糕、饼干等，这时，想要了解他们的大便规律是很难的。如果怀疑患者便秘，尽可能低调地关注他们，避免让他们感到尴尬。因为大多数人都会把自己的身体机能当成隐私，而对痴呆患者来说，他们可能会对他人侵犯自己隐私的行为感到愤怒。而且，人们一般也不愿意关注他人的排便情况。由于以上两种因素，患者的便秘问题可能会被忽视。

当患者出现身体疼痛或头痛时，不要忽视他们便秘的可能性。如果患者抱怨腹胀或胀气，也有可能是便秘引起的。如果认为患者可能出现了便秘情况，需要和专业护理人员交流，他们可以迅速判定患者的肠道能否正常运作，如果不正常，他们可以进行处理。

不建议让患者定期或频繁使用非处方泻药。可以尝试让他们多吃一些纤维素和水含量丰富的食物，并让他们多运动，如每天坚持散步。另外，除了限制饮食，大多数患者每天至少应该喝 6 杯水或 6 杯果汁。可以在患者的饮食中多增加蔬菜（一点点地加）、水果、全谷类（如麦片、全谷类面包）、沙拉、豆类和坚果等。麦片和全谷类面包都是很好的零食。也可以将麦片和果汁混合搅拌，让患者食用。

> **如果痴呆患者表现出腹痛或头痛等身体疼痛的症状，要考虑他们出现便秘的可能性。**

可以询问医生，是否需要让有便秘情况的患者服用一些药物，或让他们服用含有纤维素的药物来增加纤维素摄入。切记，在没有医护人员监督的情况下，不要擅自让患者服用此类药物。

用药

药物是一把双刃剑。合理用药可以帮助患者保持健康、控制疼痛、顺利入睡、控制压力，以及防止其他健康问题。不过，患者也容易过度用药和错误用药，从而引发各种不良反应，包括非处方药、营养补充剂和所谓的记忆增强剂。如果患者突然变得易激惹、步态蹒跚、跌倒、困倦、尿失禁、冷漠、意识错乱、身体倾倒和僵硬，以及出现不寻常的嘴部或手部运动，表明他们产生了药物不良反应。另外，如果患者出现头晕、头痛、恶心、呕吐、腹泻、食欲减退、便秘、腿抽筋、心跳变化、视力变化、皮疹等症状，也要引起注意，并及时告知医生。

是药三分毒。为了使药物的不良反应减少或消失，有时可以让患者使用较低的剂量或药效温和的类似药物。有时，医生会给患者开精神类药物，以帮助他们度过痴呆的某些阶段。不过，由于这些药物会引起严重的不良反应，如认知障碍甚至死亡，因此必须谨慎使用。

只有当其他方法无效时，才应该让患者服用精神类药物，或针对患者具体的症状使用这类药物，如当患者产生幻觉、怀疑、严重抑郁和严重易激惹等症状时。对于患者漫无目的的徘徊、坐立不安，偶尔出现的烦闷、苦恼或睡眠中断等情况，精神类药物并没有任何效果。当考虑让患者使用精神类药物或增加患者使用精神类药物的剂量时，可以先尝试非药物疗法，可参见第 3 章、第 7 章和第 8 章的相关内容。照护者应尽可能冷静地对待患者的行为问题，并在行为问题发展之前设法转移他们的注意力。

如果必须让患者用药，最好让他们在一天中病情最糟糕的时间使用，以发挥药物的最佳功效。对于药物的功效、相互作用，可以咨询药剂师或医生。照护者应该格外注意患者正在服用的所有药物。另外，确保所有参与治疗的医护人员都了解患者正在服用的所有药物。通常，一些药物组合使用很可能会让患者的意识更加混乱。

> **考虑让患者使用精神类药物或增加药物剂量时，可以先尝试非药物疗法。**

可以请药剂师打印一份药物清单，包括非处方药，然后去咨询医生；另外，将可能和药物发生作用的东西也一同带上。每当医生开一种新药时，都要请医生检查患者当前使用的所有药物，看看哪些药可以停用，这有助于减少药物相互作用的风险。可以请医生尽可能从低剂量开始用新药，必要时再逐步增加剂量。患有痴呆等脑损伤的患者在服用低剂量或成人常规剂量的药物时，也可能产生不良反应。因此要和医生确认：患者目前的药物用量是不是最低有效剂量？有没有不良反应更少的其他类似的药物？

在患者开始使用新药或长期使用某种药物后，不良反应可能会在 3 周后或一个月后才出现。所以，如果观察到患者出现了任何可能的药物不良反应，要立即向医生报告。

尽量选择包含患者所有需要用到的药物的保险方案。另外还要注意，有些药物需要饭前服，有些则是饭后服；有些药物会在体内产生累积效应（药效逐渐增强），有些则不会。如果患者用药剂量有问题，他们会很敏感，所以必须确保他们按规定的剂量和时间用药。如果患者在用药后昏昏欲睡，可以询问医生是否可以让患者在睡前用药，以免影响患者白天的精神。

如果忘了让患者服药或不小心让患者服用了双倍剂量的药物，要及时咨询医生。另外，一些患者不理解他人为什么让他们吃药，他们可能会出现灾难性反应。这时候，不要和他们争论，可以等下次喂他们吃药的时候，再慢慢向他们解释。例如，可以对他们说："这是你要吃的药。医生给你开的，因为你……把它们放进嘴里，再喝点水。很好。"如果患者感到不安，要立即停止，可以稍后再试着让他们吃药。另外，要记得常规性地把每剂药放在一个杯子里，而不是拿一整瓶药给患者，这样他们更愿意吃药。

有些患者可能吃不下药或拒绝吃药。他们可能会先把药含在嘴里，然后吐出来。对此，可以让他们在吃药时喝点东西，如果仍然不行，可以询问医生有没有其他形式的药物，如胶囊或口服液，这些可能比药片更容易吞咽。有时，可以将药片压碎，然后混合到食物中让患者服用，如苹果酱就是个不错的选择，不过要事先询问医生或药剂师是否可以这样做。如果不确定患者是否吃了药，可以咨询医生或药剂师。

不要指望健忘的患者自己服药。如果必须让患者单独待着，那么当他们服完药后，记得把药瓶拿走。即使是有轻微记忆障碍的患者或没有记忆问题的患者，也会忘记自己是否吃过药。

可以在药店或超市买一种特殊的塑料容器，上面每一格都贴有周一到周日的标签，然后把患者每天要服用的药分别装入相应的格子中，这样就可以明确地知道患者当天是否吃过药了。当然了，不要期望患者会自己使用。一些新的电子设备或手机 App 可以记录患者的服药时间，并能自动提醒。记得要把其他人的药瓶都拿走，防止患者误服。还要把药物存放在患者拿不到的地方，防止患者过量服用。

如果患者住在养老院，要定期与护理人员联系，了解患者所接受的治疗。通知护理人员，每当患者的用药发生变化时，要及时通知照护者。我们的建议是：无论何时，只要患者发生了变化，先判断是不是用药问题。

| 不要指望健忘的患者自己服药。

口腔问题

定期对患者进行口腔检查，这对保持他们的口腔健康很重要。因为患者很少主动表达，所以即使他们有蛀牙、牙龈肿胀和口腔溃疡，也很难被人发现。有些患者甚至拒绝他人检查他们的口腔。另外，即使是轻度痴呆患者，也可能忽视牙齿或假牙问题，从而导致口腔疾病。因此，要确保患者的牙齿没有疼痛，戴的假牙很合适，因为牙齿疼痛或假牙不合适容易导致患者出现营养不良，这会导致他们出现其他健康问题。口腔问题可以使患者的意识障碍恶化、行为失控。如果患者独居或住在养老院，要确保他们能持续得到口腔护理。

患者有时会弄丢假牙，可以咨询牙医能否让他们戴无法取下的假牙。由于患者的预期寿命较短，因此对他们来说，长时间的治疗不如便捷的方法。

许多患者拒绝看牙医。对此最好找个对痴呆患者比较了解且温和、有耐心的牙医。如果牙医建议通过全身麻醉来治疗患者的口腔问题，那么要仔细权衡其必要性和风险。另外，如果患者住在养老院，可以请牙医在患者的假牙上写上他们的名字，以免与其他人的假牙混淆。

视力问题

有时，患者似乎看不清东西，甚至完全失明。他们可能会撞到东西，在走过矮台阶时就会把脚抬得很高，他们无法用叉子叉食物，可能会在昏暗的灯光下感到困惑或迷路。

以上这些症状或表现通常是由大脑损伤所致，当然也有可能是患者的眼睛出现了问题，如远视或白内障，此时应尽快带他们去看眼科医生，帮助他们矫正视力。如果患者的眼睛和大脑都无法很好地运作，那么他们更难理解周围环境，而这会让情况变得更糟。在带患者看医生时，不要因为患者"老糊涂"而忽视他们的视力问题。即使症状无法医治，医生也会说明患者的问题所在。患者可能无法区分相似饱和度的颜色，如对他们来说，浅蓝色、浅绿色和浅黄色可能看起来相似；对于白色墙壁上的白色扶手，他们可能很难分辨。有些患者可能分辨不出浅绿色墙和蓝绿色地毯的衔接处，导致他们走路时可能会撞墙。

有些患者在深度感知方面存在困难。例如，印花和图案可能会让他们混淆，在他们看来，黑白相间的浴室地板好像有很多小洞。他们不知道自己是否离椅子足够近，以及他们能不能坐下。他们很难判断台阶有多高，也很难看清台阶的位置。户外的强光会妨碍他们观察窗口附近物体的细节。年纪大一些的患者对从明亮到黑暗或从黑暗到明亮的环境适应能力都会下降。

此时，照护者应当帮助患者尽可能地"善用"他们的视力。例如，如果墙壁是浅色的，那么就把扶手涂成深色；如果墙壁和地板都是浅色，那么就将踢脚线涂成深色。可以在地板和墙壁的衔接处涂上黑线，以便于患者识别。此外，可以在白天和晚上都增加房间的照明，并在晚上一直开着夜灯，同时也在壁橱里安装灯。

患者还可能会丧失对所见事物的理解能力，也就是说，即使他们眼睛的功能正常，但他们的大脑也无法正确加工眼睛接收的信息。例如，患者可能会撞到家具，原因不是他们看不见家具，而是他们的大脑无法识别家具。也就是说，患者看起来像是出现了视力问题，但有可能是痴呆本身引起的。这种情况也是一种失认症，对于这种情况，目前眼科医生通常也无能为力。事实上，眼科医生和验光师想要检测有思维或语言障碍的人的视力是很困难的。

当患者出现失认症时，反复告诉他们看清路其实是没用的。对此，需要紧密地看护患者，以确保他们免受伤害，甚至需要经常检查他们身上是否有破口或擦伤。

对于戴眼镜的患者，如果他们容易忘记把眼镜放在哪里，可以给他们换镜腿上带链子的眼镜。不要把患者的旧眼镜扔掉，或买一副备用眼镜，以防他们丢失眼镜后不知所措。如果要带患者出远门，记得带上患者的眼镜验光单，这样，即使他们的眼镜丢失或损坏了，也可以减少更换时的流程和费用。如果患者现在戴的是隐形眼镜，需要提前为他们准备好普通眼镜，以便他们在无法再戴隐形眼镜时使用。在患者戴隐形眼镜时，必须注意眼镜可能会对他们产生的刺激作用，并确保他们能妥善护理隐形眼镜。

听力问题

听觉障碍会影响大脑理解环境信息的能力，导致或加重健忘、猜疑和孤僻等症状或表现，而且可能还会增加患阿尔茨海默病的风险。因此，如果患者有听力损失，一定要及时予以纠正。可以咨询耳科专家，确定患者听力损失的原因，并为患者选择合适的助听器。通常，人们很难将思维问题与听力问题区分开。而痴呆患者很难理解别人说的话。对他们进行听力检查，一般能判断他们是理解障碍还是其他可纠正的听力损失。如果仍然区分不了，可以咨询记忆障碍方面的专家，如神经心理学家。

患者通常存在学习障碍，他们可能无法适应助听器。助听器会放大背景噪声，让患者感觉耳朵里有异物，这会让他们感到不适，他们甚至会忘记自己戴助听器的目的。如果患者愿意戴助听器，必须定期检查助听器是否正常工作，以及电量是否充足。除了让患者戴助听器来纠正他们的听力损失，还可以帮他们做一些其他的事情，例如：

- 减少或降低背景噪声，如电器或他人的噪声。
- 对患者讲话时，坐在或站在他们听力好的耳朵一侧。
- 患者很难定位和识别声音，对此，可以告诉他们声音来自哪里并提醒他们，如告诉他们"那是垃圾车的声音"。
- 指导、告知并温柔地引导患者。

头晕

很多药物都可能会导致头晕。当患者头晕时，他们的大脑可能无法继续保持平衡感，或者他们无法表达自己感到头晕。他们可能会拒绝移动或因为感到头晕而摔倒。此外，患者可能会感到恶心。因为头晕会增加患者跌倒的风险，所以要立即通知医生或护士处理。

> **如果怀疑患者头晕，直接问他们是否感到头晕或房间是否在旋转。**

就医

在就医之前，患者可能无法理解他们要去哪里或为什么要去；如果在准备时出现忙乱，他们甚至可能会出现过激的反应。因此，要简化患者就医的准备过程。

可以提前告知患者，这样他们可能会表现得好一些。不要到马上要带他们看医生了再告诉他们，而且要避免和他们争吵。不要对患者说："我们今天必须早起。快吃早饭，因为今天你要去看医生，还要换药。"可以直接叫患者起床，为他们端上早餐，并帮他们穿好衣服，快到就医时间时再对他们说："我们今天要看医生。"要忽略或淡化患者的反对意见，不要与其争论。如果患者说不想看医生，不要对他们说"你必须看医生"，而应试着改变话题，比如对他们说："我们到市中心的时候会去吃冰激凌。"

提前计划好患者就医的行程，如了解清楚要去哪里、在哪里停车、要花多长时间，以及是否要爬楼梯或搭电梯。要留出充足的时间，既不要匆忙，也不要太早到，以免等的时间太久。在患者一天中病情最稳定时预约就诊。如果认为患者在途中会感到不安，可以再找一个能安抚他们的人一同前去。

> **在患者一天中病情最稳定时预约就诊。如果认为患者在途中会感到不安，可以再找一个能安抚他们的人一同前去。**

到医院以后，要先与接待员或护士交流，了解等待的时间。可以事先准备一些零食、饮用水或患者喜欢吃的东西。如果等待的时间比较久，可以带患者到附近散散步。切记，不要把患者单独留在候诊室，因为这些地方可能会使他们感到不安或迷路。

在必要的情况下，医生可能会给患者开镇静剂，让他们在就诊前服用，不过，镇静剂可能会导致许多其他问题。通常，只要保持冷静，实事求是，为患者提供简单的信息和安慰就足够了。当然在极少数情况下，有的患者无论如何都不愿就医。

当患者必须住院时

患者很可能因为其他疾病需要住院治疗，这些疾病可能会导致患者的认知能力暂时下降。当面对不熟悉的环境、医院里的混乱情况和新的治疗方法时，患者的日常行为功能和认知能力可能会进一步下降，他们可能会突然变得激动、尖叫或不配合。因此，尽量避免让患者使用精神类药物，以免进一步削弱他们的思维能力，导致他们行为恶化。通常，如果没有出现新的大脑损伤，患者住院后会逐渐恢复到以前的认知水平。如果患者没有恢复，可以让医护人员检查患者的状况是不是受到药物或新的治疗方法影响。

在患者入院之前，先和医生交谈，确保所有参与治疗的医护人员都知道患者的痴呆情况，并询问患者的痴呆可能会影响治疗的哪些方面，以及患者能否在门诊进行治疗。

入院时，先告知护理人员患者的痴呆情况，并告知护理人员要经常提醒患者他们在哪里及保持冷静。提前把护理人员可能需要知道的事情写下来，并夹在患者的病历中，如患者的昵称、家庭情况、患者可能需要护理人员帮忙做的事情（如填表格和倒牛奶等），以及患者如何上厕所及可能需要的其他帮助。当然，医院可能人手不足，护理人员压力很大，他们可能无法为患者提供足够的帮助，抑或他们可能没有接受过护理痴呆患者的相关训练。

对患者来说，有认识的人和他们在一起，并且陪他们进行检查和治疗是一种安慰。家属可以喂患者吃饭，并确保他们不会口渴，让他们安心。大多数医院都允许家属陪伴患者过夜。不过有时候，家属的焦虑和紧张会让患者更加心烦意乱，甚至会影响医护人员。冷静会"传染"，焦虑和紧张也会。患者会被他人的反应所影响。如果不能陪患者做检查，要及时向医护人员解释清楚，采取必要措施，以保证患者感到舒适和放心。

当患者住院时，建议照护者全天候陪伴他们或雇用护工。同时，安排好他人探视的时间，并准备好患者熟悉的衣服、毯子和家属的照片等，让他们安心。一些家属可能会给患者写信，护士可以在患者焦虑时读给他们听，以便安抚他们。例如，信可能是这样的：

> 亲爱的妈妈：你住院了，因为你的臀骨骨折了。你很快就能回家。每天晚上在你吃完晚饭后，会有人来看你。护士知道你有记忆障碍，他们会帮助你。我爱你。你的女儿，玛丽亚。

另外，只有当患者出现严重损伤且存在影响治疗的行为时，如他们拔管子或自行拆除伤口敷料，才可以对他们使用约束带。

在患者住院期间，如果他们的认知功能出现恶化，不要惊慌，因为在大多数情况下，患者的认知功能会慢慢恢复到住院前的水平。

▌当家属无法在医院陪护患者时，最好雇一名护工。

癫痫发作、抽筋或抽搐

大多数引起痴呆的疾病不会诱发癫痫。然而，如果没有提前做任何准备，一旦患者癫痫发作，情况可能会非常可怕。很多疾病都可能导致癫痫发作，因此患者出现癫痫发作也可能与痴呆无关。

癫痫发作有许多类型。当患者出现全面主要运动性癫痫发作或全面强直 –

阵挛性癫痫发作时，他们的身体会变得僵硬，出现跌倒并失去意识。他们的呼吸会变得不规律，甚至暂时停止。他们的肌肉会变得僵硬，并开始重复地抽搐。患者可能会咬紧牙关。几秒钟后，抽搐会停止，患者会慢慢恢复意识。这时候，他们可能会感到迷惑、困倦或头痛，也可能说不出话。

其他类型的癫痫发作不太典型。例如，患者的一只手或一只胳膊可能会不停地抽动，他们可能会在几秒钟或几分钟内对声音和触摸失去任何反应。这就是所谓的部分性癫痫发作。

一次癫痫发作并不会危及生命。当患者遇到这种情况时，照护者要保持冷静，不要试图束缚他们，而要防止他们摔倒或撞到硬东西。如果患者躺在地上，要把周围有危险性的东西移走；如果患者正坐着，可以把他们轻轻放倒在地；当感觉他们快要从椅子上摔下来时，赶快在他们的身体下面放个垫子，以减轻他们因摔倒所造成的损伤。

不要试图搬动患者或阻止其癫痫发作，只需要和他们在一起，让病情自行缓解即可。不要用手控制患者的舌头，也不要把勺子等坚硬物品放进他们的嘴里。如果患者牙关紧咬，千万不要强迫他们张嘴，以免损伤他们的牙齿和牙龈。可以试着解开他们的衣服，如帮他们解开腰带、领带或领口的扣子。

当患者停止抽搐后，确保他们的呼吸正常。如果他们的唾液比平时多，可以把他们的头轻轻地转到一侧，然后帮他们擦干净。如果患者愿意，可以让他们睡觉或休息。在癫痫发作结束后，患者可能会变得更迷惑、更急躁，甚至更具攻击性。他们可能知道自己出了问题，但不记得自己癫痫发作。照护者此时要冷静、温柔地让他们安下心来，同时要避免约束和限制他们，也不要强迫他们做任何事。

照护者自己也要花几分钟放松和整理情绪。如果患者是部分性癫痫发作，不需要立即采取任何措施。如果他们四处徘徊，那就跟着他们，并尽量防止他们伤害自己。当发作结束后，患者可能会暂时感到困惑、易激惹或说不出话来。

癫痫发作通常有一些警示信号，比如患者在即将发作时可能会做一些特定的重复动作。当警示信号出现时，要将患者转移到安全的地方，远离行驶的车辆、楼梯或炉子等。

如果患者是第一次癫痫发作，那么应该将其送往医院，以确定病因。照护者应该陪着患者，直到他们癫痫发作结束。实际上，癫痫是可以预防的。如果患者反复出现癫痫发作，医生可能会开一些药，以减少患者进一步发作的可能性。

如果患者同时患有癫痫，并在短时间内多次发作，而且发作时间持续超过几分钟，或者怀疑他们头部受伤，应该立刻将其送到医院。

癫痫发作令人恐惧和不安，但通常不会危及生命，它既不是谵妄的迹象，也不会对他人构成危险，要学会应对。可以找护士或有经验的家属聊一聊，这样会更安心。

肌阵挛

阿尔茨海默病患者的手臂、腿、头或身体偶尔会出现快速、单一的抽搐运动，即肌阵挛。肌阵挛与癫痫发作不同：肌阵挛表现为肌肉单次收缩，癫痫发作则是肌肉重复收缩。

对于患者因肌阵挛而出现的抽搐，不必惊慌，而且该病不会发展为癫痫。不过，有肌阵挛的患者可能会因为不小心撞到东西而受伤。目前，对于阿尔茨海默病引起的肌阵挛，人们还没有确切的治疗方法。可以尝试某些药物，但这些药物通常都有明显的不良反应，治疗效果也不容乐观。

患者死亡

对于患者可能会死亡的问题，家属应该提前和医生进行探讨并做好安排，以便到时候能平静地面对。

死亡原因

在痴呆的最后阶段，患者的神经系统会衰竭，其他系统也会受到严重影响。患者死亡的直接原因可能是各种并发症，如肺炎、脱水、感染或营养不良，而根本原因往往是痴呆。最常见的死亡原因是肺炎，发生率为40%～60%。即使患者患有阿尔茨海默病，但仍可能会死于卒中、心脏病、癌症或其他疾病。患者可能会随时死亡。有些患者意识相对清晰，能行走，认知能力也比较正常，但他们也可能突然死亡。

在家中死亡

家属有时担心患者在家中死亡，如可能在睡梦中死亡，发现时为时已晚。对此，应该提前准备好应对方案。

一位患者的女儿说："如果有人先发现家里的老人死在家里，我真的不知道该怎么做。"

临终关怀

临终关怀不同于积极的医疗干预，工作人员会采取一定的措施让患者感到舒适，他们还会提供一些特殊服务，如床上沐浴。

在医院或养老院死亡

养老院或医院的专业人士通常都会让患者家属放心，如他们会为患者提供身体护理等。

很多患者家属都有这样的经历，如果没有提前计划，可能无法控制将要发生的事情，家属之间对于是否使用维持生命的措施意见不一。如果患者签署了医疗保健授权书，可以把授权书带到医院，以减少不必要的争论。

▏无论患者住在哪里，都要提前做好临终关怀准备。

何时应结束治疗

对于患有慢性绝症患者的家属来说，他们面临的问题是，如何应对患者在生命即将结束阶段的情况。每个人必须根据自己的背景、信仰、经历及患者的意愿来做决定。在美国，大多数司法管辖区会提供维持生命治疗医疗指令表格，让患者写下自己在生命即将结束阶段希望得到照护，以及他们想要和不想要的治疗方案。

美国许多州已经通过了相关法律，指定了无法自己做决策的人的替代决策者。当然，对于一个人是否无法做决策，需要一两名卫生专业人员共同鉴定及宣布。所有的州都允许个人指定自己在无法做决策时想要找的替代决策者，相关文件被称为医疗保健长期授权书。在理想的情况下，替代决策者知道患者的意愿，并可以做出患者最可能希望的医疗决策。该授权书通常包含患者在出现健康问题时的具体愿望的书面描述。此外，大多数州也规定了替代决策者的优先顺序。通常，配偶是第一级替代决策者，父母是第二级替代决策者（如果没有配偶的话），子女是第三级替代决策者。如果患者事先没有指定监护人，那么可以由法院来指定。

现在，许多医生在为患者选择医疗保险及例行门诊时，会讨论关于患者临终关怀的愿望。因为患者会改变想法，所以与医生讨论是很重要的。在理想情况下，患者会接受他们之前选择的治疗方案，或者由家属和替代决策者帮助他们选择治疗方案。

此外，可以询问医生或养老院相关负责人，如果患者濒临死亡，他们会采取哪些措施。例如：

- 他们会定期把病重的患者转移到医院吗？
- 他们会尊重患者的意愿，停止对他们进行无意义的治疗吗？
- 他们认为哪些程序是例行的，会在没有替代决策者明确同意的情况下执行？比如，给患者插胃管、气管插管或使用呼吸机等。
- 在患者生命即将结束时，他们会阻止家属进入病房吗？
- 如果患者和家属要求，他们会同意不送患者去医院的要求吗？
- 如果患者出现呼吸、心跳停止，他们会对患者实施抢救吗？
- 他们对以上问题是保持开放和积极的态度，还是回避的态度，抑或坚持他们自己的立场？

在美国，家属或替代决策者会向医院或养老院提供一份医疗指示，详细说明希望患者接受的临终关怀，并提供一份签好字的长期授权书或监护文件副本，然后直接询问医生或养老院相关负责人是否会遵守这些指示。患者个人的生前遗嘱副本、维持生命治疗医疗指令表格和预先指示会一起提供给医院或养老院。

在生命的尽头给予患者什么样的关怀

在患者慢性病晚期，家属通常必须决定患者何时接受治疗及如何应对患者的病情恶化。另外，家属还要面临诸多问题，包括是否让患者住院，是否让患者做血液检查，是否同意给患者插胃管或鼻饲管，以及是否同意给患者用抗生素或手术治疗患者的并发症。不过在做决定时，家属最好谨慎听取专家的意见。

家属所做的决定通常并无对错。例如，家属有时很难知道患者病情突然恶化是不是痴呆发展的必然结果，如果同意患者接受治疗，那么他们不知道患者是否可以继续舒适地生活一段时间。另外，对于患者出现的身体状况，其本身就很难界定是不是"绝症",也很难预测患者何时死亡。这种不确定性会增加家属的负担。很多时候,家属和医生都无法判断,在患者濒临死亡时对其进行的干预,是减轻他们的痛苦还是增加他们的痛苦。

人们通常无法确切地知道患者对治疗的感受,如他们是否害怕通过鼻饲管喂食、是否害怕洗澡和翻身,是否害怕使用约束带,以及当他们吃喝不便时,他们是否会感到痛苦。当患者试图拔掉身上的胃管或鼻饲管时,人们不知道他们这样做是因为害怕这些管子,还是因为不舒服。

实际上,大多数患者对疼痛的感知似乎是健全的,所以在痴呆晚期,患者会经历不适和疼痛。即使他们无法直接用语言来表达,他们也会通过行为来表现他们的不适或正经历的痛苦。他们看起来很苦恼,在被人移动或触摸时,会畏缩或哭泣。这时候,应该温柔地触摸他们或对他们说些安抚的话。

随着引起痴呆的疾病逐渐发展,家属可能随时需要做艰难的决定,并且每个决定都必须单独做。例如,当患者得了肺炎以后,原本大脑清晰且可以行走的他们需要停止进食,这时,照护者可能会让他们使用一段时间的鼻饲管,以帮他们渡过难关;但如果到了疾病晚期,患者无法进食,这时,插鼻饲管就没有用了。

> **引起痴呆的疾病都是逐步发展的,家属可能随时面临着要做出艰难决定的情况。**

当决定不再让患者使用抗生素、接受鼻饲管喂食或其他物理治疗后,其实仍然可以让患者服用镇痛药,但要注意镇痛药的不良反应,如削弱患者的呼吸功能,因此使用时要谨慎。在使用之前,要明确地与医护人员进行讨论,了解相关信息并权衡伦理问题。研究表明,适当服用镇痛药可以改善痴呆晚期患者的生活质量。

艾伦太太无法进食了,她的孩子们开始争论:用鼻饲管给母亲喂食是否违背她的宗教信仰？艾伦太太看起来很害怕，试图拔出鼻饲管，但被她的孩子制止了。后来，医生告诉她的孩子，没有科学证据表明用鼻饲管喂食会延长患者的生命。于是，艾伦太太的孩子决定不再让她使用鼻饲管，而是改用勺子喂她一点水，来润湿她的嘴唇。

可以询问医生，如果给予患者某种治疗，他们恢复到以前的状态的可能性有多大，如恢复到一个星期或一个月以前的状态；以及这种治疗是否可以推迟患者死亡的时间，如推迟几小时、几天或几个月；另外，有没有其他替代方案或痛苦程度低的干预措施。

最后一点，由谁来做决定呢？有时，患者会留下一份书面声明，希望自己得到怎样的照护。更常见的情况是，患者会告诉家属自己希望或不希望得到怎样的照护。对于这种情况，患者最好在病情发展早期就对替代决策者表达自己的意愿。另外，所有家属应该就患者的照护方式达成协议。事实上，每个人都该提前找一个或几个替代决策者，以防自己突然或逐渐丧失做医疗决策的能力。

> **每个人都该提前找一个或几个替代决策者，因为每个人都可能会突然或逐渐丧失做医疗决策的能力。**

家属也许不会讨论以上这些具有挑战性的问题，有些人可能拒绝谈论，还有些人可能会生气。有些人认为为死亡做准备是错误的。其实，随着患者死亡的临近，提前把话说开会大大减轻他们的焦虑和恐惧，同时也便于后续与医护人员进行清晰和直接的沟通。如果等到紧急情况出现而不得不做决定时才采取行动，则会对患者产生不利影响。如果家属之间有分歧，可以请医生或社会工作者帮助协调。

其实，家属以适合的方式为患者安排温和而有尊严的告别仪式，也是表达爱和关怀的一种方式。

> **家属提前把话说开，可以大大减轻患者面对死亡时的焦虑和恐惧。**

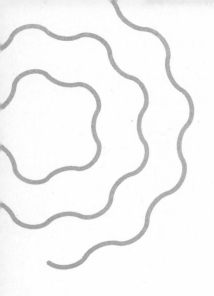

第 7 章

应对和管理痴呆患者的行为及神经精神症状

对痴呆患者来说，他们的行为和经历可能最令他们感到痛苦。痴呆有多种不同的症状，包括行为症状、非认知症状、神经精神症状和心理症状。本书第 3 章和第 8 章均讨论了痴呆患者一些常见的行为和情绪症状，包括反应过度、易激惹、愤怒和激越；此外，还讨论了患者的病因：痴呆会损害患者的大脑，导致他们无法理解自己看到和听到的事物。由于无法理解事物，患者会感到困惑，而这种困惑反过来会让他们感到恐惧和焦虑。这就是为什么他们有时坚持要"回家"，为什么他们会大发雷霆或拒绝照护，以及为什么他们认为有人在偷他们的钱或试图毒害他们。虽然他们通常会尽最大的努力来控制这些行为，但大多数行为他们无法控制。患者的其他症状则与脑损伤有直接关系。对于脑损伤的人，即使他们的记忆和感知是正常的，他们也会产生错误的信念、幻觉或爆发性行为。

应对痴呆疑难症状的一般指南：弄清楚患者的行为是否会对他人造成伤

害，包括照护者、患者本人或其他人；同时还要注意，患者的行为症状即使没有危险性，是否也会给照护者、其他病患或工作人员等人的生活造成困扰。

有些患者家属提到，患者会做一些造成严重问题的事情。如果患者的行为存在潜在危害，就需要设法阻止。虽然在大多数情况下，患者并不需要用药，但偶尔也无法避免。不过，许多治疗痴呆患者行为和神经精神症状的药物会产生严重甚至致命的不良反应，所以应尽量避免让患者使用。如果患者的行为或神经精神症状没有危险性，那就尽量不去干预他们。偶尔离开患者一段时间，可能更容易忍受他们的行为。

你可能不会面临本章列出的所有或大部分痴呆症状，但如果你正面临这样的问题，你可以先求助于支持团体，如阿尔茨海默病协会等痴呆支持机构、长期护理机构或当地的社会支持机构。本书提出的许多建议正是从痴呆患者家属口中了解的。一些社会支持团体设有求助热线和网站，也会发布实时信息，你可以从中获得帮助。美国国家阿尔茨海默病协会和美国国家老化研究所都设有网站，提供下载和打印有用信息和建议的链接。

有位患者的丈夫并没有把以上提到的这些行为症状看成"问题"，他把所有的困难都视为"挑战"。这有助于他以积极的态度去应对。实际上，当你不疲惫的时候，你能更好地解决问题。所以，一定要慢慢来。

▌你在不疲惫时能更好地解决问题。

6R 行为管理法

不同患者的行为症状有不同的病因，对此，不同家属有不同的应对方法。一些患者家属发现，以下 6R 行为管理法有助于应对患者的行为症状。

限制（Restrict）

人们常做的第一件事就是让患者停下来。当患者可能会伤害自己或他人时，这一点尤为重要。但需要注意的是，这么做可能会让他们更加不安。

评估（Reassess）

弄清楚以下问题：患者的行为症状是不是生理疾病或药物反应所致？患者可能会出现视觉障碍或听觉障碍吗？有没有某些人或某些事会让患者感到心烦意乱？如果有，那么能否让患者远离他们？有没有其他方法可以避免让患者感到不安？

思考（Reconsider）

思考一下：从患者的角度来看，情况是怎样的？许多痴呆症状，如记忆障碍、理解或表达语言障碍、无法做年轻时能做的事，以及无法意识到自己的脑损伤问题等，可以直接或间接地导致患者出现行为障碍。对于不清楚自己需要帮助的患者，当为他们洗澡或穿衣时，他们可能会感到不安。他们可能会觉得自己的隐私被侵犯了或有人试图伤害自己，而不是在帮助自己。一旦他们无法理解当下发生的事情，他们就会产生焦虑。

转换（Rechannel）

寻找一种新的方式，以便患者能以安全且无害的方式继续他们的行为。这些行为对患者的重要性可能是他人无法理解的。例如，有位退休机械师经常拆家里的电器，但他却无法再将它们组装起来。后来，他的妻子把一些清洗过并消过毒的旧汽车零件交给他。这样一来，他可以一连几个月拆这些零件，而不再拆其他电器了。

安抚（Reassure）

当患者感到不安、害怕或生气时，花点时间告诉他们放心，一切都好，他们很安全，并告诉他们你仍会关心他们。虽然患者可能不记得你安抚过他们，但他们会记住被安抚和被关心的感觉。拥抱他们就是一种安抚方式。你可以这样对他们说："我们吵了一架，但已经结束了。"此外，你也要花点时间安抚自己：照护痴呆患者是一项要求很高且困难的任务，你已经做到了最好，你又一次战胜了挑战，给自己一点鼓励吧。如果可能的话，给自己留出一段时间，暂时远离患者，以便恢复精力。

回顾（Review）

事后，回头想想：发生了什么？你是怎么做的？下次再遇到类似的情况，你会如何处理？你能从这次经历中总结出什么？患者的行为有没有诱因？你是如何回应他们的行为的？你做对了什么？你下次又会做哪些尝试？

掩盖自己的记忆丧失

有些进展性痴呆患者很擅长隐藏自己认知功能下降和健忘的问题。这可以理解，因为很多人都害怕自己得阿尔茨海默病。此外，许多阿尔茨海默病患者识别自身缺陷的能力也会下降，这也是该病的症状之一。

患者隐藏自身缺陷的倾向可能会让家属感到苦恼。家属知道他们有缺陷，但其他人可能看不出来，也很难给予支持和理解。例如，患者的有些朋友可能会说："无论是看他的外表还是听他说话，感觉他一切都正常。我看不出他有什么问题，我也不知道他为什么会忘记给我打电话。"有时候，即使是家属，可能也无法区分患者是真的失忆了，还是单纯地偶尔会做出一些自相矛盾的事情。

如果患者一直独自生活，那么家属、邻居和朋友可能在很长一段时间内都看不出他们有不对劲的地方。如果患者没有意识到自己的记忆丧失问题，他们可能会独自生活很多年，直到危机突然发生。当家属得知患者的问题以后，他们往往会对患者的问题已十分严重感到震惊和痛苦。

那么患者还能为自己做什么？他们需要做什么？如果他们还在工作，还在管钱，或还在开车，他们可能意识不到或不愿承认自己无法做到以前那么好了。在这种情况下，有些患者会意识到他们的记忆力正在衰退，但很多人依然意识不到。患者应对能力下降的方式各不相同，有些患者不愿承认自己有问题，另一些患者则在向他人诉苦的过程中得到了解脱和安慰。他人需要做的是倾听患者的想法、感受和恐惧，这会让他们感到安慰，而且这也是一个纠正关于痴呆错误观念的机会。

有些患者可能会通过写备忘录来隐藏自己的缺陷。有时，他们也可能会用话术搪塞。比如，他们可能会说"我当然知道"，以此来掩盖他们的健忘。有些患者在忘事时会生气并责怪他人，有些患者则不再参加他们一直喜欢的活动。一位女性患者曾说："我患有痴呆。我的记性很差。"后来，当家属发现她给税务局寄了一张空头支票而向她询问时，她坚称自己绝没有这样做。她知道自己健忘，却在支票这件事上"撒谎"了，她的这种行为让家属无法理解。家属会疑惑：为什么患者会忘记一件事而记得另一件事？其实，这正是记忆奇怪且难以理解之处。不过，对刚才提到的这位女性患者来说，她真的尽了自己最大的努力。记忆很复杂，像这样的矛盾很常见，而患者自己通常很难解决。

痴呆患者的一个常见特征是，当他们的记忆力和学习新信息的能力下降时，他们的性格和社交技能看起来几乎依旧正常。因此，许多患者可以长时间地隐藏他们的问题。在和患者谈论日常事务时，你可能意识不到他们存在记忆问题或思维障碍。这时，对他们进行心理测验或职业治疗评估会很有帮助，它们会提供现实的衡量标准，并告诉你应该对他们抱有什么样的期待，以及他们还可以做什么。痴呆具有欺骗性，甚至患者身边的人也难以幸免。专业人士的评估可以帮助患者及其家属为未来的护理制订现实的计划。此外，专业人士也可能会与患者本人讨论他们发现的问题，并告诉患者如何尽可能地保持独立。

> 患者的性格和社交技能可能保持不变，但他们的记忆力和学习新信息的能力却在丧失。

徘徊

徘徊是一种常见的、严重的痴呆行为症状。由于存在这种行为，居家生活的痴呆患者难以管理，他们也无法入住日托中心、康复医院或养老院。当他们在繁忙的街道上徘徊或进入陌生社区时，会面临危险。此外，迷失方向和迷路可能会让患者更加害怕。

由于很多人并不了解痴呆，因此试图提供帮助的人可能会认为患者喝醉了或只是在寻求关注。而如果患者晚上在家徘徊的话，则会剥夺家属的睡眠时间。对此，我们可以通过一些方法帮助患者停止或减少徘徊。

如果患者已经开始离家出走或迷路，这其实是一个信号：应该为他们提供更安全的生活环境。通常，患者会出现不同类型的徘徊，原因各不相同。识别徘徊的行为类型和原因有助于为患者制定合理的管理策略。

> **如果患者已经开始离家出走或迷路，那就不该再让他们独自生活了。**

为什么患者会徘徊

患者徘徊可能是由于他们迷失了方向或迷了路。有时候，他们出门办事，如去商店买东西，会因为在路上转错弯而迷失方向，并且在试图找到回家的路时完全迷路；或者当他们与他人一起去购物时走散了，在找寻对方时迷了路。当患者搬到新家，去新的日托中心，或者由于其他原因而进入新环境时，他们出现徘徊的情况通常会增加。

有些患者会无缘无故地、断断续续地徘徊。他们的这些行为似乎漫无目的，而且会持续数小时。这种情况与迷路或身处新环境导致的徘徊不同，并且患者没有任何痛苦。有些患者会出现烦躁的情绪，并坚定地、似乎被驱使着走来走去。一旦这种情况经常发生，所有人都会感到不安。如果患者决定逃跑，那么他们会变得很危险。这种看似难以理解的徘徊可能与脑损伤有关。有些患者会在夜里徘徊，这对他们来说很危险，也会让照护者精疲力竭。

大多数人对患者失去方向感的体验都能感同身受，就像我们也可能会在停车场找不到车或在陌生的地方迷失方向。有那么几分钟，我们会感到不安，直到我们逐渐控制住自己，并找到合乎逻辑的方法来确认自己在哪里。有记忆障碍的人更容易恐慌，他们很难控制自己，甚至可能会认为他们必须对自己迷失方向这件事保密。

当痴呆患者搬到新家或进入新环境后，他们的徘徊会增加，这可能是因为他们有记忆障碍，所以他们无法在新环境中学习。他们可能无法理解自己已经搬家了，因此想要"回家"。这种变化带来的压力可能会削弱他们本就不足的认知功能，让他们更难了解周围的情况。

漫无目的的徘徊可能是患者表达"我迷路了"或"我在寻找自己已经失去的东西"的一种方式。有时候，徘徊是患者试图与他人交流感情的一种方式。

格里菲斯先生是位 60 岁的老人，精力依然充沛，他总是自行离开日托中心。警察经常要到几千米外的高速公路上才能找到他。格里菲斯先生总说他要去佛罗里达州，因为在他心中，佛罗里达州有他的家、他的朋友、他的安全基地和他的家人。

徘徊也可能是患者表达不安、无聊或需要运动的一种方式。徘徊可以满足依然保持积极态度的患者"想做事"的需要。不过有时候，徘徊也可能意味着他们想上厕所。

当患者持续地或激动地走来走去，甚至决心"逃跑"时，是很难控制的。有时候，徘徊是一种严重反应，因为有些事情会让患者心烦或害怕，让他们无法理解周围环境，对所见所闻产生严重的幻觉。这种带有焦虑的徘徊有时是脑损伤的直接结果。虽然我们很难确切地知道患者的大脑发生了什么，但不可否认的是，他们的脑功能已经受到了严重且广泛的损害。需要注意的是，这种行为并不是患者能控制的。另外，患者夜间徘徊也可能有各种各样的原因，从简单的迷失方向到目前仍然难以理解的脑损伤，都有可能（详见后文）。

▌ **和其他行为症状一样，徘徊不是痴呆患者自身可以控制的。**

如何管理徘徊行为

如何管理徘徊取决于出现徘徊行为的原因。如果患者看起来漫无目的，而且他们的徘徊不会造成痛苦或伤害，那么最好的选择可能是任它发生。

如果患者迷路了，只要确定他们还能识字并能遵循提示，那么可以在他们的口袋里放一张提示卡，并在上面上写上简单的文字说明。这样，当他们迷路时，可以掏出来看看。可以在提示卡的最上面写上"保持冷静，别乱走"；可以在提示卡上写"给家里打电话"并写上电话号码，或者写上"请人带你去派出所，待在那里。我会去找你"。当然，患者每次出行时可能需要带不同的提示卡。这样，轻度痴呆患者可以做到自助。

此外，还需要为患者准备一个带有他们的姓名和家属电话号码的身份手环，并标记"记忆受损"，可以在网上定制。身份手环要系牢，防止患者自己取下来，而且要足够小，这样它就不会意外滑落，身份手环比项链更安全。当患者迷路后，身份手环上的信息有助于他人提供帮助。如果患者有迷路的风险，最好尽快为他们定制一个身份手环，这很重要，因为一些诊所或医院也要求痴呆患者携带这样的身份认证。迷路、困惑的患者可能会害怕和不安，并因此拒绝他人的帮助。他们也可能会被周围的人忽视或被误认为是精神错乱。在压力下，他们的认知功能会比平时更差。

▌ **准备一个带有患者的姓名和家属电话号码的身份手环非常有必要。**

可以在药店或网上为患者定制带有患者医疗信息的身份手环，尤其是当他们有心脏病或其他严重健康问题时，他们更应该随身佩戴这种身份手环。也可以为他们定制印有"阿尔茨海默病患者"或"痴呆患者／记忆受损"等字样的医疗警报手环，并在手环上标注家属的电话号码，以便他人获得进一步的信息。

有些健忘的患者会在口袋或钱包里装一张写有他们的姓名、地址和电话号码的卡片，但有时他们可能会把卡片弄丢或扔掉。也可以准备这种卡片让患者携带，但它们不能代替手环。

以下几种设备可以用来寻找走失的患者，包括一些相关的手机应用程序、可插入鞋底的芯片、带有定位功能的手表和手环等。有位男性患者出现迷路状况很久了，但他的妻子依然会让他在封闭的社区里走动，因为他一直随身带着手机，手机上下载了家庭追踪应用程序。当这位患者出去散步时，他的妻子总能找到他，而且她知道他不会离开社区。

当患者进入新环境时，为了减少他们的徘徊，需要提前做好计划且越简单越好。如果患者仍能理解和参与其中，提前做好计划会帮助他们逐渐适应新环境。如果是搬家，那就让他们参与搬家计划，并让他们在搬家前先适应几次新环境；如果患者无法理解周围的事物，那就不要向他们介绍了，而要尽可能悄无声息地搬家。每个患者都是独一无二的，所以要试着平衡他们参与决策的需要和理解记忆的能力。可能的话，尽量在他们的病情早期搬家，这可能会让他们更容易适应和了解周围的情况。

如果需要把患者送到日托中心，那么最好在他们的病情早期就做好安排（见第 10 章）。患者刚到日托中心时，通常会发生以下 3 种情况：

- 最初几次，他们待不了太长时间。
- 最初几次，照护者会陪着他们。
- 在过渡期之前，日托中心的工作人员会到患者家里熟悉一番。如果让患者独自适应或一开始就不让家人来看他们，他们会感到恐慌。

进入新环境以后，患者可能会感到失落，担心家人找不到自己，或认为自己不该来。这时，要经常安抚他们，让他们放心，并告诉他们在哪里，以及为什么他们会来。假如你的父亲患有痴呆，你想接他一起住或送他去日托中心，你可以对他说"爸爸，你是来和我一起生活的，这是你的房间，里面有你的东西"或"爸爸，你现在在日托中心，下午 3 点会回家"。

对于这样的建议，有些家属会说："完全没用！"在某种意义上确实如此，因为患者有时候会一直坚持说自己不住在那里，而且一直试图离开。这是因为他们的记忆受损，不记得他人对他们说的话。尽管如此，家属仍然需要温柔地反复告知他们，并且需要时间和耐心帮助他们接受这些转变，让他们逐渐获得安全感。家属要告诉他们，自己知道他们在哪里，而且需要经常这样做。此外，温柔地安抚患者，并表达出自己对他们的困惑的理解，这有助于减少他们的恐惧和严重反应。经验告诉我们，经常温柔地安抚并提醒患者他们在哪里，有助于让他们放松且更容易管理。当然了，当患者搬到新环境以后，反复安抚和提醒可能需要持续几周。

改变环境会使患者更容易出现徘徊，或者导致他们的行为问题更加严重，因此需要权衡改变环境可能产生的影响。这时候，带患者度假或家里来了访客可能会让患者不快。家属可以出门看看不同的风景，以便放松并恢复精力，但可能会影响患者对熟悉环境的感知。

对于患者漫无目的的徘徊，专业人士建议，可以通过让他们锻炼和有计划地运动来减少他们的不安。例如，可以试着每天带他们去散步。通常，一项活动要持续几周，才能确定它是否对患者有效。另外，如果患者经常运动，要确保他们的饮食足以为他们提供能量，因为吃得不够可能会增加他们的混乱感。如果他们说"我迷路了"或"我在寻找已经失去的东西"，可以拿一些他们熟悉的东西给他们，如家人的照片，并和他们聊天或喝茶来安抚他们。

患者激动地走来走去或坚定地想要"逃离"，有时是由于频繁或持续的严重反应所致。这时要弄清楚：是什么原因导致患者出现了严重反应？这种行为每天都在同一时间发生吗？每次发生都是在患者被要求做某件事（如洗澡）时吗？周围人对患者的徘徊有什么反应？他们的反应会增加患者的不安吗？如果担心患者受伤害而必须约束或追他们，可以试着分散他们的注意力，而不是直接与其对峙。照护者要告诉他们会陪他们一起走，然后带他们绕个大圈，通常，这样可以把他们带回家。平静地与患者交谈可以让他们安心，也能防止他们出现严重反应，避免让他们本来漫无目的的徘徊转变为逃跑。此外，为他们创造一个安静的环境，通常可以减少徘徊。

▎对于徘徊的患者，可以试着分散他们的注意力，而不是与其对峙。

多林格太太一直坚持离开养老院，后来，她去了医院。虽然医院对她来说也是个陌生的场所，但她和护士相处得更好一些。

无论是在养老院，还是在医院，多林格太太都感到不知所措。她知道养老院和医院都不是她住的地方，她想回家。她很孤独，想回到自己的工作岗位上。她依然模糊地记得朋友和自己的归属感，她会不由自主地朝门口走去。每到这时，养老院中早已超负荷工作的护理人员会大声对她喊："回来！"几天后，养老院的另一位老人开始"帮忙"，她喊道："多林格太太又逃走了！"这声音把多林格太太弄糊涂了，她开始加速往外走，护士不得不追她。多林格太太惊惶失措，开始拼命地跑，冲上一条繁忙的街道。当护理人员抓住她的胳膊并抱住她时，她咬了对方。这种情况发生了好几次，让护理人员精疲力竭，多林格太太则持续不断地出现严重反应。养老院后来告知多林格太太的家属，说她难以管理。

在医院里，多林格太太也会向门口走去。这时，护士会悄悄地走近她，邀请她一起喝茶，以分散她的注意力，而不是与其对抗。多林格太太虽然一直在门口徘徊，但她努力逃跑的抵抗行为确实停止了。

如果觉得患者徘徊是因为他们无事可做，可以给他们安排一些任务，比如打扫卫生、叠衣服或整理书籍。成人日托中心既能提供陪伴，又能安排事情做，这对徘徊的患者来说是很大的帮助。

药物在控制徘徊方面通常是无效的，而且应该避免让患者用药，因为这会增加患者困惑和摔倒的风险。事实上，抗精神病药物的确会使患者的徘徊加剧。通常，只有在所有非药物干预措施都失败后，并且只有当患者存在明显的伤害风险或严重痛苦时，才可以让他们使用药物。

改变环境是应对患者徘徊的一个重要措施。有家属发现，患者不穿鞋就不出门，只要把他们外出的鞋子拿走，给他们一双拖鞋，他们就可以一直待在屋里。

市场上的很多产品有助于安全地管理患者的徘徊。不过，要警惕某些所谓的"阿尔茨海默病徘徊管理设备"，因为它们成本很高，但用途有限。有条件的话，可以让患者加入当地的痴呆互助等项目，这样，当他们走失时，发生不良后果的风险可以降到最低。例如，美国阿尔茨海默病协会和美国医学预警基金会合作推出了"安全返回支持计划"服务。

▌创造安静的环境通常可以减少患者的徘徊。

家属在购买徘徊管理设备之前，有几件事需要考虑（只针对个人住宅，不包括成人日托、养老院）。先评估患者的行为：他们是偶尔徘徊，还是经常坚持走远？是否存在危险？再评估一下自己：自己的压力有多少来自对他们的关注？

因为防止患者徘徊或提醒患者徘徊的设备的主要用途在于减轻家属的负担。家属需要考虑成本和替代方案：自制的设备是否能起作用？购置的徘徊管理设备真的能起作用吗？家中所有人员会正确使用这种设备吗？如果设备并不能真正保证患者的安全，那么它反而可能很危险。如果设备没用，还不如自己监控患者。

家属在做决定时，可以考虑以下几类有用的设备：

- 可以锁住门窗，使患者不能出门乱跑的设备。
- 保证患者在屋内安全徘徊的设备。
- 能提醒家属患者在四处走动或试图离家的设备。
- 能让患者和他人交流的设备。
- 当患者迷路时，可提供帮助的设备。

家属可以综合运用多种方法，以确保家里的安全。还可以到五金店里买配件，然后自己动手安装，没必要添置花哨而昂贵的设备。

接下来，我们具体来讲一讲以上提到的几类设备。

可以锁住门窗，使患者不能出门乱跑的设备。在家里或想确保安全的地方先观察一下，也许只需要在患者的卧室安装这种设备，或只需要将设备安装在卧室、大厅和厨房即可。

有时候，最明智的做法是确保整个住宅的安全。门窗锁可以用简单的翻盖锁或别针锁，但记得要在每扇门窗上安装一把以上的锁。这样一来，患者就不容易找到所有的锁，他们就打不开门窗。可能的话，也可以把锁安装在患者不容易注意到的地方。在某些五金店可以买到一种便宜的塑料小玩意，叫作防儿童夹伤门把手，它可以卡住安装好的门把手。他人仍然可以打开门窗，但患者打不开。可以把它安装在不想让患者打开的壁橱门上。如果有天井和地下室，这些场所的门也要锁上。可以在窗户上安装限制开关幅度的锁，这样方便空气流通。

此外，还需要确保通往阳台和车库的门窗安全。记住，锁本身并不能确保绝对的安全。即使是最难开的锁，也无法阻止下定决心要离开的人，他们总会设法打开。此外，必须记住如何使用这些设备，并告诉家中其他人员，让他们也学会使用。

保证患者在屋内安全徘徊的设备。家属不可能每时每刻都盯着患者。患者可能会在家属睡觉时四处走动。对此，可以考虑请人在家里的炉子上安个开关，防止患者不小心开炉子。确保存放危险物品的壁橱和抽屉的安全，并让患者远离这些场所。

能提醒家属患者在四处走动或试图离家的设备。有些设备可以为门锁提供双重保险，这样一来，家属可以离开房间或放心地睡觉，不用时刻警惕患者跑出去。最简单的方法是在门上挂一个铃铛，当门打开时，它会叮当作响。不过，这个方法不太可靠。可以安装门窗警报器，这种设备可以通过铃声或亮灯发出警报。当患者走动或试图离家时，家属会被叫醒。也可以在患者走动的区域或卧室安装运动探测器：当他们起来活动时，家属卧室的灯会自动打开。运动探测器不仅可以对患者的移动做出反应，还能避免宠物误报。

也可以在患者的床边或椅子旁安装压力报警垫（专门提供给老年患者的），它连接着警示铃，当患者踩到它时，它会发出提醒。

还有一种拉环设备（也是专门提供给老年患者的），是一根连接椅子和患者衣服的绳子。当连接断开时，它会发出警报。不过，如果警报使患者感到害怕的话，就应该寻求其他解决方法。

可以在家安装运动感应灯，这样患者就能在晚上找到路。还可以安装婴儿监护器或痴呆监视器，当有人在附近时，如在院子里或另一个房间里，可以听到患者发出的声音。

能让患者和他人交流的设备。可以安装一套便宜且易安装的对讲设备，这样一来，当家属在其他房间时，可以通过它和患者远程交流，让他们安心。

当患者迷路时，可提供帮助的设备。尽管家属尽了最大的努力，但患者仍然可能会走失。因此，家属要做好准备。在当地的痴呆相关机构注册患者信息，保留患者的近照，并交给警方或其他能帮忙搜寻的人。将带有定位功能的应用程序下载到患者的手机上。另外，让患者随身佩戴特殊设计的有内置定位功能的手环、手表等，这有助于快速找到患者。

当患者外出时，要警惕附近的危险，比如繁忙的街道、游泳池和流浪狗，因为患者可能丧失了自我保护的判断力。可以在患者住所附近转一转，看看周围有没有危险的东西。与此同时，还要告诉附近的人患者不是意识错乱，也不危险，只是迷路而已。

实际上，患者本人可能是他们自己最大的危险。当他们看起来健康、行为合理时，其他人往往会忘记他们可能已经丧失了对危险的判断力，比如有的患者可能会掉进游泳池或走到行驶的汽车前面。

其他人对徘徊的患者来说也可能构成一种危险，这些人中除了不了解痴呆的人，还包括会骚扰、折磨或抢劫年老体弱者的人。而且，即使在友好社区，也存在这样的人。因此，家属要意识到这些危险，并保护患者远离他们。

有些设备可以把患者约束在椅子或床上，但只有在万不得已时才建议使用，当然还有其他类似的设备，如约束装置。在使用这些设备之前，需要先和最了解患者的卫生保健专业人员共同商议，再做决定。只有在患者伤害风险很高且所有其他可能的方式都已尝试且无效的情况下，才能使用约束装置。根据我们的经验，徘徊对患者造成伤害的风险往往会被夸大，而约束装置往往会使患者更加不安和痛苦。这里讨论的是家庭使用的约束装置。在养老院使用约束装置还涉及其他问题，我们将在第 15 章讨论。

> **有些设备可以把患者约束在椅子或床上，但只有在万不得已的情况下才建议使用。**

当患者的徘徊超出了家属的控制能力范围，或者当家属在家无法安全地应对患者时，就到了一个临界点，这时，需要把患者送到护理机构。不过，许多住宿护理机构不接受任何患有痴呆、易激惹、具有攻击性或徘徊的患者。对此，可参见第 15 章关于患者安置问题的讨论。

睡眠障碍和梦游

许多患者晚上会坐立不安，他们在醒来后可能去厕所，如果厕所比较暗，他们会变得困惑并迷失方向。他们可能会在房间里徘徊、穿衣服、做饭，甚至会出门。他们还可能会"看到"或"听到"不存在的东西。如何才能减少他们的这些行为呢？

老年人的睡眠量似乎比年轻人少。患者可能由于运动少，因此晚上不会感到疲倦，或者他们可能在白天一直打瞌睡。他们的生物钟似乎因痴呆而遭到了破坏。患者的这些夜间行为症状可能是他们无法区分梦境与现实的表现。

如果患者在白天打瞌睡，那么他们在晚上就不会累，睡眠会不规律。所以，尽量让他们在白天保持忙碌、活跃和清醒。通常，患者不太活跃，也不经常锻炼。对此，可以为他们制订有规律的活动计划，如下午晚些时候陪他们多散散步。这样一来，他们容易感觉疲劳，晚上睡得更好。另外，早晨带患者到户外呼吸新鲜空气，上午带他们晒晒太阳，也有一定的帮助。也可以带他们乘车旅行，这种方式能使他们昏昏欲睡。通常，日托中心都会设法让患者在白天保持活跃。

确保患者在睡前上过厕所，尤其是老年患者，他们在黑暗中可能看不清楚，导致他们出现慌乱。随着年龄的增长，在昏暗的光线下，患者辨别模糊形状的能力会越来越弱。他们可能会误解他们看到的东西，认为他们看到了不存在的人或认为自己身处异地，这可能会引发他们出现灾难性反应。对此，可以让卧室和浴室的夜灯开着，其他房间的夜灯也可以开着，这有助于患者在晚上认清方向。当然，也可以为他们购买可放在床边的便捷马桶。

许多人可能都有过这样的经历：从熟睡中醒来，突然不知道自己身在何处。痴呆患者则可能放大这种体验，此时，他们最需要的是他人平和的安慰。

同时，要确保患者的睡眠环境舒适，比如房间不宜太热或太冷，床上用品要舒适；通常，羽绒被和棉被不容易缠起来，而毯子和床单则容易缠起来，要及时整理。

▌患者的夜间行为症状可能是他们无法区分梦境与现实的表现。

如果发现患者在夜里起床，就需要轻声细语地与他们交流。这一点很重要，因为大部分患者在夜间突然醒来时说话容易暴躁，而这可能会引发他们出现灾难性行为，继而容易把其他人吵醒。在这种情况下，可以温柔地提醒患者："现在还是晚上，你应该回去睡觉。"通常，患者在上完厕所或喝完饮料后会继续睡觉。可以鼓励他们回到床上，也可以在他们起床喝东西时静静地候着，同时还可以小声地放一些轻柔的音乐，帮助他们安静下来。此外，还可以使用让房间变暗的窗帘，当患者夜里起床后小声提醒患者天黑了，窗帘拉上了，是时候上床睡觉了。

有时，患者不愿在床上睡觉，而想要在躺椅或沙发上睡觉。有的患者在夜里起床后会穿好衣服，也可能会重新坐下，然后穿着衣服继续睡。通常，接受患者的这种行为比试图让他们改变更好。如果患者在晚上徘徊，必须检查房子是否有安全隐患，同时布置好卧室，锁好门窗，以便让他们可以安全地走动。有的患者可能会在他人睡觉时打开炉子或生火，或打开大门离家出走，更有患者可能会从楼梯上摔下来。所以，在患者睡觉的房子里，最好在楼梯入口处安装一扇他们爬不过去的门。

如果以上这些措施都无效，可以让患者服用镇静剂。不过，不能草草地让他们用药，因为这类药物会影响大脑的化学物质，还会引发一系列问题，继而导致患者出现更多的问题。

▌有的患者在夜里起床后会穿好衣服，也可能会重新坐下来，然后穿着衣服继续睡，接受他们的这种行为比试图让他们改变更好。

对老年人来说，即便身体健康，他们也比年轻人更容易受药物不良反应的影响。镇静剂的不良反应很多，有些很严重，如引发头晕。痴呆患者对药物的感受比健康人更敏感。老年患者可能会同时服用与镇静剂相互作用的其他药物，抑或他们所患的其他疾病可能会因为使用镇静剂而加重。另外，服用镇静剂可能会导致患者在白天睡觉，晚上睡不着。因为镇静剂可能会导致宿醉效应，使得患者的认知能力在白天减弱，这会使患者更加困惑，更容易摔倒或大小便失禁。有时候，镇静剂甚至可能会干扰患者的睡眠。

由于诸多原因，镇静剂的效果可能会在一段时间后发生变化。通常，医生可能会让患者先试一种药，然后换另一种药，以便仔细调整用药剂量和用药时间。尽管如此，使用镇静剂可能仍然无法让患者整夜入睡。因此，尽可能对患者使用非药物疗法。

虽然我们强烈反对使用镇静剂，但在家里准备一些也是必要的，尤其是当照护者或家属想要获得休息而让患者使用镇静剂是唯一的方法时。另外，如果患者在养老院，人员配备应该足够充分，这样才有条件使用其他干预措施。只要是促进睡眠的药物，即使是新型药物，对许多患者来说也都没有用，甚至可能会使一些患者的记忆和行为问题恶化。

黄太太大半个晚上都没睡。她以为自己还在开杂货店，凌晨 3 点要去买新鲜的农产品。而她女儿在杂货店工作了一整天，此时已经精疲力尽。医生指出，一般来说，这种与终身习惯相关的睡眠障碍是很难治疗的。

黄太太的家人也许做不了能有多大帮助的大事，但他们通过结合许多小的干预措施，足以应对黄太太的行为。他们会让黄太太晚睡，增加她的日常活动，让她照顾孩子，当然，同时也有其他成年人在身边陪伴。他们还让黄太太服用了一种短效镇静剂，并在屋里挂起了遮光窗帘。黄太太回想起来，挂遮光窗帘就该睡觉了。许多类似的小改变和家属的共同合作让这家人度过了一段艰难的时光。后来，黄太太慢慢地忘记了自己要在凌晨起床买农产品的事了，睡觉的时间也更长了。

患者可能患有与痴呆无关的睡眠障碍，如睡眠呼吸暂停。在睡觉时大声打鼾和呼吸急促是睡眠呼吸暂停的迹象。不过，患者很少能配合使用治疗睡眠呼吸暂停的面罩。另外，不宁腿综合征是帕金森病的前兆，如果患者出现这种情况，会导致入睡困难，可以通过药物对其进行治疗。

症状在晚上恶化

一些患者在晚上可能会出现更多的行为症状，原因因人而异，如患者在下午出现疲劳、24 小时周期性激素分泌紊乱、外界刺激减弱，以及感觉晚上整体光线降低（日落综合征）。患者的大脑一整天都在努力处理对混乱环境的认知，他们会很疲惫，所以在一天结束时，他们对压力的容忍度会降低。加上照护者也疲劳了，可能会不知不觉地把疲劳"传递"给他们，继而引发他们出现灾难性反应。

如果患者的症状在晚上更严重，可以尝试以下几点：让他们在下午多接受刺激和活动，以及让他们午睡。如果想让患者做他们平时不常做的事情，要想好是将其安排在下午还是傍晚，以免他们在晚上容易产生压力。可以让患者在白天多待在阳光下，并经常提醒他们在哪里，以及正在发生什么事。

做好一天的计划，这样晚上就能少做点事情，如可以把患者的洗澡时间安排在上午或下午 3 点左右。

到了晚上，家里的很多事情可能会对慌乱而疲惫的患者产生过度刺激，如吃饭时开着电视，晚上有很多人待在家，忙着准备晚餐而没空陪伴患者，孩子很闹腾等。疲惫可能会让患者更难理解周围的事情，并可能产生灾难性反应。因此，尽量少在患者容易不适时做事，或者尽量把家庭活动限制在远离他们的场所。照护者要做好一天的计划，合理休息，不要在患者情况糟糕时迫使自己紧张应对。如果患者经常在做晚餐时烦躁不安，可以试着为他们做一些快速简便的食物。晚餐可以吃中午剩下的食物或吃提前准备好的食物，午餐可以吃得丰富一点。

埃德娜的岳父老约翰逊一天中感觉最不适的时候，恰好是埃德娜儿子从学校回来，丈夫也下班回家时。他们几乎没能力为他请短期护工，而且家人都在身边，请人似乎也浪费钱。后来，他们仍然决定请个人来为老约翰逊进行短期护理，同时他们也非常希望家里能有一段平静愉快的相处时间。他们雇了一名临时护工，这名护工会在晚上埃德娜一家全部回家之前把老约翰逊带到公园；在埃德娜一家准备晚餐时，护工会暂时在公园陪着他，等一切准备好以后，护工会及时把老约翰逊送回家。

有时候，患者想要获得照护者的持续关注，而当照护者忙于其他事情时，他们会变得苛刻。照护者可以尝试在做事时让患者做些简单的事情，或者让其他人暂时帮忙照看他们。如果这些方法都无效，可能需要和医生谈谈，并调整患者的用药时间。

▍做好一天的计划，当患者未处于最佳状态时，降低对他们的期望。

持续一段时间的烦躁或失眠是大脑损伤不可避免的结果。虽然存在日落综合征，但有些患者在早上或下午更难照护。不过，无论患者的这些行为发生在一天中的什么时候，以及即使他们在一天中最艰难的时候犯错，也要时刻记得，他们不是故意这么做的，不要与他们争论。

丢东西，囤东西，藏东西

大多数患者会随手把东西一放，然后就忘记了。还有一些患者会藏东西或收东西，同样会忘记自己把它们藏在哪里了，如假牙或车钥匙等。对于这种情况，不能问患者把它们放在哪了，因为他们不记得，如果问他们，甚至可能会引发他们的灾难性反应。可以做一些事情来减少这种情况的发生，比如保持房间的整洁，这样更容易找到患者放错地方的东西。也可以把一些壁橱或房间锁上，这样患者用来藏东西的空间就少了。

把珠宝等贵重物品拿走，并且不要在家里放太多现金。可以让容易丢失的小物件变得更显眼或为其安装追踪芯片，以方便定位。通常，追踪芯片可以附着或被安装在其他物品上，比如可以在钥匙圈、眼镜、钱包和遥控器上各放一个。点击"搜索"按钮时，会有铃声响起，物品上会闪光，也可以用手机应用程序来定位追踪芯片。同时，还要准备一套备用的必要物品，如钥匙、眼镜和助听器电池等。

要养成一些习惯，比如清空垃圾篓之前先查看一遍，经常检查患者的床垫、沙发垫、鞋子及梳妆台抽屉等，看看这些地方有没有患者丢失的东西。可以回想一下，患者过去认为把东西放在哪里安全，比如他们曾经把礼物或钱藏在哪里，这些地方可能会有他们丢失的东西。

> 为了更方便找到患者隐藏的东西，可以锁上一些壁橱或房间，以减少他们藏东西的空间。

有些患者会囤积食物、脏衣服或其他东西。有些患者囤积东西是因为他们一直喜欢收纳东西，另一些患者则是想"控制东西"或"保持东西的安全"。如果这种情况偶尔发生，可以忽视。可能的话，清理东西时可以留下患者的一些"收藏品"。不要让他们感觉自己的"收藏品"会全部消失，这样他们可能就觉得没必要再藏东西了。

一位痴呆患者的女儿说："当我接受了父亲会把银器藏在洗衣篮里这件事以后，问题就解决了。现在，我不需要一天好几次把它搬到餐厅了。"

总在抽屉和衣橱里翻找

有些患者会不停地翻柜子的抽屉，或者把衣柜里的东西都拿出来，弄得一团糟。尤其是当患者翻找别人的东西时，会令人不安，如家里的孩子——孩子通常需要不受打扰的空间来存放私人物品。当遇到这种情况时，可以在抽屉和衣柜上安装难以打开的门闩或将某个抽屉上锁，把危险或有价值的东西放在里面，抑或把它们放到一个更安全的地方。

儿童安全锁可以固定门或抽屉。可以在柜子最上层的抽屉或盒子里放一些有趣的东西，专门留给患者分类整理，如小工具、机器部件或缝纫用品，这会让他们产生一种使命感，也能确保其他抽屉的安全。

不当的性行为

有时，患者可能会在客厅脱掉衣服或在街上裸着身体徘徊。患者偶尔会在公共场合暴露自己，或者做一些不合时宜、容易让其他人误解的动作。

一个十几岁的男孩回到家后发现，他的父亲一丝不挂地坐在后门廊上看报纸，只戴了顶帽子。

·

一名男性痴呆患者反复地解开皮带扣和裤子拉链。而另一名女性痴呆患者在不停地拨弄上衣的扣子。

有时，大脑损伤会导致患者频繁地或不适当地表现出性行为。不过，比实际出现不恰当的性行为更常见的是针对这一问题的偏见。这种偏见没有任何根据。实际上，痴呆患者很少出现不恰当的性行为。

一位妻子把患有痴呆的丈夫送到医院，她坦言自己管理丈夫的生活没有问题。但医生告诉她，随着她丈夫的病情恶化，他将会表现得像孩子一样，并开始向小女孩暴露自己。

患者自我暴露和漫无目的地自慰仅仅会偶尔发生。事实上，患者在公共场合没穿衣服或只穿部分衣服，只是因为他们忘记了自己在哪里，忘记了如何穿衣服，也忘记了穿衣服的必要性。当他们想要排尿时，他们可能会解开衣服或撩起裙子，但忘记了厕所在哪里。患者脱衣服可能是因为他们想睡觉或觉得衣服不舒服。另外，尿路感染、瘙痒或感觉不适也可能导致他们一直触摸自己的生殖器部位。对于这个问题，需要和医生确认。

不要对患者的这种行为反应过度，只需平静地把他们带回房间或厕所即可。如果他们没穿衣服，可以冷静地帮他们带件衣服，并帮他们穿上。如果遇到患者坐在门廊上脱光衣服，可能是因为天气热，他们以为自己在家，他们并不知道自己在外面。大多数患者永远不会表现出这种行为，因为他们一生都保持谦虚谨慎的姿态。

如果患者经常脱衣服或摆弄衣服，通常可以通过改变他们的穿衣类型来阻止他们的这种行为。例如，最好让他们穿能直接提上去的裤子，而不要让他们穿需要拉链的裤子；给他们选择从后面套上或拉上拉链的衬衫，而不要选在前面扣扣子的衬衫。

如果患者表现出自慰行为，需要记住，这种行为的发生是患者大脑损伤的结果，并不意味着他们会有其他令人不快的性行为。他们可能只想做一些让自己感觉更好的事，而忘记了社交礼仪。如果患者发生这种情况，尽量不要表现得心烦意乱，以免引发他们的灾难性反应。可以静静地把他们带到一个私密的场所，或试着让他们做其他事情来分散他们的注意力。如果患者做出带有性暗示的或令人尴尬的动作，可以设法把他们的注意力转移到其他活动上，或者让他们摆弄其他东西。

如果患者试图和孩子有不当接触，可以实事求是地做出反应，没必要制造更多混乱，他人对这个事件的反应给孩子的影响，可能比这个事件本身更大。可以悄悄地把患者带走，并告诉孩子："他忘记自己在哪里了。"

> **大多数患者不会有不恰当的性行为。如果他们出现这种行为，实事求是地处理即可，因为这是他们大脑损伤的结果。**

有些患者会出现性欲减弱，有些则会性欲增强。如果患者的性欲增强，要记住这是患者大脑损伤所致，与他们的个性无关。偶尔，男性患者可能会对女儿做出不当的举动，这并不是乱伦行为，通常只意味着患者认不出自己熟悉的人，他们可能错误地把女儿当成妻子了。这些行为表明他们还记得妻子和家庭。当这种情况发生时，温柔地引导他们即可，不要过于苦恼。

可以与医生、咨询师甚至其他家属讨论患者令人不安的性行为，让他们一起帮忙应对。当然，选择交流的对象应该对痴呆有充分的了解，而且能自如地讨论性，他们通常可能会提出具体的建议。

反复问同样的问题

许多患者可能会不停地重复问同样的问题，在某种程度上，这可能是他们感到恐惧和不安全的表现。他们无法理解周围环境，所以经常做出这种行为。他们可能不记得短时间内发生的事情，也不记得自己之前问过他人，更不记得他人的答复。

有时，与其一次次地回答患者的问题，不如让他们放心，告诉他们一切都好，有人会处理。有时，患者会担心一些他们无法表达的事情。如果能准确地猜出他们的意思并让他们放心，那么他们可能会放松下来。

> 洛克威尔先生的母亲一直问："我母亲什么时候来接我？"当洛克威尔先生告诉母亲，她母亲已经去世多年时，她有时会生气，有时会再问一次这个问题。几分钟后，洛克威尔先生意识到这个问题真正地反映了母亲的失落，于是他说："母亲，我会照顾你的。"这句话使母亲平静了下来。洛克威尔先生也可以对母亲说"跟我说说您母亲吧"或"您还记得您母亲带我们去看戏吗？"。

反复做无意义的动作

患有脑部疾病的人倾向于一遍遍地重复相同的动作。

韦伯太太的婆婆把洗好的衣服叠了一遍又一遍。韦伯太太很高兴老人家有事可做，但这却让韦伯先生感到心烦意乱。他喊道："母亲，你已经叠了5次毛巾了。"

·

安德鲁斯太太不喜欢洗澡，而且她只洗一边脸。"洗另一边。"她女儿会反复地告诉她，但她一直在洗同一边脸。

·

巴恩斯先生不停地在厨房里走来走去，好像被关在里面了。

大脑受损的患者可能会"卡在"某项任务上，很难转换到新任务上。当这种情况发生时，可以温和地建议患者做特定的新任务，但尽量不要给他们压力或表现得心烦意乱，因为这可能会导致他们突然出现灾难性反应。

对于刚才提到的韦伯太太的婆婆，忽视她的行为效果可能会很好。随着韦伯先生逐渐接受母亲的疾病，母亲的行为就不会再困扰他了。安德鲁斯太太的女儿发现，当她想给母亲洗脸时，轻轻拍她的脸颊，可以让她摆脱重复的洗脸模式。实际上，当语言无法表达意思时，可以使用触摸，这是向大脑传递信息的一种很好的方式。比如，轻轻地拍患者的手，可以让他们知道该把手穿到衣服的袖子里，轻轻地触摸他们，他们就能知道自己该洗哪里。可以在他们的手掌上放一个勺子，让他们握着。

巴恩斯太太想方设法让巴恩斯先生从反复踱步中转移注意力，让他有事可做。例如，她对他说"亲爱的，拿着这个"，然后她递给他一把勺子，"现在再拿着这个"。她会拿走勺子，然后递给他一口锅。帮他人的"忙"能让巴恩斯先生不再踱步。事实上，让患者有事可做能让他们觉得自己仍然有价值。

注意力涣散

患者通常很容易分心。例如，当给他们穿衣服时，他们可能会四处乱看，然后抓起别的东西。他们可能会吃别人盘子里的食物，或者在他人和他们说话时走开。大脑中的部分结构会过滤掉我们不想关注的事情，如屏蔽周围的噪声。痴呆会损害大脑的这种能力，导致患者可能无法忽视外部刺激，因此，正在发生的一切，无论多么不重要，都可能会吸引他们的注意力。

人、动物或突然出现的噪声，是常见的干扰。如果能识别使患者分心的事物，就能将干扰降到最低，这样他们就能专注于一项活动，如穿衣服。可以把他们的盘子放得离其他人的盘子远一点。可以减少访客人数，并和患者在安静的场所交流。如果患者被播放的电视节目或音乐分散了注意力，那就关掉它们。患者吃饭和其他活动都可以安排在没有人走动或没有人说话的场所。

执着或持续地跟着他人

有的患者有时会一直跟着他人，比如从一个房间跟到另一个房间。如果照护者去了浴室或地下室，患者会变得烦躁不安。患者还会在照护者试图休息或专心做某事时不断地打断他们。

其实，如果换位思考一下，世界对健忘的痴呆患者来说是多么奇怪，那么就能理解他们的这种行为了。在患者的世界里，值得信赖的照护者是唯一可以令他们获得安全感的人。当他们记不住生活中必要的事情时，对他们来说，获得安全感的方法就是尽量靠近知道这些事情的人。

由于记忆受损，患者不知道照护者进了浴室很快就会出来，由于对时间认知不准确，他们会感觉照护者似乎已经消失了。这时候，可以在浴室的门上安装一个门把手，以便保证自己的隐私。或者设置一个计时器，并对他们说"计时器停了，我就会出来"，这会很有用。一位男士给自己买了一副耳机，这样他就可以在患有痴呆的妻子不停说话时听音乐了。后来，他也给妻子买了一副，因为他发现妻子也很喜欢音乐。

> **在去浴室之前，可以设置一个计时器，并告诉患者"计时器停了，我就会出来"。**

对于患者的以上行为，药物通常没有多大效果，而且其不良反应可能会使患者丧失更多的认知能力。因此，只有当这种行为让患者或他人处于危险之中时，才建议患者使用药物。

可以让患者做一些他们能做的简单的事情，即使他人可以做得更好或仅仅是重复性的任务，比如缠纱线球、整理书桌或串珠子，这些都可能会让患者觉得他们依然有价值，也可以帮他们找点事情做。

亨特太太的婆婆患有痴呆，她一直跟着亨特太太在房间里转圈，从不让亨特太太离开自己的视线，而且还一直批评亨特太太。亨特太太突发奇想：可以让婆婆把洗好的衣服叠起来。因为亨特太太有个大家庭，所以她有很多衣服要洗。后来，她婆婆开始叠洗过的衣物，然后展开再叠好，这让她感觉自己是家里有用的一分子。

抱怨和侮辱

有时，尽管照护者尽了很大努力，患者仍然会反复抱怨。他们可能会说"你对我太残忍了""我想回家""你偷了我的东西""我不喜欢你"，这难免会让照护者感到受伤或愤怒，继而很可能会爆发痛苦而毫无意义的争吵，而这可能会导致患者出现灾难性反应，他们甚至可能尖叫、哭泣或扔东西等。

如果患者说话不友好，可以先退一步，仔细想想到底是怎么回事。尽管患者看起来正常，但他们的大脑已经受到了损伤，他们不得不接受他人的照护。另外，失去财产和独立对他们来说很残酷，这会让他们非常失落。"你对我太残忍了"的真正含义可能是"生活对我太残酷了"。因为他们无法准确地分辨周围的现实，因此可能会误解他人的帮助是在窃取他们的东西。他们可能无法接受、无法理解或记不住自己不断加剧的大脑功能损伤、财务状况、过去与他人的关系及其他事情。例如，他们只知道他们的东西不见了，而有人恰好在附近，所以他们会觉得一定是这个人偷的。

▎当被患者抱怨时，应该退一步思考到底是怎么回事。

一位女士对患痴呆的丈夫经常说的话做了一些解释。我们无法确切地知道她丈夫的感受和想法，但这位女士找到了充满爱意的方式来解释和接受丈夫说出的令人痛苦的言语，例如：

"我想回家。"

他的意思是："我想回到那种生活状态，即一切似乎都有目的，我也很有用，我可以看清楚手上拿着的东西，以及我对小事不再有恐惧。"

"我不想死。"

他的意思是："我病了，虽然我不觉得痛。没人知道我病得有多严重。我一直都有这种感觉，所以我一定是快要死了。我怕死。"

"我没有钱。"

他的意思是："我过去经常带钱包，里面有些钱。它现在不在我裤子的口袋里了。我生气是因为我找不到它。商店里有我想买的东西。我得再去找钱。"

"大家都去哪儿了？"

他的意思是："我看到周围有人，但我不知道他们是谁。这些陌生的面孔看上去不属于我的家庭。我母亲在哪里？她为什么离开我？"

在处理患者此类言论时，要避免反驳他们或与他们争论，因为这可能会导致他们出现灾难性反应。尽量不要对患者说"我没有偷你的东西""你现在在家里""我给你钱了"，也不要和他们讲道理。而如果告诉他们"你的母亲30

年前就去世了"之类的话，只会让他们更加困惑和难过。

忽略患者的抱怨或分散他们的注意力，通常会有帮助。可以对患者想表达的情感表示理解，比如对他们说"是的，亲爱的，我知道你感到失落""生活有时确实很残酷""我知道你想回家"。当然，照护者可能会生气，尤其是当他们一遍遍地听到患者重复不公平的抱怨时，这是人之常情。不过，患者可能很快就会忘记这件事。

有时，患者会失去圆滑处事的能力，如他们可能会说："我不喜欢约翰。"他们这样直接表达出来，虽然会让当事人不高兴，至少会让其他人了解患者已无法圆滑处事，他们在诚实地表达，而不是故意对别人不友善。有时，患者会对别人发表不恰当或侮辱性的言论。他们的这些行为可以是单纯直接的话语，比如说照护者的发型很糟糕，也可能是对送晚餐来的邻居大喊："滚出去！你想毒死我们！"

> **不要和正在抱怨的患者讲道理。相反，应该带着同情回应他们，并承认他们抱怨背后的感受。**

患者可能跟普通朋友或陌生人说一些事情，比如"我女儿把我锁在房间里"。当带他们去某地时，他们可能会穿上外套并说："我们回家吧。这个地方很臭。"

每个患者的表现是不同的，有些患者会保留社交技能，有些患者会将他们的率直发展成公开的粗鲁行为，有些患者则会感到恐惧和怀疑，从而指责他人。他们的灾难性反应可以解释他们的一些行为，而有些时候，他们之所以这么做，是因为他们对周围的人和事做出了错误的判断。

护士正在和一个男性患者谈话，而医生在和患者的妻子交流。护士说："很明显，患者想要礼貌地和我谈话，但他已经失去了以前那种微妙的感觉。"患者问道："你多大了？你看起来很老。"护士回复说："我不老，我还没有结婚呢。"患者却补充道："是不是没人要你？"

如果是孩子说出这种话，人们通常会一笑而过，因为人们都知道孩子还没有学会社交礼仪。其实，如果周围的人知道痴呆会影响患者的行为，问题就会少很多，比如现在大多数人都知道阿尔茨海默病。其实，刚刚提到的这些行为是痴呆导致的结果，并不是患者故意为之。

对于邻居、朋友或熟悉的店员，可以为他们简单地解释一下患者的情况，同时也让他们放心，告诉他们患有这种疾病的人并不危险，患者也没有疯。一些照护者会为患者准备卡片，并在上面写上"此人患有阿尔茨海默病，虽然他看起来很正常，但这种病已经毁掉了他的记忆"等信息。也可以在卡片上补充关于这种疾病的简单介绍，以及如何获得更多的信息。

如果以上这种情况出现在公共场所，说明患者可能出现了灾难性反应，这时，安静地把他们带走即可，最好什么也别说。

分散患者的注意力是摆脱尴尬的好方法。例如，如果他们问私人问题，可以马上改变话题。当他们告诉别人有人把他们关起来了或不给他们饭吃时，也可以分散他们的注意力。避免直接否认他们的"指控"，因为这可能会导致争论。如果面对的是认识的人，可能需要向他们解释一下具体情况；如果面对的是陌生人，大可不必太在意。

有时，一些爱八卦的邻居可能会根据患者的不当言论制造流言蜚语，没必要因为他们的话心烦意乱，人们通常对这种信息的真实性都有准确的判断。

偷东西

患者可能会在商店里拿东西而不付钱，甚至指责收银员偷了他们的钱。曾有一位女士说，她患有痴呆的丈夫偷了邻居家的鸡，还把鸡杀了。她丈夫甚至没有意识到鸡是他偷来的，反倒因为自己能帮忙准备晚餐而感到自豪。后来，这位女士请牧师向邻居解释了事情的经过，并对邻居进行了赔偿。

如果患者在商店拿东西，他们可能会忘记付钱，他们可能没有意识到自己在商店里。对此，可以让他们手拿一些东西或让他们推购物车，这样，他们的手被"占据"了，就不容易发生此类问题。在离开商店之前，要检查患者的口袋里是否有未付款的东西。另外，去购物时，可以给患者穿没有口袋的衣服，这样可以避免他们乱拿东西。

忘记如何打电话

如果患者说话仍然清晰，一般来说，他们可以接听座机或手机电话，但他们很可能会忘记记下电话留言，这可能会让打电话的人感到不安或困惑，同时带来不便和尴尬。因此，最好用手机作为他们的主要通信方式。当然，有些患者可以使用座机，但不会使用手机，因为他们用座机已经用了很多年，抑或不习惯手机的操作方式。在这种情况下，可以考虑使用录音设备。

一位男士写道："我从妻子的手机通话记录中发现，她给牙医打了5次电话，可能是关于她的预约。自从我知道了这件事以后，我就开始和牙医联系，并告诉他们如何处理。"

提出过分的要求

尽管家人都很清楚库珀先生生活不能自理了，但他依然坚持自己生活。不过，他每天至少会给女儿打一次电话，告诉她自己遇到了紧急情况，让女儿赶紧来帮忙。这让他的女儿感到愤怒，使她无法兼顾自己的家庭，而且让她感到筋疲力尽。他的女儿觉得他一直是个以自我为中心、要求苛刻的人，他现在的行为是故意且自私的。

·

迪茨太太得了痴呆，和她的女儿住在一起，之前她们俩从来没有好好地相处过。迪茨太太不断地对女儿说"给我拿支烟来"或"给我倒杯咖啡"。她的女儿不敢让她自己做这些事，怕她引起火灾。

有时，患者可能要求很高，而且以自我为中心，尤其是当他们看上去没有明显痴呆症状时，这可能让人难以忍受。此时，可以试着先退一步，客观地评估一下患者的情况，比如他们是故意做出这种行为的，还是疾病所致。有的患者在患病之前就喜欢指使别人，而大部分患者是无法控制自己的行为的。操纵这一行为通常需要一定的计划能力，而随着时间的推移，许多患者会失去这种能力，他们可能不会像以前那样与人交往。可以请医生对患者进行评估，他们会客观地分析患者的这种行为该如何控制。

一些患者可能会出现苛求的行为，原因在于他们感到孤独、恐惧或失落。例如，当他们感觉不出时间的流逝时，由于记忆力丧失，短暂的独处就会让他们觉得自己被抛弃了，他们会因此指责照护者。当意识到这一点以后，就不必为此感到愤怒了，也能更好地应对患者真正的问题。例如，对于患者觉得自己被抛弃了这一点，可以设法解决，但不要回应他们的自私行为或操纵行为。可以设计一些方法，以便患者对自己的生活和周围的环境仍然维持一种控制感，这样他们就不会提出过分的要求了。

库珀先生的女儿在一家类似老年公寓的机构为他找到了一间"公寓"，那里提供食物、社会服务和家务服务。这样一来，库珀先生发生紧急情况的次数不但减少了，而且他也能继续保持独立自主。

●

迪茨太太甚至连5分钟前发生的事情都记不住，比如她5分钟前刚要了一根烟，现在却忘了。她的女儿为此想了很多方法，但最终才意识到，她们不太融洽的母女关系太有破坏性了，于是她把迪茨太太送进了一家养老院。而家里其他没有见识过迪茨太太问题的人，反而认为她照护起来并不难。

那么，是否应该满足患者的所有要求，这样做会不会"宠坏"他们？还是应该试着"教"患者正确的行为？其实，以上两种方法都不是最佳选择。因为患者无法控制自己的行为，别人不会"宠坏"他们，也不可能满足他们的所有要求。而且，因为患者的学习能力有限，所以"教"也不是办法。当然，责骂更不可取，可能导致患者出现灾难性反应，使事情变得更糟。

如果患者要求照护者做一些他们自己能做的事情，照护者首先要确保他们真的能做，因为他们可能会被看似简单的任务搞得不知所措。通常，如果把一项任务分解成多个步骤，患者更容易完成。

可以试着直接和患者进行沟通，比如和他们说"我周三来看你"，这要比就是否经常看他们发生争吵更有意义。如果患者吸烟，可以和他们说："计时器一响，我就给你拿烟。在计时器响之前，不要向我要。"同时，不要理会患者进一步的要求。

此外，可能还需要限制对患者的帮助。不过，先要了解他们的病情，还要了解可以调动哪些资源来做这些事情。有时，照护者可能需要寻求外界的帮助，如护士或社会工作者，他们可以帮助制订计划，为患者提供良好的照护，这样能防止照护者疲惫或陷入困境。

如果患者提的要求太过分，让人感到愤怒和沮丧，可以找个发泄愤怒的出口，但要躲开患者本人，因为愤怒可能会引发他们出现灾难性反应，甚至可能会让他们更加固执和任性。

固执且不合作

"无论我让他做什么，他都不做。"一位痴呆患者的一个儿媳说。他的另一个儿媳说："每次要给父亲换衣服时，他都说自己已经换过了。而且，他不肯去看医生。无论我给他做什么晚饭，他都不肯吃。"

固执且不合作的患者通常会让人觉得他们在故意让人难堪。通常，很难判断曾经固执的他们现在是变得更固执了，还是因为他们得了痴呆而变得固执。虽然有些患者天生比其他人更不容易与人合作，不过，他们的这种行为至少部分是由痴呆引起的。

例如，如果患者不记得他们最后一次洗澡是什么时候，当别人告诉他们要洗澡时，他们可能会理所当然地认为自己受到了侮辱。他们可能不明白他们到底要去做什么，所以他们会拒绝做，比如他们可能不理解"看医生""帮忙摆桌子"到底是什么意思。他们认为不合作比出丑更安全。有时，他们会说"我讨厌这种食物"，这实际上意味着"我很痛苦"。

因此，要确保请求能被患者理解，比如可以和他们说："你能闻到晚饭的气味吗？你看到我们在烤食物吗？很好吃。坐下来，我们马上就要开饭了。"另外，让患者专注于愉快的经历，有时也会很有帮助，比如可以对他们说："我们离开医生的办公室后，就去买大圆筒冰激凌来庆祝。"

如果以上策略仍然没用，那就要意识到患者的消极态度往往是痴呆所致，他们并没有对他人进行人身攻击。比如，患者可能由于太困惑了，有时会贬低他人的厨艺。因此，要尝试阻力最小的方法，避免和患者争论，并接受任何对患者安全有效的妥协。

> 尝试阻力最小的方法，避免和患者争论，并接受任何对患者安全有效的妥协。

侮辱保姆

当给患者请保姆时，他们可能会生气或怀疑，甚至侮辱保姆，不让保姆进家，甚至指责保姆偷窃。对此，家属可能无法暂时离开家了，而且也意味着不能再让患者自己住了。患者出现这样的行为症状，可能是由于他们无法理解周围环境或无法记住他人的解释，而只感受到家里有个陌生人。有时，对患者来说，保姆的存在意味着他们的独立性进一步丧失，因此他们很有可能会做出消极反应。

可能的话，尽量找认识的人做保姆，或者把要请的保姆介绍给患者。当保姆第一次或前两次来家里时，家属也要在家。慢慢地，患者可能会适应保姆成了家里的一员。同时，也要教保姆处理某些情况，并评估保姆与患者的关系。通常，如果家属和保姆都能度过最初的"风暴期"，那么患者最终会适应保姆的存在。

> **家属要让保姆知道，只有自己才有权雇用和解雇他们，患者是没有这个权力的。**

另外，要确保保姆了解痴呆，并知道如何处理患者的灾难性反应等行为问题。保姆需要尽快获得患者的信任，并能巧妙地管理患者，同时不会引发他们的灾难性反应。如果患者不愿意接受某个保姆，可以尝试换人。

还有一点，家属要确保保姆在遇到问题时能联系到自己、其他家属或医生，可以给他们提供一份相关人员的电话号码清单。可以试着把保姆当成"想要拜访患者"的朋友介绍给患者，而不要告诉患者对方是保姆；抑或把保姆当成"管家"介绍给患者。如果患者对保姆持怀疑态度，可以请医生给患者写一张签名纸条，提醒患者留在保姆的身边。如果实在没有办法，可以让医生给患者开一些药物，减少他们的怀疑。

在任何情况下，照护者和家属都要当心自己的健康，要时不时地出去走走。

药物治疗患者的行为问题

在理想的情况下，控制患者的以上行为症状并不需要用药，只有在其他合理的干预措施无效，并且患者的行为问题明显会给自己和他人造成伤害或严重痛苦时，才建议使用。

抗精神病药物或镇静剂只在治疗特定症状时，才能发挥最佳药效。如果是一般情况或非特定的原因，通常是无效的。

如果患者的行为问题对自身或他人造成了伤害，抑或他们有其他问题而需要用药，比如用抗抑郁药治疗抑郁症，那么最好及早让他们使用。这类药物的使用需要一段时间才能见效，通常是几周，最长几个月。如果患者用药一段时间后，其症状仍然没有改善，那就需要让患者停药。

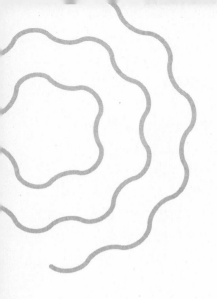

第8章

应对痴呆患者的情绪问题

抑郁

有记忆问题的患者可能会感到悲伤、情绪低落或抑郁。当患者有记忆问题且感到抑郁时，对他们进行正确的诊断和治疗很重要。无论患者的抑郁是否由痴呆引起，一旦得到治疗，那么他们的记忆问题可能会得到改善。

当患有不治之症的患者出现抑郁时，在他人看来似乎很合乎逻辑，因为导致他们抑郁的原因就是慢性病。但事实上，并不是所有患有阿尔茨海默病或其他慢性病的人都会抑郁，大多数这类患者并不抑郁，而且许多患者似乎都意识不到自己的问题。当人生病时，出现一定程度的抑郁是正常的，而且也可以理解，但如果抑郁程度较严重或持续时间较长，那就不正常了。好在抑郁对治疗反应良好，所以无论患者是否患有不可逆性痴呆，治疗后都可以好转。

患有阿尔茨海默病或其他慢性病的患者大多数不会抑郁。

桑切斯太太脾气暴躁，经常抱怨自己的健康状况。她说她"只想死"，而且她的体重正在下降。她似乎从来没有高兴过。因为桑切斯太太有严重的记忆问题，所以医生说她得了阿尔茨海默病。后又经过精神科医生的诊断，她还同时被诊断出患上了抑郁症。

经过药物治疗以后，桑切斯太太的情绪和记忆力都得到了改善。不过，她的体重开始不断增加，以致医生不得不经常帮她更换药物来控制她的抑郁症。最终，桑切斯太太逐渐变得越来越健忘。不过，由于接受了抑郁症治疗，她可以充实地生活了，家人在照护她时也更愉快了。

心理医生对患者抑郁的评估很重要，通常他们要确定患者的抑郁症状仅仅是对某种情况的应激反应，还是需要通过药物治疗的抑郁症的表现。抑郁症患者容易哭泣、体重减轻、易疲劳、睡眠模式改变，而且觉得自己做了坏事，应当受到惩罚。另外，他们对自己未经证实的健康问题也会感到担忧。抑郁症患者的饮食经常不正常，因此容易出现营养问题，而这又会造成进一步的损害。患者也可能表现得令人生厌、顽固或充满敌意。他们可能会说自己感觉抑郁，也可能只字不提。

大多数抑郁症患者很难靠自己"振作起来"，这只会增加他们的挫败感和沮丧。有时候，试图让患者高兴起来反而会让他们觉得自己不被理解。因此，要鼓励抑郁症患者或沮丧的患者和他人保持交流。如果他们有记忆问题，要确保布置给他们的任务是他们可以独立完成的，而且有一定价值，这样他们会对自己的成就感觉良好。不要让他们做过于复杂的事情，因为即使他们遇到很小的失败，也会很沮丧。例如，可以让他们帮着摆餐具，如果他们的力气不够，只要求他们摆好一部分即可；如果他们觉得任务太复杂，那只让他们摆盘子即可。

如果患者在人多的场合心烦意乱，要鼓励他们不要完全退缩，可以让他们一次只和一个熟悉的人交谈，一次也只邀请一个朋友来家里拜访他们。请患者的朋友和患者交流，与他们眼神接触，可以增加他们的参与感。当患者感到情绪低落时，可以带他们找医生、精神病学家或心理咨询师谈一谈，这样做可能会有所帮助。当然前提是，患者仍然具备较好的交流能力和记忆能力，他们的交流对象也必须是了解痴呆，并且能相应地调整治疗方案的专业人士。

关于健康状况的抱怨

如果患者经常抱怨自己的健康问题，首先，要认真对待他们的抱怨，然后，可以请医生检查他们的身体情况。实际上，经常抱怨健康问题的人的确会生病。而当患者经常关注那些没有根据的健康问题时，反而很容易忽视真正的疾病。当医生确定患者没有生理疾病以后，请医生寻找患者抑郁情绪的潜在原因，不要让医生认为患者只是有疑病症。

自杀

当患者抑郁、丧失道德感或沮丧时，他们有可能会伤害自己。虽然患者计划自杀通常很难，但仍然需要警惕他们伤害自己的可能性。如果他们手上有刀、电动工具、药物或汽车钥匙等，他们有可能会用它们实施自杀或自残，因此要格外留意。如果患者扬言要自杀，要认真对待，并且要立刻通知医生。

酒精或药物滥用

有抑郁症的患者可能会使用酒精、镇痛药、镇静剂或其他药物来消除自己的悲伤感觉，但这只会加重他们的抑郁症状。药物会进一步降低患者的认知能力。对于那些独自生活的患者或曾服用过药物或饮酒的患者，需要特别警惕这种情况发生的可能性。

通常，患者比健康人对酒精更敏感，所以即使他们只喝一杯白酒或一杯啤酒，他们的认知能力也可能显著降低。同时还要认识到，大脑损伤可能会使患者控制不住地饮酒或无法控制其他行为，这时，必须设法帮他们控制，比如可以一步步地控制他们饮酒，直到他们戒掉为止。当他们不愉快时，不要觉得他们是针对谁，也不要把责任推到别人身上，只需要坚持下去，并且让患者保持自尊即可。可以把酒锁起来，不要让患者拿到，并且和附近的售酒商店等达成协议，告诉对方不要把酒卖给患者。如果有必要，也可以寻求心理咨询师或医生的帮助。

▍ **如果由于大脑损伤导致患者控制不住地饮酒，必须设法帮他们控制。**

冷漠和精神萎靡

痴呆会让人变得冷漠和精神萎靡。患者可能总是坐着，什么也不想做。虽然这样的患者比心烦意乱的患者更容易照护，但也不要忽视他们的需求。患者冷漠和精神萎靡的原因是其大脑中控制主动性和精力的区域运作失常。因此，要让患者尽可能多地活动，比如经常带他们四处转转，以便尽可能多地让他们运用自己的大脑和身体。

当应对的事情变得太复杂时，患者常常会退缩。如果坚持让他们参与活动，他们可能会突然出现灾难性反应。这时候，可以试着让他们重新参与让他们感到舒适且他们有能力完成及有价值的活动。也可以和他们一起做些简单的事情，比如一起散步、聊聊有趣的事、听听音乐或开车带他们兜兜风。运动常常有助于让人振作起来。一旦患者开始做某件事，他们就不再那么冷漠了。例如，他们今天也许只能帮着洗一个土豆，但明天他们可能会想洗更多的土豆。他们也许能给院子除草，即使他们只做了几分钟，也有助于让他们行动起来。即使他们只做了几分钟就停下来，也不要催促他们，而要把注意力集中在他们已经完成的事情上，并称赞他们。当试图让患者活跃起来时，他们偶尔会变得烦躁不安或激越，这时候，要权衡一下是否值得继续这么做。

只记得感受

通常患者对自己感受的记忆比对引起这种感受的情境的记忆要牢得多。

毕夏普太太生女儿的气好几天了，但她忘了女儿当时那么做其实是为了她好。

有些患者会不断地重复回想同样的可疑想法。那么，为什么他们只记得可疑的事情，而不记得其他事情呢？事实上，和对事实的记忆相比，我们对情感的记忆可能在大脑的不同区域以不同的方式进行加工和存储。虽然原因还不明确，但大脑对情感的记忆似乎不太容易受到痴呆的影响。只记得事情带来的感受也有好的一面：即便人们忘了当时的情况，仍然能长久地记住当时美好的感受。

一位女性患者尽管无法离开轮椅，但她仍然坚持说自己在日托中心跳舞，实际上她想表达的是当时的愉快记忆。

·

有位男性患者在他的孙子孙女们走后，仍能高兴好几小时，但其实，他已经忘记了孙子孙女们刚刚来看过他的事实。

愤怒和易激惹

有时，患者会变得愤怒。当有人试图帮助他们时，他们可能会猛烈地反抗，比如乱扔东西或食物、打人、拒绝照护、大喊大叫或指责他人等。这不但会让照护者心烦意乱，也会给家属带来麻烦。尽管照护者尽了最大努力照护患者，但他们好像充满敌意，当然，照护者还会害怕患者的愤怒攻击会伤害他们自己或他人。好在这种情况很少发生，而且通常是可以控制的。

患者的愤怒或暴力行为通常是一种灾难性反应，因此，应该像处理其他灾难性反应一样来处理。此时，要冷静地回应而不要回应以愤怒，并把患者带离现场或移除令人不快的刺激因素，同时找到触发患者做出反应的事件，这样就可以防止或减少这种情况的发生。

不要用健康人的方式来理解患者愤怒的原因。通常，患者的愤怒往往会被夸大或被误导，比如他们可能根本就不是真的对人生气。患者之所以愤怒，可能是因为他们误解了正在发生的事情，抑或他们因为自己无法完成以前做得很好的事情而感到沮丧。

> 琼斯先生很喜欢他的孙子。一天，孙子绊了一跤，哭了起来。琼斯先生随即拿起一把刀，并开始大喊大叫，不让任何人靠近他的孙子。其实，琼斯先生误解了他的孙子哭泣的原因，他认为有人要伤害他的孙子。后来，孩子的妈妈明白发生了什么，于是，她对琼斯先生说："我会帮您保护他的。"然后，她又给琼斯先生找了件"差事"做："来，您帮我扶着门。"等琼斯先生扶门时，孩子的妈妈抱起孩子开始安抚。

因为一点小事而大发雷霆或在不该发怒时乱发脾气，这在认知损害的人群中很常见。

反过来看患者的健忘也有"好处"。例如，在通常情况下，他人可以很容易地把讨论转移到他们喜欢的话题上。

> 当威廉姆斯太太准备晚饭时，她的婆婆经常生气、脾气暴躁。威廉姆斯先生开始分散母亲的注意力：每天的这个时间段，他会带母亲到另一个房间"串门"。

偶尔，正在经历灾难性反应的患者会攻击试图帮助他们的人。此时，要尽量保持冷静，不要生气。尽可能避免约束患者。如果他们经常发脾气，可能就需要带他们看医生了。在大多数情况下，此类患者无须通过药物控制。

> **为了分散愤怒或易激惹患者的注意力，可以和他们一起做一些他们喜欢的事情。**

如果照护者经常愤怒、易激惹、打人或大喊大叫，那么必须和患者同时寻求帮助。这表明照护者已经承受不住压力了，必须想办法抽出时间暂时远离患者，这样才能保持情绪的平衡。

焦虑、紧张和不安

患者可能会变得担忧、焦虑、易激惹，不停地踱步或坐立不安，他们可能说不清自己不高兴的原因或无法合理解释自己的焦虑。

> 伯杰先生在为某事心烦意乱，但每当他妻子问他怎么了时，他就说他父亲要来接他。如果告诉伯杰先生他父亲已经去世多年，这只会让他哭着四处走来走去。

有时候，患者的焦虑和紧张可能是其大脑内部的变化引起的，也可能是他们的失落感或紧张感所致。对患者来说，不知道自己在哪里、不知道自己应该做什么，以及不知道自己熟悉的东西在哪里，都会导致他们持续地感到焦虑。

有些患者感觉他们经常做错事，并且为此感到焦虑。而渴望回到熟悉的环境（如想回家）或担忧他人（如孩子在哪里），会让他们产生更多的焦虑。因此，要给予他们更多的关爱，并设法分散他们的注意力。对于药物治疗，只有在其他方法都无效、患者的焦虑非常严重且频繁发生的情况下才建议尝试。

另外，即使是严重痴呆的患者，也会对周围人的情绪变化很敏感。如果家庭关系紧张，无论家属如何努力掩饰，患者都会有所反应。

> 鲍威尔太太和儿子为一件小事发生了争吵，就在问题快要解决时，她患有认知障碍的母亲开始哭泣，因为她母亲"感觉有可怕的

事情要发生"。她母亲的"感觉"其实是对家庭气氛的真实反应，但因为她母亲的认知能力受损，因此无法合理地解释出现这种感觉的原因。

患者可能会因为失去某些东西而悲伤和担忧，比如手表。即使反复地告诉他们放心，手表还在，有人在保管，也可能根本没有用。他们还会不断地出现一些笃定的"感觉"，认为某些东西丢失了，比如记忆丢失了，时间丢失了，很多东西都丢失了，但他们给不出合理的解释。对此，可以用爱和安慰来"回应"他们的情绪，让他们觉得自己的反应是正常的，而不要让他们觉得自己的反应极其不合理。此外，不要让患者解释自身问题的原因或与他们争论不休，因为这可能只会让他们更生气。

> 每天下午两点，诺瓦克太太就开始在日托中心踱步，并不停地搓手。她告诉护理人员，她将错过去巴尔的摩的火车。
> 护理人员回复她说："其实你家在丹佛，根本不用去巴尔的摩。"诺瓦克太太听完后似乎很难过。护理人员后来意识到，她可能是担心自己回不了家。于是，护理人员又告诉她，他们一定会确保她安全到家。这下，诺瓦克太太平静了下来。（护理人员针对患者诺瓦克太太的感受做出了恰当的回应）

对患者来说，并不是所有的焦虑和紧张都很容易消失。有时候，对于以上这些"感觉"，他们也很难解释。对此要给予他们安慰和保证，并尝试简化他们所处的环境。当患者走来走去、摆弄东西、抗拒照护、把家具搬来搬去、离家出走或打开家里的炉子和水龙头时，周围的人会感到紧张。通常，如果没有外界的帮助，普通人很难控制患者焦躁不安的行为。

患者易激惹说明他们感到抑郁、愤怒或焦虑，这可能是他们不安或无聊的表现，或者是他们感到疼痛的表现，又或者是药物引起的不良反应，抑或是目前医学无法解释的引起痴呆的疾病引起的症状。此时，要冷静而温和地回应患者，同时尽量简化周围发生的事情并避免让他们思考过多。

> 引起患者易激惹的原因包括疼痛、药物不良反应、令人沮丧的环境和疾病。

对于轻度焦虑的患者，可以给他们一些东西让他们摆弄，也可以让他们做些有价值的事情，比如让他们去门口取快递等。如果他们正在喝含咖啡因的饮料，如咖啡、可乐或茶，最好给他们换成不含咖啡因的饮料。

有位女性患者一直很焦躁。她常常走来走去，坐立不安，反复徘徊。她丈夫没有叫她坐下，而是递给她一副纸牌，并对她说："亲爱的，来，我们打牌吧。"她丈夫很好地"利用"了她一直喜欢玩纸牌这一点，尽管她已经不知道怎么玩了。

如果患者过度活动，可能是他们连续多次出现灾难性反应的结果。此时，可以试着改变患者周围的混乱、减少他们的额外刺激及减少噪声，但不要频繁地改变他们周围的环境。

错误观念、多疑和幻觉等

患者由于健忘可能会毫无道理地多疑起来，他们会怀疑或指责别人偷了他们的钱或物品，甚至一些没人会拿的东西，比如旧牙刷。他们可能会囤积或藏东西，大声呼救或报警，甚至会指责配偶不忠。他们可能很偏执，坚持认为自己的东西被偷了或有人想伤害他们。患者会因此而恐慌，并且抵制所有人的关心和帮助。患者偶尔也会产生极端和奇怪的想法，比如他们可能会坚持认为他们住的地方不是他们的家；认为某个死去的人还活着，会来找他们；或者认为家里的人都是陌生人，很危险。偶尔，有些患者会坚持认为他们的配偶不是自己的配偶，只是看起来像，并认为他们是骗子。

此外，患者可能会听到、看到、感觉到到或闻到不存在的东西。这种幻觉可能会导致他们感到恐惧，比如他们在卧室时幻想自己看到一个陌生人；也可能让他们感到有趣，比如他们在床上时幻想自己看到了一只小狗。这就是所谓的精神症状，对此要有一定的意识，以防万一。患者出现此类症状通常是大脑损伤或谵妄的结果，而不是由其他精神疾病所致。

误解

有时，患者出现此类问题是因为他们对自己的所见所闻产生了误解。例如，当他们在黑暗中看不清时，他们会误以为移动的窗帘是陌生人；如果他们的听力欠佳，他们会怀疑正常谈话的人在议论自己；如果他们把鞋子放错了地方，他们会误以为鞋子被偷了。

患者在黑暗中能看清东西吗？他们的听力是否达到应有的水平？照护者需要帮助患者，使他们尽可能地看清东西和听清声音，因为他们可能意识不到自己的感官受限。如果患者戴眼镜或助听器，要确保眼镜和助听器能正常使用。如果房间光线昏暗，试着改善照明；如果房间很吵或声音太小，要设法帮助患者识别声音。如果他们总觉得晚上窗外有人，可以拉上窗帘。

如果患者误解了某些事，可以对他们进行解释。比如，可以告诉他们"是窗帘在动"或"这是窗外灌木丛的声音"。不要直接否定他们，避免他们突然出现灾难性反应，如不要对他们说"卧室里不可能有人"或"不可能有人想偷偷溜进来，你现在就去睡觉"。如果患者听不太清楚对话，不要在背后议论，而是直接让他们参与对话，在对话时，只需直视他们即可。

即使听力欠佳，一些患者也能通过非语言交流理解信息，比如面部表情、声调和肢体语言。因此，尽可能地让患者参与对话。比如，"母亲，约翰说最近天气很糟糕"或"母亲，约翰说你的小孙子现在会坐起来了"。

> **当患者表现出误解行为时，不要直接反驳他们，因为这可能会导致他们出现灾难性反应；相反，应该帮助他们找出原因。**

无论患者多么心不在焉，都不要用第三人称来谈论他们，就好像他们不存在一样，因为这种行为很容易让患者感到生气。当然，还要记得告诉其他人也不要这样做。有时，患者的大脑会错误地"解释"他们看到或听到的东西，因此他们会变得不切实际和多疑。此时，只需要告知他们正确的信息或为他们写下提醒即可。不过，因为他们忘得很快，所以可能需要频繁、重复地告知或提醒。

不认识人或事物

患者可能再也不认识他们熟悉的人或事物了，不是因为他们忘记了，也不是因为他们的眼睛看不见，而是因为他们的大脑无法正确地整合信息。他们因此可能会坚持认为他们的配偶不是自己真正的配偶，家也不是他们真正的家。这也是失认症的表现。

克拉维茨太太对丈夫说："你是谁？你在我家做什么？"

克拉维茨太太的问题与记忆无关，她并没有忘记自己的丈夫。事实上，她从丈夫的声音中立刻就认出了他，但克拉维茨太太的大脑无法从她的视觉信息中分辨出他是谁。

如果患者不承认他们的配偶，配偶可以试着告诉他们"我知道我看起来很老，但我的确是你的丈夫／妻子"等，而不要和他们争吵。虽然这种情况让人十分心碎，但患者并不是真的想要拒绝配偶，他们仍然记得配偶。事实上，这只是患者的受损大脑引起的一种无法解释的错误。

尽管克拉克先生已经在家里住了很多年，但他仍然坚持说他现在住的不是自己的房子。当要求克拉克先生描述自己的房子时，他描述得很准确；但如果女儿告诉这就是他现在住的房子，他反而指责女儿撒谎。

其实，克拉克先生并没有忘记他的家，只是他的大脑无法将他看到的东西与他记得的房子外观联系起来，因此他才感觉他住的房子陌生。有些患者甚至认不出镜子里的自己，他们可能会认为那是个"陌生人"，这其实是自我失认症的表现。

对于以上表现，可以通过一些方式来帮助患者，比如对他们说："虽然它看起来不熟悉，但它真的是你的房子。"如果患者的语音识别功能仍然正常，当他们听到他人的声音后，就能认出对方是谁。如果房间里的镜子让他们不安，那就把镜子取走或用布盖上。

> 如果患者认不出自己熟悉的面孔，但能识别其声音，那么和他们说话可能有助于他们认出对方。

"我的母亲要来接我"

患者可能会忘记他们曾经认识的人已经去世，如他们可能会说："我的母亲要来接我"或"我刚见过已故很久的祖母"，原因可能在于，他们对与已故亲人相处的记忆比他们对亲人死亡的记忆更强烈。在他们的心目中，也许过去已经变成了现在。在阿尔茨海默病患者身上，旧的记忆比新的记忆保留得更好。因此，患者可能无法回忆起最近亲人死亡的事实，但他们的大脑仍然保留着与亲人在一起的童年回忆。此时，要回应他们的感受，而不要反驳他们。

如果直接告诉患者他们的母亲已经去世多年，这会让他们非常难过。大多数人都想说出"真相"，再观察别人对"真相"的反应是否合理。不过，在大多数情况下，即便多次告诉患者，他们也记不住这些重要的信息。他们保留着关于母亲的记忆，这意味这段记忆对他们很重要。对此，可以让患者讲讲他们的母亲、翻翻相册或讲讲家里曾经发生的事。这才是对他们感情的正确回应。

有时候，患者对"母亲已经去世多年"这件事感到毛骨悚然，他们也可能声称自己能看到死人。这可能是一种症状，类似于健忘、徘徊或灾难性反应。

多疑

如果患者多疑，必须弄清楚他们的怀疑是否真有依据。有时候，当患者多疑时，引起他们多疑的真正原因可能会被忽略，比如事实上，他们可能受到了伤害、抢劫、身体虐待或骚扰。当然，也有一些患者确实会产生一种与现实不符的怀疑倾向。其实，每个人都会怀疑，而一定程度的怀疑对生存是很有必要的。随着年龄的增长，孩子原本的天真会变成一种正向的怀疑。很多人被教导，要对提供糖果的陌生人、过于"友好"的销售人员，以及提供令人难以置信的高薪的老板保持怀疑态度。有些人容易多疑，而有些人容易轻信。痴呆患者可能会对他们怀疑的事情进行夸大。

> 亨德森女士回到办公室以后，发现她的钱包不见了。这一周内，除了她，另外两个同事的钱包也不见了。亨德森女士怀疑是新来的档案管理员偷了钱包。

> 晚上，当斯塔尔先生从一家餐馆出来时，3个青少年走近他，来找他换零钱坐公共汽车。斯塔尔先生受到了惊吓，因为他怀疑这些青少年要抢劫他。

> 贝洛蒂太太给她的朋友打了3次电话，约对方一起吃午饭，但每次她的朋友都拒绝了，原因是对方有其他工作要做。贝洛蒂太太怀疑她的朋友故意躲着她。

像以上这样的情况其实经常会发生。对此，健康人的反应与痴呆患者是有区别的，后者的推理能力可能会受到怀疑情绪的影响，或者他们无法理解自己的世界。

> 亨德森女士在找钱包，后来她想起自己把它落在自助餐厅了，收银台的工作人员一直在帮她保管。

患者通常缺乏记忆和对复杂问题的推理能力。因此，如果不是亨德森女士想起她把钱包落在自助餐厅，她可能永远也找不到钱包，而且会一直怀疑档案管理员。

　　斯塔尔先生知道自己身处一个光线充足、交通繁忙的场所，他抑制住了自己的恐慌，递给那3个青少年一些零钱。青少年们向斯塔尔先生表达了感激，然后才跑去公共汽车站。

患者通常没有能力评估他们身处的处境和控制自己的恐慌情绪，他们经常反应过度。在这种情况下，刚才提到的斯塔尔先生可能会尖叫，导致那3个青少年被吓跑。

　　贝洛蒂太太和另一个朋友讨论了她的担忧，结果得知她的那位朋友生病了，并耽误了工作，她的那位朋友不得不在办公室吃饭。

此外，患者缺乏检验自己对他人产生怀疑并对其进行评估的能力。

患者当然并没有发疯，他们生活的每一刻都像重新开始一样，他们对过去的每一刻都没有记忆。对他们来说，事情消失了，解释被遗忘了，对话没有意义。在这样的世界里，他们无法正常地进行怀疑。例如，他们会忘记照护者曾仔细向他们解释过自己雇用了一位管家。由于无法准确地判断所需要的信息，他们会认为自己在房间里发现了陌生人，并认为对方是小偷。因此，新的保姆或照护者前几次上门，家属都要待在家里，这有助于患者适应。

患者生活的每一刻都像重新开始一样，他们对过去的每一刻都没有记忆。

首先，要明白一点，这不是患者自己可以控制的。其次，不要争论患者的怀疑是否真实，因为这只会让事情变得更糟。比如不要对患者说："我跟你说了20遍了，我把你的东西放在阁楼上了。没有人偷！"对于患者常见的东西所放的位置，可以列个清单，比如"你喜欢的座椅送给了玛丽的表妹""雪松木箱在阁楼上"等。

如果患者说"你偷了我的假牙"，那么不要回复说"没人偷你的假牙，你又把假牙弄丢了"，而应回复说"我会帮你找到的"，找到患者丢失的东西通常就能解决问题。即使不仔细找，试着找一下也会让患者感到被认可。对不记得把东西放在哪里的患者来说，丢失的东西就是真的被偷了，他们不知道没人想要他们的东西，比如他们的假牙。

> 一位女性患者的儿子把钥匙牢牢地固定在家里的布告栏上，这样他母亲就无法把钥匙拿走或藏起来。每次他母亲指责他偷她的东西时，他都温和地回答："你所有的东西都锁在阁楼上了，那是阁楼的钥匙，你看它们都在那儿。"

有时候，可以设法转移患者的注意力，让他们自己寻找丢失的东西，也可以带他们出去兜风或让他们做其他的事情。要找出患者抱怨的真正原因，并以同情和安慰来回应他们的失落和困惑。

当患者把东西藏起来时，他们通常会忘记自己把东西放在哪里了，然后会认定它们被人偷了。

当患者搬进新家或养老院时，他们的财物可能必须由家属等人来负责。这时，他们可能会坚持说他们的财物被偷了。当家属接管了患者的经济大权时，患者可能会指责家属偷了他们的钱。重复向患者解释或写清单有时虽然会有帮助，但其实作用不大，因为患者时常无法理解或很快就忘记了他人的解释。在一定程度上，患者指责他人是他们对失落感、困惑和苦恼的表达。尽管这会让人感到非常痛苦，但其实不会产生真正的伤害。当明白了这些事情的发生是因为患者的大脑损伤，就不会那么失落了。

没有什么比被诬告更让人愤怒的了，因此，患者的指责会令保姆、照护者、家属、邻居、朋友疏远他们。如果确认患者的指责是没有道理的，那么要向被误解的人表明"我对你没有任何怀疑"，并向他们解释清楚。比如，对他们说："患者诬告你是因为他们无法准确判断事实。"必须对他人表达足够的信任，而且足以"压倒"患者的指责。可以和对方分享一些相关知识，如大脑损伤是如何影响患者的行为的。有时候，患者的指责可能听起来很合理，因为他们的做法好像并没有超出自己的控制，而其他人可能意识不到发生了什么事。

> 当他人被患者指责时，要明确告诉对方，患者的指责是由其本身的疾病引起的，你根本没有怀疑他们。

当患者毫无道理的怀疑伤害了他人，对患者本人造成严重困扰，或当安慰、转移注意力都无效时，偶尔可以让患者使用低剂量的药物。这不仅可以让照护者的生活减轻一点压力，也能缓解患者因怀疑而产生的焦虑和恐惧。

藏东西

对所有人来说，把重要的东西放在安全的地方是理所应当的。但健康人和痴呆患者之间的区别在于，痴呆患者更容易忘记自己把东西放在哪里。他们在藏东西时往往伴随着怀疑，而这些行为本身会导致很多问题，具体可参考第 7 章的相关内容。

妄想和幻觉

妄想是指患者坚定不移地持有的不真实想法。这些想法在本质上可能源于患者的多疑，如"恐怖组织在追杀我"或"别人偷了我的钱"；也可能源于患者的自我责备，如"我是个坏人"或"我的内心在腐烂，我正在传播一种可怕的疾病"。根据妄想的性质，医生通常可以判断出患者的问题所在。抑郁症患者经常出现自我责备的想法。而当一个人因卒中、阿尔茨海默病或其他疾病出现大脑损伤时，如果他们产生了妄想，那么这种妄想则是由于大脑损伤引起的。令人沮丧的是，患者似乎总能记住不真实的想法，但记不住真实的信息。有时，妄想似乎来自患者对现实的误解；有时，妄想与患者过去的经历有关。需要注意的是，并不是患者提到的所有奇怪的事情都是妄想。

幻觉是一种感官体验，这种体验对有幻觉的人来说是真实的，但对其他人来说并不存在。幻听和幻视最常见，偶尔，有幻觉的人也会感觉到、闻到或尝到其他人无法感知的东西。

辛格太太有时会说她"看到"一只狗在她床上睡觉，她会把女儿叫过来，让她把狗从床上弄下来。

戴维斯先生会"看到"地板上有小矮人。这经常会吸引他的注意力，他会因此长时间坐在那里看小矮人，而不去参加老年中心的活动。

埃克曼太太"听到"窗外有窃贼试图闯入，她还"听到"窃贼讨论如何伤害她。她多次报警，但别人都认为她脑子出了问题。

沃恩先生认为自己吃的所有食物都有毒。他拒绝进食，体重下降了很多，因此不得不住院接受治疗。

幻觉是一种症状，就像发热或喉咙痛一样，可以由多种原因引起，如某些药物可以引起幻觉。另外，即使是健康人，在罹患某些疾病的过程中，也可能会出现幻觉。

治疗幻觉的第一步是确定病因。对老年人来说，幻觉不一定是痴呆的征兆：引起痴呆的疾病可能由多种因素引起，许多因素是可以治疗的，如谵妄。如果先前身体机能良好的人突然出现妄想或幻觉，那么可能与痴呆无关。带患者去医院时，不要让医生忽视这些症状。上文提到的幻觉的例子都与痴呆无关。如果家人出现幻觉，要冷静应对，以免对方进一步不安。

照护者首先要让患者放心，告诉对方自己会处理好所有的事情。虽然这不是紧急情况，但仍然需要带患者去看医生。如果症状给患者造成了困扰，可以让他们使用一些药物，以便他们好受一些。不过，用于治疗这些症状的药物会引起严重的不良反应，因此只有在非药物干预失败，患者非常痛苦或对他人造成了伤害时，才建议使用。

不要否认患者描述的经历，也不要直接与其对抗或当面与其争论，这只会让他们更加不安。记住，这种体验对他们来说是真实的，只要倾听或给出不确定的答案即可，如可以对患者说："我没有听到你听到的声音，但我相信你一定很害怕。"也可以设法转移他们的注意力，让他们忘记自己的幻觉，如可以对他们说："我们到厨房去喝杯热牛奶吧。"当他们再次回到卧室时，可能就不会有幻觉了。

> **幻觉是一种症状，就像发热或喉咙痛一样，可以由多种原因引起。**

身体接触通常会让患者感到安慰，但前提是他们不会把接触误解为试图控制或伤害他们。例如，可以对他们说："我知道你很生气。如果我握住你的手或给你一个拥抱，这样会有帮助吗？"一位女性患者坚持说她床上有条蛇，后来，护理人员拿着一个包走到她的卧室，并告诉她有人已经抓住了那条蛇。这听起来虽然像是在撒谎，但能让患者感到舒服，同时也能避免双方发生争吵。

无事可做

随着病情的发展，引起痴呆的相关疾病会极大地削弱患者的活动能力。患者可能无法记住过去，也无法对未来做出任何预期。他们无法提前计划或准备洗澡等简单的活动，甚至连电视都看不懂了。如果他们住在养老院，当护理人员不在他们身边时，他们可能会长时间坐着，无所事事，大脑放空。对他们来说，烦躁不安、徘徊、试图回家、做重复的动作、一遍遍地问同一个问题、抓挠、手淫及做出许多其他的行为等，都是为了填补空虚。

通常，照护者的压力已经够大了，因此不应该期望他们再承担关于患者的娱乐活动和消遣的安排事项。但患者参与消遣活动的确又很重要，对此，应该安排日托中心、其他家属、患者的朋友或通过安排有偿服务来解决。在为患者安排活动时，必须在提供有意义的活动和增加压力之间把握好度。大多数人都是摸着石头过河。另外，不要让消遣活动成为对患者能力的考验。与让患者正确完成任务相比，让他们享受乐趣更重要；另外，一旦患者感到烦躁不安，就要适时停止。

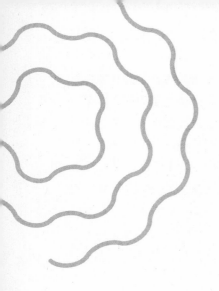

第9章

照护者生病时的
备用方案

任何人都可能生病或发生意外。如果照护者在护理慢性病患者时感到疲惫和压力，那么他们因此患病或发生事故的风险就会增加，痴呆患者的照护者同样如此。

如果照护者受伤或生病了，患者怎么办？实际上，提前做好计划是很重要的，因为患者丧失了诸多能力，他们无法做出正确的选择，所以照护者必须提前做好计划以保护自己和患者。照护者一旦出现身体不适，应及时咨询医生。此外，还需要提前为以下几种可能出现的问题做好准备：

- 突然出现的严重问题，比如心脏病发作、卒中或骨折。
- 比较紧急的问题，比如生病，需要住院治疗或手术。
- 一般性问题，比如得了流感或因为其他原因需要在家休息。

布雷迪太太突然感到胸痛，她知道自己应该安静地躺着。她让患有痴呆的丈夫去找邻居，但她丈夫一直拉着她的胳膊大喊大叫。后来，布雷迪太太终于拿起手机拨打了急救电话，而当急救人员到达时，她丈夫却拒绝让他们进门。

即使患者平时表现得很好，在慌乱时，他们也可能无法做他们通常可以完成的事情。如果照护者突然生病，而且无法求助，这会让患者很慌乱，他们可能无法提供帮助。他们可能会误解正在发生的事情，甚至阻碍照护者寻求帮助。

如何获得帮助

遇到紧急情况时，要即刻报警，但不能依赖患者来应对，尤其是当他们承受着其他压力时。可以购买一个个人安全警报器，这是一种可以戴在手腕上或脖子上的小装置，当按下它上面的按钮时，它就可以报警，而且能实时与人通话。还要准备一个可在淋浴时使用的防水设备。在钱包里放一张卡片，上面注明患者的痴呆情况，简要地列出他们在紧急情况下可能的需要，并附上紧急联系人的电话。卡片上还要写上照护者和患者各自都有哪些疾病，以及目前正在使用的药物。双方随身都要携带卡片，再复印一份贴在冰箱上，以方便急救人员看见。如果情况有变，可以在卡片上做些备注，随时进行信息的更新。要随身携带手机，以便及时与需要的人联系。

确保紧急联系人有家里的钥匙。当患者慌乱时，他们可能会拒绝让任何人进入。如果照护者必须去医院或生病在家，要仔细想好由谁来照护患者。任何改变都会让患者心烦意乱，所以应该尽可能地不做改变。替代照护者应该是患者认识且了解护理程序的人。医生、药剂师、律师、家属等人的名字和电话号码都要写下来，并放在紧急联系人可以找到的地方。

▎ **理想的替代照护者是患者认识且了解患者日常生活的人。**

以下是一个患者家属的笔记示例：

> 韩医生的电话：×××××××××。
> 乔治在饭前一小时需要吃粉色药片。
> 乔治最喜欢喝橙汁。
> 烤面包机要先打开后面的开关才能用。
> 在晚饭时，乔治会开始四处徘徊，得看着他。

也可以做一张"关怀表"，上面列出与患者个人护理有关的所有重要事项：从饮食到用药和活动，再到相关人员的电话号码。

第 10 章

获得外部帮助

　　有时，照护者需要从照护患者的责任中暂时脱身，为自己腾出些时间。此外，照护者可能还需要其他帮助，比如有人能帮着照看患者在白天独自进餐；有人能帮患者洗澡；有人能在自己购物或休息时帮着照看患者；有人能帮着做家务；有人能与自己商量事情。照护者可能希望有人来陪伴自己，或者希望在自己度假或就医期间，患者能独自待几天。有时，照护者可能需要一些私人时间，暂时远离患者，与朋友交流。这些都可以让照护者从照护患者的责任中暂时解脱出来。

朋友和邻居的帮助

　　通常，有了他人的支持，照护者往往能做得更好，而且不会因为负担而感到孤独。大多数人首先会向家人、朋友等寻求支持和帮助，通常这些人会主动提供帮助，但有时也需要照护者主动向其他人提出帮助请求。例如，有时邻居会来看望患者；药剂师会记录患者的处方；患者的朋友可能会在紧急情况下来陪伴患者，等等。因此，照护者在进行计划时，应该考虑这些人，因为他们很重要。大多数人都愿意帮助别人，但向他们提的要求不宜太多，以免他们退缩。当向邻居求助时，最好不要向他们表达自己所有的痛苦。不过，可以向亲密的朋友分享，他们可能更愿意分担一些情感负担。

虽然很多人都听说过痴呆或阿尔茨海默病，但他们并不了解该如何和患者相处。可以跟来访的朋友解释，患者的一些特定行为是大脑损伤的结果，并非他们故意为之，而且也不危险。

如果患者让人感觉不舒服，他人可能就不愿意拜访或陪着他们了。对此，可以为来访者提供一些具体的建议，如告诉他们陪患者散步可能比聊天更合适，和患者一起回忆旧时光可能会让双方都感觉不错。同时还要告诉来访者，当患者变得烦躁不安时，应该怎么做。当请求他人帮忙时，最好提前通知他们，让他们有充足的时间安排，以便他们腾出时间。另外，记得感谢他们，即使他们做错了一些事，也不要责备他们，尽量找一些他们能做且不会引起不便的事情。邻居住得很近，可能更愿意来看望患者，而住得远朋友可能不太愿意开车来看望患者。

查找信息和服务

在某些情况下，大多数家属在获取信息、做出决定和制订长期护理计划方面需要寻求外界的帮助。而且，大多数家属也需要一些自己的时间，以便在照护患者的同时能得到休息。

可选择的服务

在美国，越来越多的人不到 60 岁就患上了痴呆。患者及其家属通常需要一些服务，大多数都是收费的，也有一些是免费的。美国阿尔茨海默病协会可以指导患者及其家属获取相关的社区资源与专业知识。

对于 60 岁及以上的老年患者，社区一般都会提供额外的资源。大部分地区的养老事务所和老年中心都有针对 60 岁以上或 65 岁以上老年患者的免费项目或优惠项目。美国退休人员协会也会提供有用的信息。

一些项目为 60 岁以上的老年患者及其配偶和残障人士提供牙科保健、优惠的假牙和眼镜、法律咨询、社会工作援助、转诊等服务，以及免费的税收援助。另一些项目则以较低的价格提供处方药或医疗器械，还有的项目可以提供出行服务。有一些项目可以以折扣价为老年患者维修房屋，也可以用于帮助患者安装轮椅坡道、锁、扶手和其他安全设施。

在一些地区，有一种叫作"车轮上的餐点"的项目，每天可以为出不了门的患者提供餐点。这些餐点通常是由乐善好施的志愿者准备的，同时他们也会帮忙察看独居患者过得怎么样。不过，他们能提供的帮助终究有限，无法代替患者家属。

"扩展营养项目"在每个工作日可以为受保护的小组提供热午餐和数小时的娱乐项目。他们通常不提供医疗服务，不提供药品，也不接受流浪者、捣乱者或失禁的人。工作人员通常是非专业人士或准专业人士。通常，患有轻度或中度痴呆的患者喜欢这样的小组。

由《美国老年人法案》（*Older Americans Acts*）资助的营养项目为 60 岁以上的老年人及其配偶提供服务。人们可以致电当地的老年中心或老年委员会来联系相关负责人员。一些热午餐项目是为健康的老年人准备的，并不适合痴呆患者。还有一些项目为体弱的老年人提供服务，其配偶也可以一起参加。不过，这些项目并不会为独居的老年人提供足够的照护服务。

> 威廉斯先生常常感到困惑不安。他的妻子找了一位志愿者来拜访他，并让志愿者和他一起下跳棋。威廉斯先生虽然喜欢下跳棋，但他经常忘记规则，好在志愿者能够理解且并不介意。志愿者成了威廉斯先生的棋友，威廉斯先生既获得了友谊，又有了愉快的活动。

让别人来家里帮忙

许多家属都会请人到家里来帮忙照护患者。家政会帮忙做饭、洗衣或购物。家庭健康助理或个人护理人员可以帮助患者穿衣服、洗澡、进食和上厕所。保姆可以帮忙看护患者，并帮助患者进食，有些保姆也可以帮助患者洗澡。一些服务人员接受过特殊培训，他们可以为患者提供社会化活动和有意义的活动。专业的护士、社会工作者和其他治疗师可以对患者进行评估和护理。护士可以监测患者的状态，帮患者更换各种导管，并对患者进行注射治疗。语言治疗师可以帮助卒中患者恢复语言能力，而物理治疗师可以帮助患者锻炼。

在美国，请医护人员上门服务的价格比较贵，而且医疗保险会严格控制护理费用，所以大多数家庭只在患者突发急病时才会雇用护士。另外，还可以请临终关怀团队，他们可以教授家属如何在家照护临终患者。

居家护理

在美国，居家护理是许多家庭的首选，尤其是在患者生病或出不了门时，它能给照护者一定的休息时间。通常，患者会把护理人员当作来访的朋友，并享受与他们在一起的时间。护理质量通常取决于所选机构和护理人员。因此要想获得高质量的护理，需要咨询多家机构，并比较花费情况。通常，最便宜的不是最好的。要询问护理人员接受了哪些关于护理的培训。

虽然大多数护理人员都很诚实，但为了保险起见，也要把患者的镇痛药和钱等物品收好，也不要让患者使用信用卡或支票簿。对于护理人员，言行一致是很重要的。要了解在哪些情况下，机构会更换新的护理人员；如果护理人员来不了，机构会有怎样的预案，等等。

如果护理人员没有出现或来的是其他护理人员，要有备用方案，比如可以让家属或邻居临时代替。另外，弄清楚护理人员是否会开车送患者看医生或去其他地方，他们是否合格，他们能否在开车的同时照顾好患者。如果带患者去看医生，也要带上护理人员一起去帮忙。

告诉护理人员有关痴呆的知识，并向他们提供有关患者需求的详细信息。如果患者经常感到不安，要提前告诉护理人员原因，并指导他们如何让患者平静下来，这样他们会做得更好。家属或照护者可以给患者留个便条，告诉他们有人来照护他们了，自己也会回来的。家属或照护者还要确保护理人员知道只有自己才能为患者做决定、下达命令和制订计划，同时确保护理人员知道只有自己才能解雇他们，而患者不能。可能的话，在护理人员最初的几次上门时，家属或照护者也应该在家，并向护理人员展示自己是如何照护患者的。如果患者拒绝接受护理人员，要想办法解决，比如温柔地安抚他们。除了让护理人员照护患者，不要期望他们会做家务，应该让他们全身心地投入到照护患者以及和患者交流上。可以以保姆的名义雇用护理人员，但要确保他们明白，他们的主要任务是照护患者。

在护理人员刚到时和离开之前，和他们谈谈，并和他们分享患者当天的情况。特别是当患者对事情的描述很混乱时，这一点尤为重要。一些家属会使用监视器、远程摄像机或类似的设备来追踪护理人员的护理情况。如果使用了监控设备，不要隐瞒护理人员。要礼貌地对待他们，如果他们犯了错，和善地纠正他们，这样才能取得更好的效果。如果他们真的有问题，最好和他们所在的机构交涉。

日托中心

日托中心每天会组织数小时的团体活动，包括午餐和消遣活动，如锻炼、制作手工艺、聊天和音乐活动。日托中心可能每周开放 1～5 天，有些也提供周末或晚间护理。有些日托项目接收痴呆患者和患有其他疾病的患者，还有一些则是专门服务痴呆患者的，这些机构可能会接收有严重认知障碍的患者，并可能提供更多的服务。有些日托中心既接收痴呆患者，也接收患有其他疾病的患者，而且也能提供很好的护理服务。总的来说，护理人员的技能和对护理的理念决定了日托中心的护理质量。

护理人员的技能和理念决定了护理质量。

日托中心是患者家属最重要的资源之一，它能为家属或照护者提供迫切需要的喘息机会，同时也能使患者受益。对大多数人来说，可以通过与朋友相处或独处一段时间来缓解日常生活中的压力，但痴呆患者通常无法做到。他们必须一直与照护他们的人在一起，但同时，他们依然需要朋友，也需要与照护者分开的时间。

不得不朝夕相处的"负担"对患者和照护者来说，可能都比较难受。患者会屡屡受挫，他们的问题会被反复提及。即使他们无法自己吃饭或穿衣服，通常他们也能享受音乐、笑声、和朋友在一起的乐趣，以及参与活动的乐趣。即使由于痴呆的影响，他们没法告诉家属或照护者，他们仍然可能会与日托中心的其他人交朋友。日托中心的护理人员经常发现，患者恢复了幽默感，显得更放松，也能享受日常活动。好的日托项目能让患者在一些小事情上取得成功，从而让他们感觉更好。优质的日托中心会为患者安排他们能完成的活动，以便填补他们的空余时间。有些日托中心虽然可能无法为患者提供太多的活动或社交，但可以给照护者提供暂时喘息的宝贵时间。另外，一些机构能同时提供日托和家庭护理。

即使患者病情严重，他们仍然可以享受音乐、笑声、和朋友在一起的乐趣，以及参与活动的乐趣。

有些日托中心不接收有严重行为问题的患者。尽管有些日托中心接收患有严重认知缺陷的患者，但如果患者大小便失禁或无法独立行走，他们可能也不会接收患者。有些日托中心专门照护有精神疾病或发育障碍的患者，有些只接收没有认知障碍的患者；此外，有些日托中心为患者提供的活动很少。因此在选择日托中心时，要确保其能满足患者的需要。

通常，去日托中心的一个主要障碍是交通，接送患者往返日托中心既耗时又费力。有些日托中心提供接送服务，有些则与当地的出租车公司有合作。在接送的过程中，一定要确保给予患者充分的监护。许多家庭不到万不得已不会选择日托中心或家庭护理项目，而事实上，患者应该接受住院护理或应该搬去养老院。尽早让患者得到养老院的护理，他们的适应能力才会更强，他们的受益才能更大。

虽然不能期望日托中心或家庭护理能做到十分完美，但为了确保患者得到足够的照护，送他们去日托中心或安排家庭护理是值得的。如果担心他们的护理质量不高，可以咨询相关负责部门，也可以"突击"去日托中心查看。

即使你可能觉得护理人员能做的并不多，但得到片刻的喘息也能让你恢复精力。

短期住宿护理

短期住宿护理指的是让患者短时间内住在养老院或寄宿家庭，如一个周末、一个星期或几个星期，这样，照护者可以去度个假、进行所需的医疗护理或只是单纯地休息一下。

短期住宿护理几乎没有政府资金或保险覆盖。有些照护者不愿患者进行短期住宿护理，因为他们担心一旦自己放弃照护患者，即使是暂时的，他们也将无法再次承担起照护患者的责任。照护者或家属必须对患者的短期住宿时间有明确的了解。

照护者或家属尽量在崩溃之前让患者接受短期住宿护理，这样会更有效。

可以与机构或个人协商这项服务，他们一般一次可以接待一两个患者。因为政府通常很少监督这类服务，所以照护者必须确保提供服务的人员了解如何照护患者，而且要确保他们必须是善良、温柔的人。新环境可能会给患者带来压力，所以在为他们选择短期住宿护理时，需要找足够熟练的服务人员为患者提供个性化的服务。

有些综合性的"喘息项目"是为患者及其家属设计的。有些可以提供相关资源，有些可以让患者进行积极体验，比请保姆要好得多。另外，当地的痴呆支持项目或阿尔茨海默病协会可能也会帮忙找到相关资源。

提前计划家庭护理、日托和临时护理

一旦找到满意的护理机构，有几件事必须注意。

首先，确保护理机构了解痴呆，以及知道如何处理患者的行为问题。

其次，把患者的"特殊信息"写下来，提供给护理机构。比如，患者在上厕所或吃饭时需要怎样的帮助，患者午餐喜欢吃什么，患者开始变得易怒时有何征兆及该如何应对，以及患者有哪些特殊需求等。此外，照护者或家属要确保护理人员知道如何联系自己、其他家属和医生。还要确保护理机构知道只有照护者有权力选择和取消服务，而患者不能。

> **照护者或家属要确保护理人员知道如何联系自己、其他家属和医生。**

如果患者的健康问题比较复杂，如同时患有心脏病或呼吸系统疾病，有窒息、摔倒的倾向或癫痫发作，那么必须仔细评估护理人员是否具备相应的应对技能。

当患者拒绝护理服务时

可以不用问患者是否愿意去日托中心，如果问了，他们很可能会回答"我不愿意去"，因为他们不明白这代表什么。有些患者即使在那里过得很开心，也不愿意去，这通常意味着，他们不理解或不记得在日托中心的乐趣。对此，只需要继续高高兴兴地把他们送去即可。

当家里雇用保姆或护理人员后，患者可能会想要解雇他们，也可能会对他们生气或产生怀疑，甚至侮辱他们。患者可能会拒绝让他们进门，也可能会指控他们偷窃。另外，患者可能会拒绝去日托中心或认为去日托中心是小题大做。对他们来说，家里"新来的人"可能看起来像入侵者，而去日托中心可能会让他们感到失落或被遗弃。实际上，患者所说的话更多地反映的可能是他们的感受，而不是事实。

▍患者其实比你想象得更享受日托中心和保姆的照护。

要做好会存在一段适应期的心理准备，因为患者适应变化的速度很慢，他们可能需要数周才能接受新的护理服务。通常，如果能经受住患者最初的"风暴"，最终很可能会成功地让他们接受新的护理计划。

另外，表达方式在很大程度上会影响患者的选择。首先，可以将护理模式的改变描述成患者可能会喜欢的活动，如把保姆描述成来访的朋友。让患者做一些他们喜欢且可以和保姆一起做的事情，比如散步、给狗梳理毛发、下棋（即使他们不按规则来）或做蛋糕等。

通常，症状较轻的患者喜欢在日托中心做志愿者，大多数日托中心都予以支持。当患者帮助症状更严重的其他患者时，他们会感到满足，同时也能减少他们适应新环境的压力。可以给患者写张便条，向他们解释清楚他们为什么在日托中心或为什么保姆在自己家里，照护者什么时候会回来，并告诉他们留在那里等照护者。签上名字后，交给他们或医生。如果这样做没用的话，可以让医生签个处方。并告诉医生，每当患者变得焦躁不安时，医生可以和他们一起读便条上的内容。

有些家属会用智能手机或平板电脑录制如何护理患者的短视频，这有助于保姆或护理人员操作，比如如何帮患者穿衣服或进食。可以在视频里演示照护患者的流程，比如给患者穿衣服时应该让患者的哪只胳膊先伸到袖子里。也可以给日托中心的护理人员和保姆留下书面指示，这么做可以帮助患者更好地适应。比如：

- 居家护理人员上门和第一次去日托中心的时间要短，这样患者不会因为自己不熟悉而感到疲劳。
- 保姆最初几次上门时，照护者或家属应该在家陪伴患者，这有助于患者认识保姆。许多日托中心要求家属在第一次或第二次去时与患者待在一起，但也有一些机构不希望家属留下。对大多患者来说，家属在场会令他们心安。当然，也有少数患者在远离家属感到紧张和忐忑时，反而表现得更好。
- 有些日托中心的护理人员会在患者第一次去之前，先去患者家里了解情况。

对患者来说，每次去日托中心都像是一个新的开始。慢慢地，大多数患者会接受这种生活方式。频繁地去日托中心或从保姆那里得到帮助，可以让患者感觉生活有种连续性。

有时，为了让患者去日托中心，要做的准备可能比较复杂。这时候，可以让他们的朋友、邻居或他人来帮忙。要留出充足的时间，不要匆忙，避免让患者更加不安。

有时，当患者从日托中心回家后，他们可能会对配偶说："我的丈夫（或妻子）还在那里。"其实，他们所说的"丈夫（或妻子）"通常指的并不是他们真正的丈夫（或妻子），也许他们想说的是"朋友"，但想不起这个词。当然，这并不意味他们对日托中心的朋友有特殊的感情。

患者有时会说"她打我""他们不给我吃的东西""胖子拿走了我的钱包"，对此，可以向护理人员询问具体的情况。通常，患者可能会错误地感知、记忆和表达自己，比如，他们可能不记得自己吃过午饭，也不记得自己把钱包放错了地方。可以问患者："你今天做了什么？"他们可能回答说："没做什么。"如果问他们："你玩得开心吗？"他们可能会回答："不开心。"患者的回答很可能只代表他们不记得发生了什么。这时，不要再继续问下去了，以免让他们难堪。可以询问护理人员患者今天最喜欢什么。当患者说他们不想去日托中心或不想让保姆上门时，不必从字面上来理解，他们的意思可能是他们不理解他人的建议，也可能对之前护理人员或保姆上门的事情完全不记得了。

有些患者可能无法适应保姆或日托中心的照护。此时，可以尝试几家不同的日托中心的服务项目，有些日托中心有办法应对患者。照护者还要注意，自己的态度是否影响了患者的适应过程。如果患者当下真的不想去，那么可以在几周或几个月后再行尝试。通常，由于病情变化，患者可能会在后期接受这些项目。

让自己得到喘息

通常，当患者第一次去日托中心时，他们会感到沮丧，这是很正常的。

> 威尔逊先生说："我去看了日托中心。医院告诉我这是家很棒的日托中心。但我不能把妻子扔在那里。那里的人又老又弱，其中一个人拖着购物袋，嘴里念念有词，还有一个人流着口水。他们中的一些人长年睡在椅子上，而且椅子上还横放着托盘。"

有的家属可能会觉得日托中心的护理比不上家里，或可能会觉得除了自己，其他人无法照护好患者。有些人不愿意把护理人员带到家里，因为他们不喜欢家里有陌生人，并担心护理人员不诚实；他们也可能不希望别人看到家里杂乱的样子。在美国，体弱的老年人几乎都是家属在照护，而且 75% ～ 85% 的痴呆患者是由家属全权护理的。当然，痴呆会给家属造成严重的负担。

因为痴呆会影响患者的大脑和精神，家属不得不帮助他们穿衣服、进食、上厕所；另外，患者可能还会出现一些难以相处的行为。患者的病情会持续多年，一旦离开家人的看护，他们连几分钟都待不了。其实，很多家属所做的只是勉强维持患者的生存。

要想给患者提供良好的照护，照护者要先照顾好自己。如果照护者感到疲倦和沮丧，那么可能会对患者厉声斥责，这会让他们感觉痛苦，并可能会不由自主地通过抱怨、徘徊或争吵来回应。照护者可以问问自己：是否催促过患者？是否训斥过患者？

照护者应该为自己安排一些独处的时间，好好休息一下，保持好心情，这样才能继续照护患者。照护者即使觉得自己暂时的休息可能导致对患者的护理并不理想，比如保姆大部分时间可能都在看短视频，或者患者在日托中心只是长时间地坐着，依然可以选择继续休息。照护者能否持续地护理患者，很大程度取决于他们能否定期得到休息。当保姆到来之后，照护者最好尽快离开去放松，即使只是散散步、打打牌或拜访邻居，也是有益的。如果照护者想待在家里，最好待在远离患者的其他房间。

▎**照护者充分地独处和休息，保持好心情，才有助于继续照护患者。**

寻找外部协助

寻找外部协助的过程可能漫长而乏味。不过在开始找之前，照护者最好先想想什么样的帮助适合自己和患者，例如：

- 是否需要财务规划方面的帮助？
- 是否需要更多关于疾病或诊断的信息？
- 应该让患者去日托中心，还是在家请护理人员或保姆？
- 如果让患者去日托中心，是否需要接送他们？
- 对某些特定的任务是否需要帮助，比如帮患者洗澡？
- 希望每周出去放松一下吗？或者需要在白天出门吗？
- 需要找人倾诉吗？
- 患者需要什么样的帮助？（如果他们变得焦躁不安、徘徊不定或大小便失禁，要确保有人能处理好）
- 患者在走路时需要帮助吗？还是说他们需要卧床护理？

可以联系当地的痴呆援助机构或阿尔茨海默病协会，通常他们会说明所在地区有哪些有关痴呆的护理项目。虽然他们不会对服务机构做出正式的评估，但通常可以提供其他人对相关服务的看法。一些人会通过广告或他人的口口相传找到临时护理人员。可以考虑那些需要工作但缺乏正式技能的老年人，他们会是很好的人选，也可以考虑找温和善良的大学生。

偶尔也可以尝试和其他家庭交换看护，两三个家庭一轮。例如，每周有一天的下午照看两名患者，而接下来一周的同一天下午，则可以去外面度过，由其他家庭的照护者照看患者。当患者没有表现出焦躁不安，也没有徘徊时，这种方法的效果最好。患者也会享受和别人接触的时间。不过，家庭之间应该先明确交换服务的规则。

护理费用

在美国，有些保险只涵盖养老院的护理费用，而有些保险涵盖请保姆、日托、临终关怀和短期住宿护理等费用。日托和请保姆的费用各不相同，通常取决于该项目的资金来源是政府还是私人。目前，没有国家资源用于帮助中产阶级家庭支付日托或家庭护理的费用。医疗保险不涵盖长期护理费用。如果患者住院且需要康复服务，那么只要他们在康复治疗中有所改善，就可以享受这些服务。医疗保险很少涵盖家庭护理费用，除非患者无法离开家。

医疗补助计划通常会涵盖"医疗日托"的费用，但不涵盖社交活动的日托费用。因此，人们需找有经验的家庭健康机构来讨论，看它们能否帮助自己获得医疗补助。随着美国联邦政策的变化，医疗保险法规也在发生变化。因此，人们会请社会工作者或服务机构的工作人员解释他们提供的服务是否可以获得补偿。此时，请医疗保险公司重新审视某项决定也许很有必要。

一般来说，除了一些示范项目，老年医保不涵盖护理人员的费用。保姆或家庭健康助理可以从护理机构聘请，但要确保对方有公司担保。请家庭健康助理通常比请机构工作人员费用低，但可能要花费很多时间来找，而且有些人的护理质量很难预测。

一些人会在网上或在当地报纸上登广告求助，一些家庭健康助理则在网上、报纸上或当地商店的公告栏上发布广告。有人会建议向认识的人寻求推荐人选，因为他们可能有朋友正在找保姆的工作。在雇了保姆以后，不能让他们既打扫卫生又照看患者，因为这是不合理的，而且对不熟悉房子和患者的保姆来说，通常这也是不可能的。在雇保姆之前，要讨论好费用、工作时间和具体职责等问题。

在美国的一些州，医疗补助计划会为一些低收入人群支付家庭护理和日托费用，但资格是有限的，甚至大多数地区的人都无法获得。一些州会通过老龄办公室支付居家或日托的费用，但资金有限。美国联邦政府和州政府以及一些基金会正在资助临时护理项目，但这些项目只在有限的时间内为少数人服务。一些项目会提供训练有素的志愿者，让他们作为家庭看护或日托工作人员。这些项目的效果很好，但是是有成本的，如管理和培训人员、交通和保险等都需要一定的费用，因此可能会收费。

在一些州，低收入的残障人士有资格申请保姆帮助他们做家务和进行个人护理。有资格获得医疗补助或社会安全生活补助的患者，可能自然而然地也有资格获得这种帮助；在一些州，收入稍高的家庭如果支付部分费用，他们也可以获得这些服务。现在，越来越多的州会付钱给患者的家属或亲戚来为患者提供照护。患者通常有资格在家里获得帮助，即使他们能完成穿衣服等任务，因为他们需要监督才能做到这一点。一些当地的痴呆支持项目，如阿尔茨海默病协会分会有资金帮助需要家庭护理或日托的家庭。有些项目的收费标准是浮动的，有些项目则可以提供经济援助。

然而，这些资源都极其有限。大多数家庭至少要支付部分临时护理费用，而许多家庭都担心住院费或巨额的养老院护理费用。虽然人们希望永远不需要这样的护理，但他们觉得必须节约资源，不能把钱花在"喘息"上。然而，由于医疗补助计划只在患者耗尽自己的资源后才会支付养老院的护理费用，因此家属可能会决定将患者（而不是配偶）的部分资源用于请临时护理人员，并保留详细记录以作证明。家属会保留足够的资金来支付前几个月在养老院的私人护理费用，以确保患者能进入养老院。当这笔费用花完以后，家属可以申请医疗补助基金。因为医疗补助的规定经常发生变化，每个州都不一样，而且程序非常复杂，所以在这之前，家属必须仔细评估患者的资源，并咨询了解自己所在州医疗补助法律的相关人员。

可以把有不同问题的患者放在一起吗

在美国的一些地区，有些项目既服务年老体弱的人，也服务痴呆患者。许多项目会把痴呆患者与头部有创伤或身体残疾的人混在一起，这种处理方式也很成功。家属常常担心，让患有痴呆且体弱的老年人与年轻强壮、头部受伤的人参与同一服务项目并不好。

对于功能水平相似的患者，护理项目的设置更容易满足他们的需求。患者的疾病类型并不能反映他们的需求和认知水平，如年轻的阿尔茨海默病患者的需求可能更类似于头部受伤的年轻人的需求，和年老体弱的阿尔茨海默病患者的需求完全不同。

在大多数情况下，关注护理人员的技能比关注参加项目的患者患有哪种疾病更重要。对项目的最佳判断标准，是它提供的个人护理水平及家属的融入程度。患者可以帮助身体有残障的人推轮椅或递给他们一碟甜点，这么做可以使他们获得极大的满足。另外，大多数患者无法参与包含小组讨论、阅读和看电影的活动，因此，如果担心的话，可以与项目主管聊一聊。有些项目是灵活多变的，可以满足患者当前的需要。在患者参加项目之前，最好先让他们体验一段时间，他们通常会惊讶于自己的适应能力。

> **在确定日托项目质量时，应该看重护理人员的技能，而不是参加项目的患者患有哪种疾病。**

判断护理服务质量

通常，患者可能无法表达他们接受的护理质量如何，因此照护者必须自己来评判。许多推荐机构并没有项目护理质量的可靠信息，甚至连政府机构也是如此，它们可能从未对这些项目做过调查。而中介通常会一视同仁地推荐所有项目，而不考虑其护理质量。不仅如此，医院的社会工作者经常受到来自医院的压力，他们不得不尽快为患者找到安置场所。

在美国，许多人认为政府会保障日托中心和请保姆等项目的质量，但事实上，政府对这些项目几乎没有控制权。有些州制定了项目的管理规则和标准，但仍有很多州并没有制定标准或只有最低标准。此外，现有的很多标准并未考虑患者的特殊需求，如他们需要有人经常来照看自己；另外，患者在听到火灾警报时可能不会有任何反应，需要有人提醒。因此，不要认为为患者寻找的护理项目是由权威机构提供的，它就是高质量的或符合行业或国家标准的。

在我们接触的大多数项目中，护理人员能给予患者良好的照护，源于他们对工作的热爱。当然，偶尔也会遇到害群之马。因此，照护者和家属需要自行检查护理质量，可以经常询问护理项目是否获得了许可、由哪个机构授权，以及是否符合现有规定等。另外，还要询问护理项目最后一次接受检查是什么时候，并要求查看检查结果。

日托中心至少应该与监管部门有联系。护理人员应由专业人员（通常是护士或社会工作者）监督，还要接受安全照护老年人和特别照护痴呆患者方面的培训。询问提供护理的机构，他们的护理人员是否有从业资格证。刚开始时，尽量向推荐人多问一些问题，如膳食准备、对徘徊患者的保护、消防应急措施，以及提供的活动种类等问题。痴呆患者经常误解或曲解事物，因此，他们可能会说自己被忽视了或接受的照护很糟糕，而事实并非如此。如果患者说"他们没有给我提供午餐"或"她们在监视我"，要仔细核实。

在母亲生病时，玛丽请了保姆在家里陪伴母亲。有一次，玛丽提

前回家，发现保姆一直在看肥皂剧，并没有陪伴母亲。

作为长期承担照护患者任务的人，照护者几乎都是诚实、有爱心的人，也需要休息。照护者不要因为担心寻求的护理质量不好而不寻求帮助，同时也要警惕潜在的问题。如果真的担心，可以上网查询或向当地的相关机构咨询护理项目是否得到了审批。

示范类研究项目

在美国，联邦政府、一些州政府和一些大学建立了阿尔茨海默病研究中心和阿尔茨海默病诊所。为了确定新的护理方法是否可行，示范类研究项目通常会获得资助。一些机构开展了潜在的预防和治疗痴呆方法的研究，另一些则专注于诊断、医疗保健和家庭教育服务。有些机构只向其服务的患者家属提供"喘息计划"信息，还有一些则公开面向社会。不过，他们的服务范围和预算通常各不相同，公众可以从当地的阿尔茨海默病协会获得相关信息。

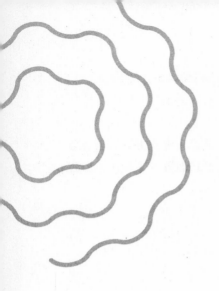

THE 36-HOUR DAY

第11章

处理与痴呆患者
的关系

　　引起痴呆的慢性病会给痴呆患者的整个家庭带来沉重的负担，如经济负担，而且家属不得不接受一个现实：自己爱的人再也无法变回原来的样子了。此外，家庭责任和关系也将会改变，不同的家属可能会发生分歧；家中可能会弥漫着不知所措、气馁、无助、愤怒或沮丧等气氛。而且，这种状态很可能会持续下去。

　　作为家庭系统的一部分，患者和照护者以及其他家属都会相互影响。这种关系可能会因为患者的痴呆而经受严重的冲击。因此，家属应该预先思考患者可能出现的变化和感受。此外，还要了解当下发生的事情，这有助于找到改善问题的方法。

　　在美国，尽管许多老年人并不与子女生活在一起，但成年子女依然会密切关注或直接照护父母和其他老年亲属。当然，有些家属的确没有为家里生病的患者提供足够的照护。有些人是因为自身疾病或其他问题而无法照护他人，只有极少数人是不愿意照护他人的。有些老年人由于没有家人，因此没人照护。

通常，大多数家属会密切合作来照护痴呆患者。不过，由此带来的压力会引发家属产生冲突或导致旧的分歧再次爆发。此外，照护患者可能会让人精疲力竭、痛苦不堪。

希金斯先生表示："对于该怎么做，我们无法达成一致的意见。我想让母亲待在家里，我姐姐想送她去养老院。对于母亲到底出了什么问题，我们没有统一的看法。"

●

泰特太太说："哥哥连电话都不打来，他连这件事都不愿意提。我得一个人照护母亲。"

●

弗里德太太说："我很沮丧。我哭了，然后我躺在床上整夜担心，感到很无助。"

我们发现，照护者、家属和朋友有时认识不到患者大脑损伤的严重性。他们可能会让患者独自居住，或认为患者仍然能像过去一样正常开车。可以找了解痴呆的医生对患者的认知损害情况进行评估，这有助于应对护理患者时可能遇到的挑战。事实上，在照护患者的过程中，不是所有的经历都是不愉快的。许多人在学会了处理艰难的情况以后感到自豪，许多家属在共同照护患者的过程中重新认识了彼此。当照护者帮助健忘的患者享受周围世界的快乐时，自己可能也会在和患者分享小事情、一起逗宠物或欣赏鲜花时体验到新的快乐，可能会对自己、对他人产生新的认识。大多数引起痴呆的疾病进展缓慢，所以，照护者和患者依然可以期待未来一起度过多年的美好时光。

莫拉莱斯太太说："虽然照护丈夫很辛苦，但这对我也有许多好处。我能处理好这件事，这让我有了信心。而且丈夫生病以后，我和孩子们的关系也越来越亲密了。"

每个家属遇到的问题是不同的，感受也会因此不同，本书讨论的大多数的困难和不愉快的感觉只是生活中可能会遇到的一部分。

角色转变

当家里有人患上痴呆以后，家中每个人的角色、责任和期望都会改变。

> 一位患者的妻子说："我遇到最棘手的问题是管钱。我们结婚35年了，之前都是他负责，现在我必须学会管理收入和支付账单。"

> ●

> 一位患者的丈夫说："我现在会在自助洗衣店给我妻子洗内衣，我感觉自己像个傻瓜。"

> ●

> 一位患者的儿子说："我父亲一直是老板。我怎么告诉他他不能开车了呢？"

> ●

> 一位患者的女儿说："哥哥为什么不帮忙照看母亲呢？"

角色不同于责任。要认识到不同的角色对自己和其他家属各分别意味着什么，而责任是每个人在家庭中需要承担的任务，包括自己是谁、别人怎么看自己，以及别人对自己有哪些期望。所谓角色，指的是一个人在家庭中的地位，如一家之主、和事佬或解决问题的人等，它是多年建立起来的，并不容易描述清楚。一个人在家庭中承担的任务通常象征着他的角色。在上面的例子中，一些人描述了他们必须学习并承担的新任务，以及角色的转变。

学习承担新责任可能会很难，比如管理财务或洗内衣，尤其是当自己还要应对患者、自己和其他家属的日常需求时。不过，角色转变往往更难接受和适应。认识到这一点，有助于理解个人感受和家庭中可能出现的问题。

> **角色转变往往比责任变化更难接受和适应。认识到这一点，有助于理解个人感受和家庭中可能出现的问题。**

随着患者病情的恶化，家属的角色在发生转变时，会产生不同的关系模式。

当丈夫和妻子中的任何一个人生病时，他们之间的关系会改变。 一些改变会让人悲伤和痛苦，而其他改变能让人积累经验。

> 玛丽和约翰结婚 41 年后，她患上了痴呆。玛丽一直是家里的经济支柱：她的薪水维持了大部分的家庭开支，而且在重大决定上，她会提供很多意见。约翰是个作家，在日常生活中，他任何事都依赖玛丽。当玛丽患上痴呆后，约翰意识到他不知道家庭的经济状况，他们买了何种保险，甚至不知道如何处理账单。当约翰发现账单还没付时，他去询问玛丽，但玛丽却开始大吼大叫。
>
> 在结婚周年纪念日那天，约翰准备了一只火鸡，计划和玛丽一起安静地度过，忘记最近发生的一切。但当他点燃蜡烛以后，玛丽开始害怕起来，并大喊约翰要烧房子。为了让玛丽保持平静，约翰不得不吹灭蜡烛，并把蜡烛拿到厨房。玛丽哭着说约翰抛弃了她，约翰生气地摔门而出。那天晚上，他们谁也没有食欲。不能像往年那样庆祝结婚周年纪念日，这让约翰忍无可忍。他意识到玛丽不能积极参与庆祝活动，也不能管理财务，他突然感到不知所措。在平时，约翰一直指望玛丽来解决问题。现在，他不仅要面对玛丽的痴呆，还要学会做玛丽一直以来在做的事情。

学习新技能和承担新责任需要精力和努力，这意味着，除了现有的工作，还有更多事情要做。有些人可能不太情愿做这些事情。例如，从来没洗过衣服的人很不愿意学习洗衣服，他们很可能会把彩色的毛衣和白色的毛巾扔到洗衣机一起洗；从未管理过财务的人可能会感到管理财务十分费力，他们担心自己会犯严重的错误。

在刚才的例子中，对约翰来说，无法像往年那样庆祝他和玛丽的结婚周年纪念日，意味着他在这段关系中失去了自己的角色。

患者家属可能会逐渐意识到，他们好像失去了可以分享事情的伴侣，必须独自应对问题。约翰认为自己不能再依赖玛丽作为家庭决策者了，他突然发现自己60岁了，只能靠自己，被迫独立，没有人帮助他。他也意识到，难怪自己从前总把所有的事情都交给妻子，因为这些事情让他感到不知所措。但与此同时，学习新技能也让约翰有了成就感。他说："我自己都很惊讶，我居然可以处理以前一直回避的事情。尽管有些情况让我很沮丧，但这对我来说未尝不是件好事，因为我知道自己可以承担这些新任务，并能把它们做好。"

有的问题似乎难以解决，因为人既要转换角色，又要学习新任务。在心烦意乱、疲惫不堪时，学习新技能是很难的。除了认识到角色转变可能带来的痛苦，还需要了解一些实用的建议。比如，如果一定要接管家务，可以慢慢来，边学边做。一些建议可以避免晚餐烧焦、衣服洗坏等带来的挫败感。大多数自己做饭和全职工作的人都能快速地做出美味的饭菜。当然，也可以在网上找食谱。

> 斯特恩斯太太说："我知道丈夫已经不能管钱了，当我把信用卡和借记卡收走以后，感觉他好像失去了最后的尊严。我知道自己必须这样做，但我感觉自己好像应付不了。"

夺走爱人独立的象征会很难，而如果自己还不习惯理财，情况可能变得更糟。如果从未管理过银行账户或从未支付过账单，可能很难肩负这种新责任。其实，管理家庭财务并不难，即使数学能力不好也问题不大。

人在心烦意乱、疲惫不堪时是很难学习新技能的。因此，最好选择在休息好以后、没有压力时学习。

可以从网上学习如何做预算。如果需要在网上支付账单，可以让家人或朋友教。有时候，让人感觉困难的不是任务本身，而是自己所爱的人无法再完成任务这一事实。也可以咨询银行职员或律师，请他们帮助列出个人的资产和债务清单。有时候，患者对财务问题一直保密，没有告诉过任何人，现在他们却记不住了。对此，可参见第 14 章介绍的应对方法。

如果需要开车，而自己过去不会开车，可能就需要考驾照了，这样生活才会方便得多。

患者与成年子女之间的关系经常发生变化。成年子女承担起照护父母的责任，其实是一种角色互换，或者可以说是角色和责任的转变。成年子女逐渐承担起越来越多的责任，就像父母以前曾经对自己做的一样。这样的转变对有些人来说可能很难。成年子女可能会因目睹自己所爱的父母失去了许多东西而感到悲伤，"接手"父母责任的过程也会让他们感到内疚。

> "我不能对母亲说她不应该再独自生活了。"拉索太太说，"我知道我必须这么做，但每次我和她说话时，她的反应总让我觉得自己像个不尊重人的坏孩子。"

即使已经独自生活，有自己的家庭，许多成年人仍然觉得父母才是真正的父母，而自己依然是孩子。在一些家庭中，子女已经长大成人，而他们的父母似乎仍然把他们当孩子对待。

当然了，并不是每个人都和父母有良好的关系。如果父母没有意识到自己的孩子已经长大，各种不愉快和冲突可能就会出现。而当父母患上痴呆后，他们可能会对子女提出各种要求，并试图控制子女。子女会发现自己陷入了困境，同时感到自己好像在被父母利用，这让他们既愤怒又内疚。

对一般人来说似乎难以满足的要求，在患者看来可能完全不同。他们可能会觉得，他们只需要一点帮助就能保持独立，甚至还可以继续独自生活。当他们意识到自己身体出现问题时，这是唯一的应对方式。通常，为母亲洗澡、为父亲换内衣等任务会让成年子女感到尴尬。所以，在给予父母需要的照护的同时，要想办法保持他们的尊严。

患者必须适应他们在家庭中不断变化的角色。这通常意味着，患者要放弃一些独立性、责任或领导力，这对任何人来说都很难。当意识到自己的能力正在衰退时，患者可能会变得沮丧、抑郁。有时，他们无法做出改变或意识不到自己的能力在衰退。随着痴呆的发展，患者过去扮演的家庭角色、他们的为人，将会影响家属对待他们的方式。即使他们无法完成曾经能完成的工作，家属依然可以帮助他们保持作为家庭重要成员的地位，比如可以咨询他们，与他们交谈，倾听他们说话，即使他们的表达可能很混乱。通过这些行动，家属可以让患者知道自己仍然会受到尊重。

随着患者承担的家庭责任发生变化，家属之间的期望和角色也会经常发生变化。家属之间的关系和期望是基于自己多年来建立的家庭角色。生活的改变会导致冲突、误解和对彼此期待的差异。虽然家里的情况可能不如从前，但积极地适应变化和面对问题，仍然有助于家属之间保持亲密。

> **可以用行动表明自己仍然尊重患者：有事情可以咨询他们，与他们交谈，倾听他们说话。**

理解家庭的冲突

伊顿太太说："哥哥从前一直是母亲的最爱，但他现在好像和母亲没有任何关系了，他甚至从来没来看过母亲。所有的负担都落在我和妹妹身上。因为妹妹的婚姻不稳定，我不想让母亲和她待太久。所以，我只能一个人照护母亲。"

•

帕特尔先生说："儿子想让我把妻子送进养老院。我们结婚30年了，我做不到，但儿子理解不了。"他儿子说："父亲的想法不现实。在那幢两层的大房子里，他是没办法照护患病的母亲的，总有一天母亲会摔倒。而父亲有心脏病，他还总是拒绝和我谈论这件事。"

韦恩先生说:"妻子的哥哥说,只要让妻子多运动,她就会好起来。他说当她生气时,我应该口头回击她,但我知道那样做只会让事情变得更糟。妻子的哥哥没有和她住在一起,而是在自己家里批评别人。"

职责划分

照护患者的责任往往不是由家属平均分担的。例如,像刚刚提到的伊顿太太这样的人,他们承担着照护患者的大部分责任。照护责任无法平均分配的原因有很多,比如有些家属可能住得很远,或身体不好,或在经济上无法提供帮助,抑或在子女或婚姻方面有问题。

有时,家属并没有仔细考虑由谁来照护患者最合适,而只是按刻板思维行事,比如认为女儿或儿媳应该照护患者。但实际上,女儿或儿媳可能已经感觉负担过重,无法承担这项任务。也许她有年幼的孩子要照顾,有份全职工作要做,抑或她是单亲母亲。家庭中长期确立的角色、责任和相互的期望,也可能会在无形中影响家属对谁应该为患者承担何种责任的决定。

"我的母亲抚养我长大,现在我必须照护她。"

·

"她是个好妻子,她也会为我这么做的。"

·

"我们是重组家庭。我和他原来的孩子应该分别承担多少照护责任呢?"

·

"父亲对我很严厉,在我10岁的时候,他抛弃了我的母亲,还把所有的钱捐掉了。我还有责任照护他吗?"

有时候,家属的期望并不合理,而且不是基于最实际或最公平的方式产生的；患者的病情可能会导致家庭中长期存在的分歧、怨恨或冲突加剧；家属可能会因为难以接受患者的病情，而未能尽力提供帮助；有的家属接受不了患者患上痴呆这种疾病，因为看着心爱的家人衰弱是很痛苦的。有时候，不承担照护责任的家属总想要逃避，因为看到患者的状况一天比一天差，他们会感到悲伤。然而，以上行为会被其他家属理解为抛弃患者。

通常，家里总有一个人会承担照护患者的大部分责任，他可能不会告诉其他家属患者的情况有多糟糕，因为他不想给其他家属增加负担。当然，也有可能他真的不需要别人的帮助。

> 纽曼先生说："我不太愿意麻烦儿子们。虽然他们愿意帮忙，但他们也有自己的事业和家庭。"

●

> 金太太说："我不喜欢打电话给女儿，她总是挑我的毛病。"

通常，不同家属的行事风格完全不同。有时候，这种情况是因为家属对患者的情况了解不足所致，比如不了解问题到底出在哪里，患者为什么会有某些表现，以及未来会发生什么事。如果照护者并没有及时分享患者生活的日常经验，其他家属就不会知道患者的真实情况，他们可能会批评照护者或缺乏同情心。他们很可能意识不到，每天持续的护理有多累。如果照护者不说，其他家属可能不会理解他们的感受。

偶尔，其他家属会反对照护者寻求外界的帮助。一旦发生这种情况，照护者不妨让这些人来帮帮忙，这样自己就可以得到休息。

最终，所有家属必须接受这样一个事实：主要照护患者的人负责做决定，比如该不该使用日托、请保姆或送患者去养老院。当每个家属都知道有哪些资源及相应的成本以后，相互之间的误解就会减少。

> 最终，每个家属都必须接受这样的事实：应该由患者的主要照护者来决定该不该为患者安排日托、请保姆或送他们去养老院。

照护者如何维护好自己的婚姻

对于照护者来说，当患者是自己的父母或公婆时，要考虑患者的疾病对自己婚姻的影响。维护一段美好的婚姻本身就非常具有挑战性，如果同时还要照护一名患者，则会变得更加困难。这可能意味着夫妻双方将会有更大的经济负担，交流和外出的机会减少，甚至会影响性生活。有时候，照护者会和对方的家属发生争论，让自己变得疲惫，甚至还要瞒着孩子。照护者可能必须时时考虑患者，这无疑是种巨大的压力。

有些人在看到配偶的父母患上痴呆以后会想：配偶以后是否也会变成那样？他们还会再次经历这样的痛苦吗？

痴呆父母的需求、兄弟姐妹（或配偶的父母）的期望，以及配偶和子女的要求，这三方面的压力常常会让作为照护者的子女左右为难。通常，人们很容易把沮丧和疲劳情绪发泄在自己所爱和最信任的人身上，即配偶和孩子。此外，患者的配偶也可能会带来新的问题，如他们可能会心烦意乱、吹毛求疵、生病，甚至抛弃患者。

以上这些问题都会让照护者的婚姻变得更加紧张。因此，可能的话，照护者最好与每个相关的人进行交流，一起寻找解决方案。即使在有压力和麻烦的状态下，一段良好的婚姻关系仍然能继续维持。但有一点要注意：患者和照护者需要有各自的时间和精力，以便与人交谈或享受独处。

> 患者和照护者需要有各自的时间和精力，以便与人交谈或享受独处。

应对角色转变和家庭冲突

对于患者的照护，当家属意见不一致，或大部分负担都压在某个家属身上时，问题就会多起来。当只有一个家属照护患者时，他的负担往往过于沉重。此时，其他家属的帮助可以让他抽出时间休息。另外，他还需要其他家属的鼓励和支持，以及帮助自己分担任务量和经济责任。

如果照护者受到其他家属的批评或未得到足够的帮助，他们可能会抱怨。通常，当家属之间出现分歧或长期存在冲突时，想要改变这种状况非常困难，不过即便如此，照护者依然可以主动设法改变。那么照护者在面对引起痴呆的慢性病时，该如何应对复杂且令人痛苦的角色转变呢？

首先，要认识到这是家庭关系的一个方面，自己在家庭中的角色是复杂的，有些甚至难以辨认或不被承认；其次，要认识到角色转变是痛苦的，这会减少一些恐慌和不知所措；再次，还要认识到有些问题带来的困难主要涉及家庭角色的转变，与患者的痴呆本身无关。要尽可能地找到足够多关于痴呆的信息。另外，其他家属对痴呆的看法也会影响他们提供的帮助或引发照护上的分歧。

可以想一想，患者不得不放弃的责任，以及他们仍然保持的家庭角色各是什么。如在前文提到的关于夫妻关系的转变问题时，对于约翰和玛丽的情况，虽然痴呆使得玛丽无法享受烛光晚餐，也不能做很多决定，但她仍然是约翰的妻子。他们仍然可以庆祝结婚周年纪念日，只要不点蜡烛即可。

另外，要了解痴呆患者能做什么和不能做什么。家属当然希望患者尽可能地保持独立，但超出患者能力的期望会让患者感到沮丧和痛苦。患者能做什么有时依赖于他人的期望，有时则依赖于他们自己。如果患者无法独立完成任务，可以试着帮他们简化任务，这样他们就可以做一部分了。

要认识到角色转变不是一两次就能完成的，它是一个持续的过程。随着患者病情的发展，照护者需要不断承担新的责任，因此可能会重新体验悲伤和不知所措的感觉。对此，可以多和其他家属交流。当得知其他家属也有过类似的挣扎时，照护者可能会感到宽慰。偶尔也可以自嘲一番，比如当自己把晚餐烧焦时，不妨试着从中找点笑料。事实上，当家属聚在一起聊天时，往往会因为类似的经历又哭又笑。

此外，要寻找互助的方法。当照护者承担了照护患者的大部分责任时，尤其是在他们还不太熟悉的情况下，无论是家务、洗衣服或其他手工活，他们可能迫切地需要配偶的帮助。当他们外出时，可能需要配偶陪在患者身边。夫妻当然需要彼此的爱和鼓励，但同时也需要对方帮助处理家务。

照护患者可能会令人筋疲力尽，照护者需要对此有清楚的认知。当达到临界点时，照护者要做出其他安排。作为决策者，照护者有时甚至需要放弃自己作为照护者的责任。

家庭会议

我们认为，家庭会议是帮助家属应对角色转变和做好计划最有效的方式。家属可以定期召开家庭会议，讨论问题并制订计划。如果有需要的话，还可以请心理咨询师或医生帮忙。各个家属可以一起明确决定，每个人做哪些事或提供多少金钱。家庭会议的基本规则如下：

- 受患者影响的人都要参加，包括孩子。
- 每个人都可以随心所欲地表达自己的想法。
- 每个人都要倾听他人的意见，即使自己不同意。

如果有家属对患者的问题或护理意见不一致，可以让他们阅读本书或其他资料，也可以让他们和医生交流。通常，明确的分工在很大程度上能缓解家属之间的紧张关系。

｜ 明确的分工可以缓解家属之间的紧张关系。

此外，家属之间还可以就以下问题互相交流：

- 现在出现了什么问题？
- 每个人现在都在做什么？
- 需要做什么？谁来做？
- 如何互相帮助？
- 这些问题对每个人意味着什么？

还有一些关于患者实际需要的问题需要家属共同讨论，例如：

- 谁负责患者的日常护理？
- 照护是否意味着放弃自己的隐私？
- 照护患者是否无法请朋友来家里玩？
- 是否会没钱度假？
- 照护者的孩子是否需要尽早自立？
- 谁来决定把患者送进养老院？
- 谁来付患者的照护费用？

另外，如果患者及其配偶搬到子女家里，对于其配偶的家庭角色、他们是否会照看孙辈、厨房是否够用等问题，最好提前预测并讨论潜在的分歧，以避免制造紧张。同时，还要谈一谈可能让家属陷入危机的实际问题。例如，在家人生病时，很多家属对金钱或遗产问题不敏感，但实际上，经济考量是很重要的，尤其是在决定家属的责任或遗产分配等问题时。这些问题可能是许多危机的潜在原因，因此需要公开讨论。如以下问题：

- 每个人是否都知道患者的财产和遗产都有哪些？某位患者的一个儿子经常想：爸爸在 20 年前买过股票，他有房子，有社保，他应该很舒服。而照护患者的另一个儿子知道实情："父亲的房子屋顶和火炉都已经坏了，股票也已经一文不值了，他仅靠社保勉强维持生活，我得掏钱给他付医药费。"

- 患者有遗嘱吗？对于患者的遗嘱问题，家属最好公开面对面地处理，避免有人生出怨恨情绪，并在患者的日常护理问题上发生冲突。

- 照护患者要花多少钱？谁来支付？在家照护患者时，会有很多隐性成本，比如特殊的食物、药物、请保姆、交通，以及可能的卧室、洗手间重新调整并加装扶手等，还有为了照护患者而无法工作带来的经济损失。

- 每个人都知道在养老院照护患者需要多少钱吗？每个人都知道谁应该为这笔费用承担法律责任吗？曾有一位患者的女儿说："母亲必须把患有痴呆的父亲送到养老院。"但她没有意识到，这样做可能会带来巨大的经济负担。

- 是否有人觉得过去的财产分配不均？一位患者的儿子抱怨："父亲供哥哥上大学，还为他的房子付了首付。但现在，哥哥不愿意照护父亲，我不但要承担起这一责任，还要负担这方面的开销。"

有的家属可能会说："把全家人召集在一起谈论这种事情几乎不可能。我哥哥甚至都不愿在电话上讨论。如果我们真的聚在一起，肯定会大吵一架。"在这种情况下，任何人都可能会气馁并陷入困境。事实上，很多人都需要外部专业人士的帮助，比如咨询师或社会工作者。

在美国，咨询师可以客观地倾听，并帮助家属把讨论焦点放在当下面临的问题上，而不是陷入争吵。另外，护士、医生、社会工作者也可能会给予家属相关建议，并说服他们召开家庭会议，讨论他们关心的问题。有时，专攻家庭法的律师也能帮上忙。

> 家庭会议的简单基本规则如下：（1）每个家属都要参加；（2）每个家属都可以随心所欲地表达自己的想法；（3）每个家属都愿意倾听他人的意见。

照护者需要家属的帮助。照护患者对所有家属来说是放下旧有矛盾的绝佳时机。如果家属无法解决所有分歧，可以进行讨论，至少在一两件事情上达成共识，这会给所有家属以鼓励，也有助于所有家属未来进行讨论。

住在外地

"父亲在照护母亲。他们住得离我很远，所以我无法经常过去。我想父亲并没有告诉我他们的情况到底有多糟糕。离父母太远让我感觉到很艰难，也充满内疚和无助。"

●

"我只是家里的儿媳，所以不能说太多。婆婆似乎没有得到很好的诊断。他们一直去看以前的医生，但我担心婆婆有其他身体问题。每次当我提出建议时，他们都假装没听到。"

离患者及其主要照护者住得很远，通常会产生特定的问题。住在异地的家属同样关心患者，他们也会经常感到沮丧。他们担心照护者有事没有通知自己，担心患者没有得到准确的诊断，或者担心照护者的做法不合理等。另外，在家人需要时自己却不在身边，他们对此会感到内疚。

一开始，如果是不经常见面的家属，很难观察和接受患者病情的严重性。住在异地的家属很难意识到患者的问题，因为在疾病早期，患者的问题可能很微妙，会被从异地来的家属带来的兴奋和刺激掩盖，之后当他们看到患者的身体每况愈下时，他们会感到震惊和心碎。对照护者的支持可能是住在异地的家属对患者所能做出的最重要的贡献。导致痴呆的相关疾病通常会持续数年，因此，家属之间需要建立长期的合作。

住在异地的家属可以想办法让照护者休息一下，比如让患者来自己家住几个星期，或者在照护者度假时，由自己来照看患者。搬家可能会令患者感到不安，但在疾病早期，这样的调整可以让患者和照护者得到休息。如果离患者住得很远，可以和他们视频联系或帮着雇个保姆，这样照护者就可以出门了；另外，可以常给患者发短信或每天同一时间给患者打个电话，简单聊一会儿，即使是打个招呼也很好。不过，不要期望和患者长时间交谈。

非照护者能做什么

尽管家属之间可能存在分歧，但若能想出解决分歧的方法，大家也能长期团结在一起。家属可以做的事情有很多。对照护者来说，他们可能每天都需要一段时间来打电话；或者可能需要保姆帮忙，这样他们就可以一周出去一次；又或者可能需要有人暂时赶来帮忙处理问题；还有的人可能只需要一个"可以依靠的肩膀"。那么其他家属可以做些什么呢？

保持密切联系。和患者的照护者不时地进行沟通，这样就可以了解他们需要哪些帮助。得到了其他家属的支持后，照护者就能更好地照护患者，他们的压力也会减轻。实质性的帮助和心理支持都有助于他们更好地应对问题。

避免批评他人。消极的批评不会带来任何建设性改变。没人喜欢被批评，所以人自然会忽视批评。如果一定要说出来，要确保批评的内容有理有据。对于住得离患者及其照护者很远的家属，要先确定自己完全搞清楚了状况。

> 有了家属的帮助和支持，照护者可以更好地应对问题。

认识到最终决定须由照护者来做。虽然他人可以提供帮助和建议，但只有照护者才能决定是否接受他人的帮助或能否继续在家护理患者。

接手求助的工作。照护者可能不堪重负，他们不能找保姆或日托，也找不到更好的医疗护理或支持性机构，他们甚至没办法解决自己的需求。即便他们想休息片刻，也可能需要打很多电话或上网找很久。这是其他家属提供帮手的时候了，可以温柔地说服照护者休息一阵子。

了解清楚状况。了解了痴呆这种疾病及照护者正在经历的状况，其他家属就能提供相应的帮助。可以看一些与痴呆相关的书籍，也可以在网站搜索照护方法，还可以加入自己所在社区的家庭互助小组，从其他有经验的照护者那里了解他们希望其他亲属做什么。千万不要对问题装作视而不见或感觉事不关己，痴呆的破坏性很大，整个家庭的所有人必须齐心协力。此外，可以打电话给医生和其他对患者进行过评估的医护人员，直接向他们问问题。如果对患者的诊断、评估或痴呆本身有疑问，可以咨询医生。

做些患者曾经做过的事情。如修剪草坪、修车或为他们带些家常菜。

给照护者放假的时间。可以帮着照看患者一个周末、一星期或几天，以便照护者可以休息一段时间。在这之前，可以先学习一些基本的护理知识，这不仅对照护者来说很有价值，也有助于和患者走得更近。可以做一些对患者有帮助和有趣的事情，如陪他们散步、一起出去吃饭、遛狗或逛街。如果感到有心无力，可以安排其他人来帮忙，比如请保姆或送患者去日托中心，还可以花钱请人帮忙购物、打扫卫生或查找资源。

平衡照护患者与个人工作

许多照护者会在照护患者和全职或兼职工作之间摇摆不定。如果照护患者的同时还想保住工作，这种双重负担通常会让人难以承受。有些照护者在每次患者出现问题时必须请假。有时在没有选择的情况下，照护者必须暂时离开，即使他们无法确保患者的安全。即使为患者安排了日托或请了可靠的保姆，照护者也面临其他问题，如有的患者晚上不睡觉，他们会四处活动，这使得照护者无法睡觉。

在考虑辞职以便全职照护患者之前，照护者需要仔细思考一番。在辞职后，许多照护者的压力变得越来越大，甚至出现抑郁。全职照护患者可能意味着照护者必须一直忍受患者的恼人行为，而且可能更加孤立无援。另外，当失去工作后，照护者的收入也会受到重大影响；暂停职业生涯会让人无法跟上职业潮流，几年之后想重返工作岗位时，可能会很困难。照护者在辞职前可以想一想：是否还能保留原来的职位？是否会失去一些资源和福利？

> **┃ 在辞去工作以便全职护理患者前，一定要考虑清楚。**

在做决定之前，和雇主交流一下：能否安排更灵活的工作时间，如是否可以居家办公？是否可以带薪或无薪休假？通常，对患者及其家属来说，送患者去康复医院或养老院是更明智的选择。

帮助孩子与患者相处

有孩子的家庭会遇到一些特殊的问题。孩子也是患者的家人，他们也会有复杂的感受，在面对疾病和自己家庭角色的变化时，他们可能无法表达。有的父母会担心孩子和患者在一起会对孩子产生不良影响，对于患者的古怪行为，他们也不知道如何跟孩子解释；有时，他们甚至担心孩子会从患者那里学到不良行为。

孩子通常能知道他人发生了什么事，他们有很强的观察能力，即使他人小心谨慎地想要隐藏，他们也能感觉得到。另外，孩子的适应力通常也很强，即使是年幼的孩子，只要用他们听得懂的语言向他们解释患者的情况，他们就能理解，继而便不再害怕了。另外，也要让孩子知道，痴呆不会传染。有的孩子可能会暗自觉得家里发生的事情都是他们的错，这时，父母要直接告诉他们，这些事情和他们没有任何关系。

一位父亲在桌子上放了一小堆豆子，并从中拿出几粒，之后开始用"豆子图案"给年幼的儿子解释："爷爷得了一种病，让他看起来有点不一样。这种病不传染。我们都不会像爷爷那样。得了这种病以后，爷爷的脑子损坏了一小块，就像断了腿一样，没办法完全治好。因为爷爷的脑子这一块损坏了，所以他不记得你刚才说的话了。而这一块也坏了，所以他忘记了如何使用餐具；这一块同样坏了，所以他很容易生气。但这一块还没有坏，所以爷爷对我们仍然有爱。"

┃ 向孩子解释清楚患者的情况，对孩子来说很有帮助。

最好让孩子积极参与到照护患者的任务中，甚至可以让他们适时地提供帮助。孩子与患者通常会相处得很好，并能与他们建立特殊而有爱的关系。尽量营造一种氛围，让孩子可以提问，而且可以让他们公开表达自己的感受。记住，虽然孩子会感到悲痛和伤心，但他们也能享受与患者相处的时光却不感到悲伤，因为患者的行为方式通常与孩子很像。对痴呆的了解越充分，向孩子解释起来越容易。

如果孩子想要知道如何跟玩伴解释患者的古怪行为，只要他们不小题大做，同时保证他们能获得足够的爱和关注，那么他们一般不会长时间地模仿患者的行为。可以向孩子解释（可能需要多次），患者病了，不能帮他们做事了，这样一来，孩子应该可以控制好自己的行为。另外，还要告诉孩子该怎么对玩伴解释患者的行为。

┃ 年纪稍小的孩子通常能与患者相处得很好，并能与他们建立特殊而有爱的关系。

当然，孩子也可能会被患者无法解释的奇怪行为吓到。有时，他们会担心自己做的事或可能做的事会让患者的情况变得更糟。遇到这种情况时，可以和孩子讨论他们的担忧，并让他们放心。

以下是一位家长分享的一些想法：

- 父母不要以为自己知道孩子在想什么。
- 即使是很小的孩子，他们也会有怜悯、悲伤和同情。
- 多和孩子谈论正在发生的事情。
- 痴呆的影响在患者住进养老院后仍会持续很长时间，在讨论问题时，最好让孩子也参与进来。
- 努力让所有的孩子平等地参与到患者的照护中，让他们承担一些任务，这有助于培养他们的责任感。

- 多了解孩子的感受，以及他们的悲伤和痛苦可能会对他们产生的影响。有时，父母会被家里的麻烦事淹没，以至于忽视了孩子的需求。

如果照护者家里有孩子，最大的问题可能是难以正确地分配时间和精力分别照顾患者和孩子。此时，为了应对这种双重负担，照护者需要所有可能得到的帮助，包括其他家属的帮助，同时也要有足够的时间来补充能量，无论是情绪上的还是生理上的。

随着患者病情的恶化，照护者的处境会随之恶化。患者可能需要越来越多的照护，这会对孩子造成很大的干扰，以至于孩子在家里可能会感觉不适。在这样的环境下，孩子可能会因为患者的疾病而备受折磨。

为了给孩子创造一个良好的家庭环境，照护者可能不得不把患者送到养老院或让其他家属来照料。当面临这样的境况时，可以和孩子讨论这样的选择对家庭中每个人意味着什么，如可以对他们说"虽然这样做以后，看电影的钱会减少，但爷爷不会整夜再大喊大叫了""我们会搬家，你得转学，但你可以带朋友回家"等。需要注意的是，避免让孩子觉得把患者送入养老院只是基于他们的需要，要让他们知道，做出这一决定是因为它对家里的每个人来说都是最佳选择。在这种时候，也可以向医生或咨询师寻求帮助。当人们觉得自己并不孤单时，往往更容易做出决定。

> **寻找所有可能得到的帮助，包括其他家属的帮助，同时也要留出足够的时间来补充能量。**

如果孩子已经到了青春期，他们可能会因为患者奇怪的行为而感到尴尬，不愿意再带朋友来家里。他们可能会对患者的要求感到不满，或因患者不记得自己的名字而伤心。他们可以非常富有同情心、支持他人、负责任和无私，可能怀有一种单纯的人道主义精神和善良的品质。当然，他们同时也可能会有复杂的感受。和他人一样，他们可能会因为看到所爱的家人发生巨大变化而感到悲伤，同时也有可能会产生怨恨或感到尴尬。当他们产生复杂的情绪后，他们可能会出现复杂的行为，而这常常会让其他家属感到困惑。无论家里有没有痴呆患者，青春期对他们来说都是充满困难和挑战的。但许多成年人回顾自己的青春时光时都认为，参与解决家庭问题的过程会让人变得更加成熟。

确保孩子了解痴呆这种疾病和家里正在发生的事情。要诚实且温和地告知他们，并向他们解释。同时要注意，不要为他们营造一个"保护罩"，使他们置身事外。可以让他们参与家庭讨论和卫生保健人员的会议，这样他们就能理解正在发生的事情。

在不疲惫或心情平静时，照护者要抽时间和孩子一起暂时远离患者，倾听他们的兴趣和诉求，因为除了应对患者，孩子们也有自己的生活。要试着为他们创造个人空间。另外，照护者自己可能会因为照护患者而失去耐心或变得情绪化，因此要适时休息，这样对孩子才会更有耐心。

如果孩子和患者同住，必须让患者和孩子搞清楚，由谁制定规则，以及谁来管教孩子。当患者健忘时，告诉孩子不要对他们有太多期望，这样可以避免冲突。孩子可能会说："奶奶说我不能和别人约会，爷爷则让我要关掉电视。"对此，要提前想好如何回应他们。

> **当记忆受损的患者和孩子同住时，要确保孩子知道由谁制定规则，以及谁来管教他们。**

如果孩子正处于青春期，而他们的父母一方患有痴呆，那么他们在生命的关键期便会"失去"父母中的一方。与此同时，他们不得不应对痴呆及其带来的各种各样的问题。如果未患病的父母一方由于悲伤而分散了注意力，生活完全被照护患者所占据，那么孩子会觉得父母都离他们远去了。在这种情况下，照护者既要照顾生病的另一半，同时还要照料孩子，他们的负担几乎无法完全克服，必须得到足够的帮助来维持自己的身心健康。因为处于青春期的孩子通常更愿意与外人而不是父母讨论问题，所以可以让亲戚、老师等人来照料他们。另外，还可以让他们看一些关于痴呆的书籍和网站。

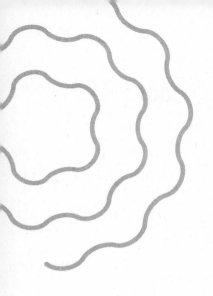

第 12 章

照护痴呆患者带来的影响

　　在照护痴呆患者的过程中，照护者可能会产生不同的感受，如有时会悲伤、沮丧和孤独，有时会愤怒、充满负罪感和绝望，有时会疲倦和压抑，有时则会充满希望、满足，而且和爱人的关系也会变得更加亲密。面对痴呆这种慢性病，照护者有情绪困扰是正常的，也可以理解，但有时他们也会陷入各种情绪而难以自拔。

　　人类的情绪是复杂的且因人而异。在本章中，我们将讨论照护者在照护患者的过程中可能产生的情绪，并提供应对方案。事实上，产生多种感受及情绪对人们来说都是很正常的。

情绪反应

每个人处理情绪的方式各不相同。有些人的感受会很强烈，有些人则不会。有时，人们无法接受自己奇怪的感受，认为这种感受不该出现，或者无法和别人解释清楚。由于这些感受，有些人会感到孤独。每个人都可能会有复杂且矛盾的感受。例如，有人可能既喜欢又不喜欢某个人，有人既想让患者在家，同时又想把患者送进养老院。这种复杂的感受听上去似乎不合逻辑，但却很常见。有时，人们甚至意识不到自己出现了复杂的感受。

有的人害怕强烈的情绪，他们可能会因此感到不适，或者担心自己被情绪操控，抑或不想面对他人异样的眼光。这些反应并不少见，大多数人都会有。

实际上，并没有一种所谓的"正确"方法来处理情绪。认识自己的感受，并且了解它们为什么会产生很重要，因为感受会影响人的判断。能被人认识的感受和无法被认识的感受，都会以一种人们无法理解的方式影响人们做决定。当认识到这些感受时，人们可以选择何时、何地、是否将其表达出来，以及决定是否应该采取相应的行动。

▌ 许多人意识不到他们出现了复杂的情绪。

人们担心不将情绪宣泄出来，会导致自己患上压力相关性疾病。我们做个假设：你经常对痴呆患者的行为感到愤怒，但你没有对他们大喊大叫，因为你知道这么做会让他们的行为更糟糕。在这种情况下，你会出现偏头痛、高血压或起皮疹吗？

人们普遍认为压抑情绪是有害的，但目前几乎没有足够的证据证明这一点。通常而言，引起头痛、高血压和焦虑等症状的原因是很复杂的。如果一个人有负面情绪，可以和医生交流，看看能否采取一些措施来缓和，如锻炼、放松、冥想和瑜伽。我们认为，当家属了解和接受痴呆患者令人烦恼的行为是疾病所致以后，他们就不太会感觉到沮丧和愤怒，并能更好地照护患者了。当然了，每个人都是不同的，有的人可能从未有过这样的情绪。

愤怒

照护者出现沮丧和愤怒是可以理解的：自己必须照护患者，而其他人都不帮忙，加上患者的刺激行为，使得自己被困住了。一些患者会表现出让人极其恼火且难以忍受的行为。照护者可能会很愤怒，并对患者大喊大叫或与其争吵。

帕隆波太太觉得自己对丈夫乔尔发火是不对的。他们的婚姻很美满，她知道丈夫患了痴呆，由于生病她丈夫经常控制不住自己。帕隆波太太说："我们去儿子家吃晚饭。我和儿媳原本关系就不太好，而且她也不了解乔尔。一进儿子的家门，乔尔环顾四周，然后说：'我们回家吧。'我向他解释说要留下来吃晚饭，但他只说了一句：'我不喜欢这里，我们回家吧。'"

帕隆波太太继续说道："吃饭的时候，每个人都很紧张。乔尔不愿和任何人说话，也不愿摘下帽子。一吃完饭，乔尔就想回家。我儿子说父亲毁了他的生活。父亲没有理由这样做，还说他这不是病，而是老了，变得恶毒了。我儿子让我想想办法。

"后来，我带乔尔开车回家，在回家的路上，乔尔一直对我的开车技术指指点点，还大吼大叫，他一直都这样。我们一回到家，他就开始问我几点了。我让他安静点，去看电视，他却问我：'你为什么不和我说话？'我忍无可忍，开始对他不停地大吼大叫。"

当遇到乔尔的这种情况时，即使是很有耐心的人，也会精疲力竭。让人恼火的事情虽然看起来都是小事，但日复一日，积少成多，很容易让人崩溃。

杰克逊太太说："我和母亲的关系一直都很好，但自从她搬来和我们一起生活后，她开始变得很糟糕，比如她会半夜起来收拾行李。我爬起来对她说：'妈妈，现在是半夜。你现在住在我家，如果弄得我晚上睡不成觉，我明天就不能好好工作了。'母亲非说她要回自己的家，我告诉她，她现在已经住在我这里了。每天凌晨一两点，我们俩就这样开始争吵。"

有时，有些事情患者能做得很好，但他们似乎不愿意做其他类似的事；或者当他人要求他们做时，他们能做好，而照护者要求他们做时，他们反而做不好。这可能会让照护者觉得他们是故意的或只是为了惹人生气，照护者会因此非常愤怒。

格雷厄姆太太说："母亲在我姐姐家的时候会用洗碗机，会收拾桌子。可在我家的时候，她要么拒绝做这些家务，要么搞得一团糟。现在我觉得，因为我要上班，母亲知道我回家的时候已经很累了，所以她才故意那么做。"

通常，照护者会觉得其他家属没有给予自己足够的帮助，或者认为他们不经常来探望患者。这很值得关注，因为愤怒通常都源于这种感觉。照护者也可能会对医生和其他专业人士感到愤怒。有时候，愤怒是有一定道理的，但也有时候，照护者可能明明知道他们已经尽力了，但仍然很愤怒，比如一些有宗教信仰的人。

通常，负担和损伤与痴呆是相伴相生的，而对此感到愤怒是人之常情。向患者表达愤怒往往会让他们的行为和表现更糟糕。痴呆可能会使他们不能以理性的方式回应他人的愤怒。一旦照护者找到应对挫折和问题的方法，那么患者的行为也会得到改善。

▍负担和损伤与痴呆相伴相生，对此感到愤怒是人之常情。

应对愤怒的第一步是对患者要有合理的期待，了解他们的大脑出现了什么问题，继而导致他们产生了令人恼火的行为。如果不确定患者是否可以停止目前的行为方式，可以向医生或其他专业人士咨询。

一位职业治疗师发现，格雷厄姆太太的姐姐有台旧洗碗机，是她母亲生病前使用过的，但当格雷厄姆太太给她母亲买了新洗碗机时，她母亲却学不会使用方法。因为她母亲的大脑受损，所以即使是非常简单的操作，她也学不会。

改变环境或日常生活方式，也可能改变患者的行为。患者的恼人行为是痴呆带来的结果，他们自己无法控制，他们的行为本身并不代表他们在发怒，而只是因为他们生病了，经常不能控制自己。当然，这种行为会令他人愤怒，但它不是针对他人的。很多时候，患者不会故意冒犯他人，他们只是无法理解自己的行为会产生哪些影响。其实，其他家属和专业护理人员也会遇到同样的问题。

　　库尔茨太太说："我原本不想把丈夫送到日托中心，但我还是这么做了。我发现不只是我自己，他不断出现的问题甚至让专业人士也恼怒不已。了解了这一点，我轻松了很多。"

实际上，照护者与其他家属讨论彼此的经历，非常有助于减少沮丧和不安。

▌患者生气的行为和真生气是有区别的。

无论过去用哪些方法来应对沮丧，现在应该试着寻找一些其他的发泄途径，比如与他人交谈、清理衣柜，甚至做家务等。另外，长距离散步、给朋友打电话、专注地休息或花几分钟完全放松，可能也会有所帮助。

尴尬

有时候，患者的行为或症状令人尴尬，往往会让陌生人摸不着头脑。

　　一位女性患者的丈夫说："在逛超市的时候，她像个蹒跚学步的孩子一样，不断地从货架上取下东西，旁边的人都盯着她看。"

●

　　一位女性患者的女儿说:"每次准备给母亲洗澡时,她就打开窗
户大喊救命。我们该怎么跟邻居们解释呢?"

　　对于这样的尴尬经历,照护者可以与其他家属分享,这有助于缓解尴尬。
而向邻居解释清楚患者的情况,则有助于获得他们的理解,邻居可能认识其他
类似的患者。不过,尽管人们对痴呆的认识越来越多,但误解仍然存在。因
此,对于邻居,要告知他们这种疾病及其可能导致的行为。

> **│ 与其他家属分享尴尬的经历,有助于缓解尴尬。**

　　偶尔,一些不敏感的人可能会冒昧地问一些关于患者的问题,比如"他为
什么这样做?"或"她怎么了?",对此,简单地回应一句即可,如"你为什
么这样问?"。

　　　一位女性患者的丈夫说:"我仍然会带妻子出去吃饭。我不喜欢
做饭,她喜欢外出。我不会理会别人的目光。这是我们一直喜欢一起
做的事情,现在我们仍然很享受。"

　　有些家属喜欢把问题"留在家里",这对他们来说是最佳选择,但如果告
诉朋友和邻居问题所在,其实他们也乐于提供帮助和支持。痴呆引起的问题很
多,几乎不可能单独处理。此外,不应该把家人得了痴呆当作一种耻辱。

> **│ 以开放的心态面对痴呆是对抗"痴呆耻辱"的有效方式。**

无助

　　面对痴呆这样的慢性病,家属常常感到无助、脆弱或意志消沉。当他们无
法从医生或其他专业人士那里了解相关信息时,往往感觉更糟。但我们发现,
其实有很多资源可以帮助家属和患者克服无助等状况,而且有很多方法可以改

善患者和家属的生活，比如以下几种：

- 同时应对所有问题，会让情况看起来更糟，因此最好专注于那些可以改变的小事。
- 过好每一天。
- 了解痴呆这种疾病，查询并讨论他人处理患者行为问题的方法。
- 与面临类似问题的家庭进行交谈，如上网搜索其他家庭遇到的类似问题，并分享自己的问题。许多护理机构、社会服务机构等都有定期聚会的支援团体，可以参与并与团体成员进行交流，同时还可以支持相关研究，并向他人伸出援手。
- 适时地休息，即使只有几小时。
- 与医生、社会工作者和心理咨询师讨论自己的感受。

负罪感

照护者产生负罪感的原因有很多，比如自己过去对待患者的方式不好，对患者的奇怪行为感到尴尬，对患者发脾气，希望逃离照护责任，想把患者送进养老院等，这些都很常见。

> 一位女性患者的孩子说："我母亲的病毁了我的婚姻，我不能原谅她。"

> ●

> 一位男性患者的妻子说："我对迪克的行为很生气，扇了他一巴掌。但我也知道他患有痴呆，他无法控制自己。"

有的人可能会因为自己远离了患者，并且和朋友在一起而产生负罪感。如果患者是自己的配偶，这样的负罪感可能会更强烈，因为双方以前总是一起做许多事，现在却不能做了。

有的人也可能会莫名地产生负罪感。患者的行为也会让人产生负罪感，比如他们可能会说"答应我，永远不要把我送进养老院"或"如果你爱我，你就不会那样对待我"。

有的人可能会因为自己不得不做某些事情而产生负罪感，而这些事情会剥夺患者的独立性。例如，禁止患者开车或不让他们独自生活，就是很无奈的行为。另外，照护患者的过程也可能使照护者产生负罪感，因为这会迫使照护者必须替患者做决定。当不得不把患者送到养老院时，照护者也可能会产生负罪感，而以这种方式花钱，会让人更愤恨。许多家属都经历过同样的困境，但实际上，这种负罪感并不会带来任何帮助。

有时候，当一直不喜欢的亲人患上痴呆以后，人们也会有负罪感。

一位女性患者的儿子说："我从来都不喜欢我的母亲，但现在她得了这种可怕的疾病，我还是会想：要是我能离她近一点就好了。"

有的家属会怀疑是否因为自己做了某些事或没做某些事而导致患者出现了痴呆。而当患者病情恶化时，照护者会觉得自己应该负责任：如果自己花更多的时间和他们在一起或让他们更积极一些，情况也许就不会变糟了；认为自己之前带患者做手术或住院是导致患者出现痴呆的原因。

事实上，如果照护者认识不到负罪感的来源和本质，就会阻碍他们在未来做出清晰的决定，也会导致他们无法为患者和其他家属做正确的事情。通常，当人们意识到负罪感的存在后，就不会感到惊讶或难以应对了。

首先，要承认负罪感是个问题。例如，当它影响人们的决定时，就会成为问题。不要深陷在负罪感的泥淖里，而要告诉自己：过去的事情已经过去了，我应该继续前行。

假如一个人一向都不喜欢患者，或者曾经对患者大吼大叫，这些都是无法补救的。负罪感往往会促使人们寻找弥补的方法，而不是接受它。实际上，人们应该根据现在的情况做出对患者最有益的决定和计划。

> 邓普西太太一直都不喜欢母亲。她在很小的时候就离开了家，只在特殊场合才会给母亲打电话。后来，母亲患了痴呆，她带着母亲一起生活，但母亲给她和她的家庭带来了很大的麻烦，令她精疲力竭。当医生建议邓普西太太把母亲送入养老院时，她变得更加不安。因为尽管这样做对每个人都好，但她依然不愿意这样做。

如果一段关系引发的负罪感未被意识到，那么它会对人产生毁灭性影响。也许，患者应该诚实地面对自己的内心，而与患者有隔阂的人可以选择是否愿意给予他们关心和尊重，而且不受隔阂的影响。其实，我们几乎无法控制自己喜欢谁或爱谁，有些人并不太讨人喜欢，但我们可以控制自己对他们的态度。在刚才的例子中，当邓普西太太面对她不喜欢母亲这个事实和自己的负罪感时，她认识到尽管自己不喜欢母亲，但她曾试图做"正确"的事情。她也接受了自己善意的努力失败了的现实，而对家里所有人来说，最好的办法是向前看，并送母亲去养老院，以便得到良好的照护。

当患者说"不要把我送进养老院"时，要意识到他们有时无法做出负责任的决定，而照护者可以做出最佳决定，但行动要基于责任，而不是基于负罪感，因为负罪感并非都与重大问题有关。有时，人们可能会因为一些小事而产生负罪感，比如跟患者生气，或者在疲惫时对患者发火。这时，只要说声"对不起"，就可以消除误会，双方都会好受一些。

患者往往会因为记忆障碍很快忘记让人产生负罪感的事情。如果照护者或家属担心自己的行为导致患者的病情恶化，可以尽可能地了解有关痴呆的信息，并向医生咨询。

痴呆是种进行性疾病，任何人都无法阻止其恶化，而且大多数引起痴呆的疾病也很难逆转。让患者保持积极的状态同样也不会阻止病情的发展，不过，这有助于患者继续发挥他们现有的能力。

痴呆症状可能在患者生病或住院后才开始显现，但通过仔细检查可以发现，早期症状在几个月或几年前就出现了。

有一点要记住，除了照护痴呆患者，照护者也要让自己的生活变得充实和有意义，这对自己和患者都很重要。因此照护者要注意休息，要有朋友的陪伴，这样才更容易坚持下去。负罪感会让人无法做出明智的决定，这时，可以与理解自己境况的心理咨询师、好友、家属交流。当了解到大多数人都会面临类似的情况后，应对负罪感就变得更容易了。如果照护者尽了自己所能，但仍被负罪感击倒，这可能是抑郁症状，具体可参见本章后面的相关讨论。

> **因为负罪感而无法做出明智的决定时，应该向理解自己的心理咨询师、好友和家人倾诉。**

欢笑、爱和快乐

痴呆不会突然使人失去体验欢笑、爱和快乐的能力。对于照护者来说，虽然自己经常感到疲劳、挫折与悲伤，但享受快乐的能力并没有消失。在困难面前，虽然幸福似乎显得"格格不入"，但事实上，它会不期而至，就像美国"医疗使命姐妹会"（Medical Mission Sisters）的米莉安·特蕾丝·温特（Miriam Therese Winter）在《快乐如雨》（*Joy Is Like the Rain*）中所写的歌词：

> 窗户上挂满雨滴，
> 快乐如雨。
> 笑声掠过痛苦，
> 来来去去。
> 快乐如雨。

在困难面前，微笑可以帮助我们保持理智。面对患者的小错误而发出笑声，也没什么不好。即使患者不知道笑点是什么，但他们可能也会跟着一起笑。爱不依赖于智力，因此要多关注自己和他人对患者分享感情的方式。履行责任其实是快乐的源泉。研究表明，许多人能通过照护生病的亲人来表达爱和承诺。另外，愤怒、沮丧和疲劳的感觉常常夹杂着爱和满足等积极感受。这并不奇怪，因为人在面对痴呆这种疾病带来的困难和绝望时，常常混杂着爱和快乐。

悲伤

随着患者病情的恶化和患者自身的衰老，照护者可能会经历失去伴侣或失去亲人的痛苦；他们可能会为患者过往曾拥有的生活而悲伤，也可能会为自己而悲伤或沮丧。有时候，一些小事情就会让他们开始哭泣、难过。通常，这种感觉来来去去，会让照护者交替地感到悲伤和希望，而且悲伤的情绪往往夹杂着沮丧或疲劳。通常，人们认为悲伤是在亲人死亡后才会出现的情感体验，但事实上，悲伤是对失去某人的一种自然情感反应，也是人们在所爱之人身患慢性疾病后的一种正常体验。由死亡引起的悲伤在一开始是压倒性的，然后会逐渐减轻，但似乎会一直持续下去。

在对患者痊愈的期待和对痴呆不可逆转感到悲伤与愤怒之间，照护者的感受会来回切换。当他们认为自己已经适应时，患者可能又会出现新的变化，他们会再次经历期待与悲伤的循环过程。无论是患者死亡引起的悲伤，还是对患者现状的悲伤，都是人们在经历亲人远离自己的过程中产生的复杂感受。

通常来说，目睹亲人随着病重而痛苦的样子，比面对亲人去世更痛苦。

加西亚太太说："有时，我希望患痴呆的丈夫死掉，这样一切就结束了。他似乎一天比一天接近死亡。每当听到坏消息时，我都感觉自己难以承受。当我慢慢习惯以后，新的问题又会出现。我一直希望医生能找到新的治疗方法，我期待奇迹出现。但我就像在一架'情绪跑步机'上跑步一样，一圈一圈地跑，慢慢变得疲惫不堪。"

当痴呆缓慢发展时，其带来的变化尤其令人难以忍受。对于我们所爱之人，总有某些特质是与他们紧密相连的，比如某人总是做决定的那个人或总是那么友好。而当他们失去这些特质，变得不再像原来的他们时，我们会感到悲伤，而且这种情绪会不断积累，有时，外人无法理解。例如，当患者无法说话或不理解他人时，家属可能会强烈地感受到自己失去了陪伴，虽然双方的关系看上去依然存在，而这会导致一系列特殊的问题。另外，患者死亡引起的悲伤会被社会理解和接受，而配偶长期患病引起的悲伤往往无法被他人理解，尤其是当患者看起来似乎一切正常时。人们可能会说"你应该心怀感激，因为你丈夫还在"或"加油，坚持住！"。

悲伤没有解药。不过，和其他有同样困境中的人分享以后，悲伤可能会减轻。有的人想独自承受悲伤，不愿意影响他人。然而，和心理咨询师、朋友或其他家属分享悲伤的感受，会让人感到慰藉，也能收获继续前进的力量。

▎和亲近的人或其他与患者生活在一起的人分享经历后，悲伤会减轻。

抑郁

抑郁是一种混合了悲伤和沮丧的感觉。有时，我们很难区分抑郁和悲伤、抑郁和愤怒或抑郁和担忧。

慢性病患者的家属常常感到悲伤、沮丧、气馁或情绪低落，这种感受日复一日，周复一周。偶尔，他们也会无动于衷或无精打采。抑郁的人也会感到焦虑、紧张或易怒，有时还会出现食欲缺乏、入睡困难。抑郁的经历令人痛苦，人们都希望从这种感受中解脱出来。

导致痴呆的疾病缓慢发展，会影响人的心情，导致情绪低落。有时，心理咨询可以帮助减轻抑郁情绪，但它改变不了让人抑郁的环境，只能帮助人们应对患者的症状。有些人认为，与家属分享经历和情感很有帮助；另一些人则发现，花时间从事自己的爱好或与喜欢的人在一起，暂时远离患者，通常会有好处。当人们休息不好时，容易疲劳，这可能会使沮丧等情绪加重。寻求他人的帮助可以让照护者得到休息并振作起来。不过有时候，沮丧可能会一直持续下去。

对少数人来说，抑郁症状很难用照护患者引起的沮丧或意志消沉来解释。一旦出现严重的情况，要及时就医或找专家咨询，具体可参见后文相关内容。有些人可能会使用酒精、镇静剂或安眠药来维持生活。但需要注意的是，酒精或药物可能会使疲劳和抑郁加重，并会耗尽人们的精力。

孤立无援和孤独感

有时，照护者在独自照护患者时会产生压力。对于如何形容独自面对患者的感觉，有人曾用"绝望"一词。当原本可以和自己分享事情的人不能再与自己进行有意义的对话后，人们可能会感到非常孤独。这种感受很痛苦。作为独立的个体，没有人能真正理解照护者经历的一切。当他们面对患者时，孤独感并不少见。对此，照护者要经常与家属或朋友联系，这样做能减少孤独感。和他人分享自己的经历后，照护者可能会意识到，原来他人也有类似的孤独感。虽然他人无法取代自己和患者的关系，但他们仍然能给予爱和支持。

担忧

面对患者及与之相关的事情，谁不担忧呢？而担忧可能发展成严重的问题。对痴呆患者的家属来说，担忧成了生活的一部分，它会与抑郁和疲劳"结合"，让一切变得更糟。

每个人都有自己处理担忧的方式：有些人似乎对严重的问题不屑一顾，而另一些人似乎对琐碎的事情烦恼不已，大多数人都介于二者之间。通常，人在晚上睡不着时的担忧解决不了任何问题，只会让人感到疲倦。有些担忧是不可避免的，但如果担忧消耗了过多的精力，人们就需要寻找其他方法来处理了。

一位女士在面临一些真实、可怕的可能发生的事情时，会尝试用以下这种方式来应对："我自问，可能发生的最糟糕的事情是什么？比如，我们会花光所有的钱，并失去自己的家。但我也知道，我们不会挨饿或无家可归。一想到这一点，我就不再担忧了。"

保持希望和面对现实

与痴呆作斗争时，照护者会追求每个可能治愈患者的希望，但这也会让他们感到沮丧和产生失败感。有的人因为无法接受医生告诉自己的坏消息而不走为上计代价地寻求更多医护人员的意见，他们甚至拒绝相信生病这件事。有的照护者还可能会无缘无故地傻笑或做傻事，这种情况并不罕见，这表明他们的大脑正努力接受他们不希望发生的事情。

当然有时候，不承认患者出问题了也可能会危及患者，尤其当他们已经无法独自开车或生活不能自理时。寻求其他医护人员的意见可能是徒劳的，不仅耗费精力，而且花费昂贵，此时，接受这件事并妥当处理可能更明智。

许多家属都有这种既怀着希望，又感到沮丧的经历。当不同的专业人士对痴呆给出相互矛盾的信息时，问题就变得更复杂了。大多数家属最后都会在希望和现实之间选择接受现实，并找到了合理的安宁感。他们并不知道到底应该怎么做。

其实，我们离痴呆的重大医学研究突破可能还有很长的路要走，也可能离突破已经很近了。奇迹确实会发生，但并不经常发生。作为照护者，问问自己：去找医生是不是希望听到更好的消息？如果自己的反应让事情变得更糟，甚至影响了患者，那就需要重新思考了。例如，抱持着美好的希望是否会让你忽视了患者目前存在的问题？患者是否会因为开车、做饭或继续独自生活而使自己和他人陷入危险之中？

让值得信任的医生来治疗患者，确保他们对痴呆有足够的了解，并能跟上最新研究；同时，远离庸医。另外，对新闻中关于痴呆的内容介绍要谨慎看待，它们可能会被夸大或缺乏足够的细节。想要了解真正的痴呆研究的进展，可参考美国阿尔茨海默病研究所官网和美国阿尔茨海默病协会官网。

虐待患者

　　一位男士抱怨道："有时候我实在无法忍受。我妻子总是找我麻烦，她总是为同一件事反反复复地折腾。我会把她绑在椅子上，然后出去散散步。我知道我的做法很不对，但我真的忍无可忍了。"

·

　　一位男士说："我母亲患有痴呆，她会抓自己身上的某个部位，直到流血为止。医生告诉我必须阻止她。我尝试了各种方法，有一天我真的崩溃了：我抓住她，摇晃她，并对她尖叫。而她只是看着我，然后哭了起来。"

·

　　"我妻子痴呆了，她的行为让我非常生气，我变得很恶毒。我对她说，如果她不听话，我就把她送进养老院。她听完开始哭泣。我知道她无法控制自己，但我不知道我为什么会这样对她。"

　　照护患者通常很艰难，照护者感到沮丧是可以理解的，因为他们的确承受着巨大的负担。例如，他们可能会殴打患者或对患者大喊大叫，他们可能保证不会再这么做，但依然控制不住自己。

　　就发脾气本身而言，它并不可怕，它是人们需要外界帮助来减轻负担的一种警示信号。照护者表现出愤怒很常见，对患者大喊大叫也很常见。这是一种警示信号，表明照护者的沮丧情绪正在积聚。而打患者、推搡患者、摇晃患者或捆绑患者，则是照护者失去控制、需要外界帮助的迹象。即使这种情况只发生过一次，也是个危险信号。此时，照护者可能需要定期远离患者，找人倾诉自己的沮丧；可能需要把全职照护患者的任务交给他人，或者把患者送到养老院。当照护者开始发脾气，做了不应该做的事情以后，必须寻求帮助，因为这样发展下去很容易出现虐待患者的情况。

> 发脾气是一种警示信号，如打患者、推搡患者、摇晃患者或捆绑患者，这些都是照护者失去控制的迹象，表明他们需要他人的帮助来减轻负担。

在美国，人们可以打电话给距离最近的痴呆支持机构求助，如阿尔茨海默病协会，大多数成员或负责人都听说过或亲身经历过类似的问题，他们都能理解，并会帮忙寻找保姆或其他解决方法。

不是每个人都愿意且有能力成为全职的照护者。如果需要照护的患者是自己不喜欢的人或虐待过自己的人，照护者的感受会更复杂。对此，最负责任的做法是安排他人负责患者日常的身体护理。

照护者自身的健康

疲劳

照护患者这件事经常会让照护者感到疲劳，因为他们需要整天辛苦地处理患者的问题及其他工作，晚上也没办法得到足够的休息。疲劳会增加他们的抑郁情绪，而抑郁反过来又会让他们更疲劳。总是感到疲劳，是许多照护者共同面临的问题。对此，照护者可以做些力所能及的小事，让自己不那么疲劳。

> 莱文太太说："我丈夫晚上会起床，戴上帽子，坐在沙发上。我曾经为了哄他上床累坏了自己。现在，我就让他坐在那里。如果他想在穿睡衣的时候戴帽子，那也可以。我不担心了。我以前还认为我必须一年擦两次屋子的窗户，每周擦一次厨房的地板。现在我不再为这类事情担忧了，我把精力花在了其他事情上。"

确保患者在晚上能睡觉或至少确保他们在醒着时是安全的，这对照护者的健康也很重要。如果照护者经常晚上睡不好觉，还要整天照护患者，那么他们会非常疲惫，并会为此付出代价，继而无法长期坚持下去。因此，照护者要认识到自己的局限性。

生病

疾病常伴随抑郁和疲劳而来。通常，沮丧和疲劳的人更容易生病，而身体不适会让人更疲劳、更沮丧。当患者依赖照护者时，照护者的健康状况可能会成为重要的问题。例如，如果照护者得了流感，谁来照护患者？也许只能靠他们自己。照护者可能会觉得别无选择，只能继续坚持，并希望不要把自己累垮。

其实，人的身体和精神并不是相互独立的，而是相互影响的，二者结合才构成了完整的人。虽然它们并不是无懈可击的，但只要照护好它们，人就不会太脆弱。

照护者能做的就是缓解疲劳、充分休息、均衡饮食及进行适度的锻炼，并适时地为自己安排假期或离开患者一段时间。同时，避免酗酒或暴饮暴食。另外，定期去医院检查自己潜在的问题，如高血压、贫血等。

很少有人会尽全力维护自己的健康。照护者在照护痴呆患者等慢性病患者时，往往会遇到时间不够用或精力、金钱不足的情况，他们常常会减少开支。但为了自己及患者，照护者必须尽可能地保持健康。

性行为

在慢性病、经济负担等压力下，人们很难有精力考虑自己的性需求。然而，人的一生都需要被爱，而性是人本能的一部分，需要被考虑到。有时候，性行为会成为患者的问题；但也有时候，患者和配偶仍然能享受美好的性生活。

假如伴侣患上痴呆

今天的大多数人，包括许多医生在内，在谈论性时仍然不太自在，尤其是涉及老年人或残疾人时。这种尴尬的境况，再加上人们对性行为的固有偏见，会让痴呆患者的伴侣陷入沉默。事实上，许多关于性的文章毫无帮助。这个话题通常不能与朋友讨论，而如果人们鼓起勇气向医生或护士询问，他们可能很快会改变话题。

如果能得到承认，并能找到合适的讨论伙伴，那么与性有关的问题会像许多其他问题一样，更容易面对。

很多患者的配偶会发现，当双方关系的其他方面都发生巨大变化时，双方的性关系也很难存续。对大部分人来说，只有当双方整体的关系都很好时，性关系才会和谐。例如，人们可能无法与和自己无话可聊的伴侣有性爱，而和变化很大的患者有性爱似乎也不太合适。

当配偶因为照护患者不堪重负、疲惫、沮丧时，他们可能会对性完全失去兴趣。有时，患者会抑郁或喜怒无常，也会对性失去兴趣。如果这种情况发生在早期，即患者还未被诊断为痴呆之前，这种不和谐可能会被误认为是双方关系的危机。当配偶必须为患者护理身体时，和患者做爱可能会令他们感受不舒服。

有时，患者的性行为会发生令人难以接受或掌控的变化。例如，患者对几分钟内发生的事都记不住，但仍然能做爱，并且也想做爱，但当做爱结束时，他们又会立刻忘记，这让他们的伴侣感到心碎和孤独，可能会希望永远结束这段关系。有时候，配偶照护了患者一整天，患者却问："你是谁？你在我床上干什么？"这同样让人心碎。此外，失去记忆有时会让曾经温柔体贴的患者忘记了性的前戏，令配偶感到沮丧。

▎如果能得到承认，并能找到合适的讨论伙伴，与性有关的问题会更容易面对。

偶尔，有脑损伤或脑部疾病的人会全神贯注于自己的性幻想或产生强烈的性需求，这种情况在额颞叶痴呆患者中最常见。患者在其他方面原本已经需要人长时间的照护了，如果他们还频繁地要求与伴侣做爱，这对配偶来说可能是毁灭性的。这种情况虽然罕见，但一旦发生，就很难治疗，药物也没有用。如果患者的问题仍然存在，配偶应该考虑暂时到外面住。患者的性行为发生变化可能与脑损伤有关，他们并不是故意伤害与配偶的关系，而是无法自控。

其实，患者最怀念的往往不是性行为，而是配偶的触摸、拥抱和爱抚。有时，出于实际的原因，患者的配偶会选择单独一个人睡。有时，当曾经深情专一的配偶患上痴呆后，便会不再接受他人的情感。

> 毕肖普先生说："我和妻子过去常常在睡梦中抚摸对方。现在，如果我用胳膊搂住她，她会猛地躲开。"

对于患者与性有关的问题，患者的配偶能做些什么呢？就像许多其他问题一样，并没有简单的答案。患者的配偶需要从医生那里了解患者大脑损伤的性质，以及他们的行为会受到的影响；如果寻求帮助，可以找咨询师，但要确保找的人合适，因为性是个非常敏感的话题，一些咨询师不愿意讨论，或者他们会给出不恰当的建议。优秀的咨询师应该有处理残障人士性问题的经验，应该很了解痴呆的性质，而且对老年人或残障人对性行为的感受有所了解，他们与许多家庭都讨论过性问题，不会对此感到震惊或惊讶。

如果父母患上痴呆

对照护者来说，如果自己的父母患有痴呆，并且和自己住在一起，那么自己的性生活可能会受到严重影响，这很可能会影响照护者与配偶生活的其他方面。例如，照护者可能因为太累而不想做爱，不能和配偶在晚上一起外出，也失去了做爱前的浪漫。患痴呆的父母晚上可能会在家里徘徊、敲打东西、敲门或大喊大叫。照护者可能会想方设法让父母入睡，但一点点噪声可能都会吵醒他们。而当人们太累时，做爱可能会匆忙了事，甚至完全放弃。

其实，一段美满的关系包括几个方面：双方一起聊天、一起工作、一起面对麻烦及一起做爱。如果其中的一些方面暂时被排除，双方的关系也许可以维持一段时间，但无法长久维持。所以，双方要安排时间和精力来维系彼此之间的关系。当双方不疲惫时，可以设法创造一些浪漫和亲密时间。

为未来做计划

为未来做计划很重要。患者未来的生活会不断出现变化，如果照护者做好了准备，就不会太痛苦了。

有些夫妻会在身体健康时讨论未来的打算，这样一来，当以后一方必须为对方做决定时，会更加自如。对部分患者来说，有人能帮他们做好未来的规划及分配财产，可以让他们感觉到自己对生活仍有一定的掌控力。当然，也有一些患者不愿想未来的事，这时，不要强迫他们。

患者也可以参与制订未来计划，但要让他们一步步地来。有时候，对患者来说，想到未来是非常痛苦的。这时候，照护者可能不得不独自进行规划。以下是照护者需要考虑的一些事情：

- 随着病情发展，患者的身体状况越来越差时，他们会变成什么样子？
- 患者需要怎样的护理？
- 实事求是地说，自己能继续给患者投入多少钱？
- 自己的情感投入可能会在什么时候耗尽？
- 自己还有其他需要承担的职责吗？
- 自己是否需要为伴侣、孩子或工作投入时间和精力？
- 照护患者的负担会对自己的婚姻、孩子或事业带来哪些影响？
- 自己可以向谁求助？
- 家里其他人会给自己提供多少帮助？
- 治疗和照顾患者的经济来源有哪些？
- 在支付医疗费用之后，自己还剩下多少钱用来维持生活？（为未来

制订财务计划很重要，尤其是自己和患者的收入有限时，因为患者的护理费可能很高）

- 对患者的护理有哪些法律规定？
- 物理环境会妨碍自己照护患者吗？（如房子是否有楼梯？患者最终是否会爬不动楼梯？是不是住在出行不便的公寓楼？住所离商店远吗？住所附近治安情况好吗？）

随着时间的推移，照护者可能也会出现许多变化，比如在某些方面变得和以前不同，或者与朋友失去了联系、放弃了自己的爱好，抑或在学习接受患者慢性病的过程中改变了自己的人生哲学。那么，照护者的未来会如何？他们又该做哪些准备呢？

明明有配偶，却感觉自己孤身一人

患者的配偶通常会考虑双方的未来，以及如何处理双方的关系变化。其实，这些问题并没有统一的标准答案，因为每个人都是独一无二的。对有些人来说是正确的方式，对其他人来说可能是错误的，因此需要自己掌握。不过，在考虑这些事情时，可以参考以下几点。

自己的状态变化。有时，患者的配偶会觉得双方好像不是夫妻了，因为双方不能再一起做很多事情了，如不能一起聊天，也无法相互依赖，同时双方也不是各自单身。

朋友可能会离自己和患者越来越远。对于曾经的朋友来说，这是个特别棘手的问题。两对配偶之间的友谊往往会逐渐疏远，因为他们的友谊是建立在四个人之间的关系之上的，而这种关系随着有人患上痴呆已经改变了。当一人患上痴呆，而配偶成为照护者后，建立新友谊也会变得很困难，配偶可能不想一个人交新朋友。

另外，对患者的配偶来说，患者可能无法参与他们的未来。统计数据表明，痴呆会缩短人的寿命。患者可能会比配偶提前离世，或者他们病得很重，需要长期居家护理。事实上，当照护者独处时，他们通常需要朋友和爱好。

> 一位女性患者的丈夫说，他试图写篇文章，描述自己和患有痴呆的妻子共同生活的感受。他说："我意识到自己正在讲述自己'堕落'的故事。我放弃了工作来照护她，结果我没有时间来维持自己的爱好了，而且我们渐渐地不再见朋友了。"

随着痴呆的发展，患者需要越来越多的照护，而照护者为了照顾患者慢慢放弃了自己的生活。他们可能会失去友谊和爱好，独自一人和患者朝夕相处。

当患者病得很重，必须住进养老院或当他们去世以后，照护者会怎么样？会变得越来越孤僻，失去兴趣或变得孤独，然后逐渐萎靡吗？

在长期照护患者的过程中，照护者需要有自己的朋友和爱好，还要调整自己的生活节奏，这在未来独处时会很有帮助。照护者可以选择把患者安置在养老院，由其他人提供日常照护，以便有更多的空闲时间，但他们可能会发现自己又像从前一样感到充满负罪感和痛苦了。照护者需要合理限制自己在养老院的时间，调整一段时间，并制订好计划，以便重拾自己的爱好及与朋友的联系。

▎在孤独时，人需要有朋友和爱好。

随着痴呆的发展，患者与伴侣之间的关系会发生变化。作为配偶，他/她与患者的关系，很多人认为仍有意义，因为无论双方关系如何改变，夫妻关系都是一份持续的承诺。当然，也有一些人可能会和其他人建立新的关系。

> 一位女性患者的丈夫说："我会一直照护她，但我现在又开始约会了，因为她已经不再是和我结婚的那个人了。"

一位男性患者的妻子说："这是个非常艰难的决定。对我来说，最艰难的部分就是克服内疚感。"

另一位女性患者的丈夫说："对我来说，照护她并遵守诺言是最重要的。她的确和以前不一样了，但这也是我们婚姻的一部分。我会试着把它当作一种新的挑战。"

并非所有的婚姻都是幸福的。如果一段婚姻非常不幸福，比如一方已经在考虑离婚，而对方不幸患上了痴呆，这会让想要离婚的一方难以做决定。这时候，想要离婚的一方可以向心理咨询师咨询，他们可以帮助当事人理清复杂的情绪。无论如何，对于新恋情、离婚或再婚等问题，所有人都会面对难以抉择的问题，不过，最终通常都能得到圆满解决。

当患者去世以后

当患者去世以后，照护者通常会有复杂的情绪：他们可能会因为患者不再痛苦及结束自己的责任而感到高兴，但同时又感到难过。其实，没有所谓的"理所当然"的情绪。有些照护者早就流不出眼泪了，并感觉如释重负；另一些照护者则会沉浸在悲痛之中，难以自拔。

此时，照护者可以和自己信任的人谈谈自己的感受。有时候，将内心的感受大声说出来有助于理清思路。随着时间的推移，情绪会发生改变，这是很正常的。当把大量的时间和精力花费在对患者的照护上且多年如一日时，一旦患者去世，照护者会变得怅然若失。不过，在结束这段长期的责任后，照护者通常可能既感觉解脱，同时又感到伤心。

一位男性患者的妻子流着泪说："现在，当我暂时离开的时候，不用再告诉别人怎么联系我了。"

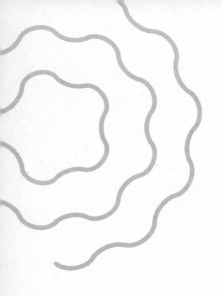

第13章

照护好自己

患者是否幸福直接取决于照护者是否幸福。照护者照护好自己同样很重要，这样才能维护好自己的情感资源和物质资源。

在照护患者时，照护者可能会感到悲伤、气馁、沮丧或陷入困境，也可能会感到疲劳或负担过重。虽然导致疲劳的原因有很多，但最常见的原因是休息不足。为了照护患者，照护者可能会暂时无法休息、无法与朋友联系，也会失去独处的时间。如果责任过重，还可能需要同时照护家庭、工作和孩子，这样一来，照护者可能会忽视自己的需求。

即使并非全职照护者，他们可能也没有给自己留出多少时间。例如，一周中，他们可能有几天会在下班后去养老院照护患者，或者在周末帮忙看护患者，以便全职照护者可以得到休息。无论责任如何，照护者都可能会感到焦虑、悲伤和沮丧。针对患者既有挑战性又令人厌烦的行为，本书提供的一些建议虽然有帮助，但也无法完全消除患者的症状，而这些症状可能会让照护者感到紧张。因此，为了应对患者的行为和症状，照护者需要有足够的休息，有时甚至需要暂时远离患者。

前文提到，行为症状是由大脑损伤和环境因素的相互作用共同引起的，而情绪就是一种环境因素。照护者匆忙、紧张或烦躁的状态可能会影响患者，使患者变得更加焦虑或易怒，行动更缓慢，或开始做出令人恼火的行为。通常，如果照护者休息得好，感觉很好，那么患者也会表现得很好。

要想照护好患者，照护者需要先照顾自己，比如要有足够的休息，适时远离患者，还要与朋友一起交流，一起分享问题，一起欢笑。他人的帮助有助于照护者应对照护患者时产生的挫败感或解决家庭分歧，也会让照护者更好地和家属交流、交新朋友，以便他们获得更好的资源。

> **情绪会影响人的行为。照护者匆忙、紧张或烦躁的状态可能会影响患者。**

抽出时间休息

"要是我能摆脱阿尔茨海默病就好了，"默里太太说，"我多想去某个地方，一段时间内不用考虑阿尔茨海默病。"

抽出固定的时间，暂时抛开 24 小时不间断的护理，对照护者和患者都是绝对有必要的。照护者必须留出休息时间，为自己做些事情，比如一个人坐下来看电视，一觉睡到天亮，一周出去一次或度个假等。因为持续照护患者会令人精疲力竭、情绪枯竭，在这种负荷下，照护者很可能会崩溃。

他人能提供帮助、能与自己交流及分享问题，对照护者来说也很重要。通常，照护者想要找到照护自己的方法并不容易。他们可能面临的困难包括朋友的不理解、其他家属不愿意帮忙，以及自己很难从照护患者的过程中挤出时间休息；又或者患者可能会拒绝和他人住在一起，照护者也可能请不起帮手。所以，照护者想要找到满足自己需求的方法，通常需要自己努力，也需要一些创造力，虽然这并不容易，但很重要，而且必须尝试去做。

照护者如果很难找到整段的休息时间，可以设法"拼凑"一个休息计划。

即使有优惠，库克先生也只能负担得起妻子每周去两次日托中心的费用。他的儿子住在外地，答应支付多一天的费用。他的邻居是妻子的老朋友，愿意在这几天早上过来帮忙。这样一来，库克先生就可以休息几天了。

当然了，计划并不一定完美。对照护者来说，他人给予患者的照护方式可能和自己的照护方式不一样，由此可能会导致患者感到不安，而且提供帮助的人可能会抱怨；此外，还要支付患者的护理费用，这可能成为一项经济负担。即便如此，照护者依然需要继续寻求帮助，并愿意把事情"拼凑"起来，甚至做出一定的妥协。

抽出一定的时间，暂时远离患者，是照护者能做的最重要的事情之一。只有这样，照护者才能坚持下去。

莫里太太说："我们之前计划了很长时间，等丈夫退休后，我们就去法国旅游。后来，他得了痴呆，永远不能去了，我选择一个人去。我把他留给儿子照护。我不敢一个人去旅游，所以我跟团去了。丈夫也会希望我这样做。我回来的时候，我感觉自己已经休息好了，也准备好面对接下来即将发生的任何事情。"

给自己一份礼物

偶尔让自己"放纵"一下，对照护者来说也是一种放松方式。有些人可能会送给自己一份礼物，比如买本杂志或买件新衣服，或者听场交响乐或看场球赛（可能需要戴耳机），当然也可以是站在户外看日落或点一份自己最喜欢吃的外卖。

与朋友保持联系

朋友通常会给予极大的安慰、支持和帮助。对照护者来说，朋友的支持有助于自己渡过最艰难的时刻。因此，要与朋友保持联系。

患者说的话听上去可能符合逻辑，也可能隐藏自身的智力衰退迹象，但他们可能记不住他人的名字或无法真正跟上谈话。许多患者在失去表达能力和理解能力之后，仍能长时间保持语言社交能力。因此，照护者需要向朋友解释，患者健忘并不代表他们不礼貌，而是疾病令他们无法避免。

避免被孤立

如果照护者发现自己被孤立了，该怎么办？通常，结交新朋友需要大量精力，会让人疲惫和沮丧。但结交新朋友依然很重要，照护者必须做出必要的努力，比如可以从一些小事情开始，这样容易有方向，也能预备足够的能量。照护者可以联系当地的痴呆支持组织，加入家庭支持小组，也可以自己组织。

在暂时远离患者期间，照护者可以和其他人一起做些事，比如追求个人爱好，这样容易与和自己有共同爱好的人交朋友。当然，照护者也可能会和正在照护痴呆患者或有照护痴呆患者经验的人成为朋友。

有时候，除了照护患者，照护者很难有时间或精力做其他事情。对他们来说，在自己负担较重时，有些活动可以暂时搁置，但一定不能完全将其停止，因为当他们在不负责照护患者时，也需要交朋友和参加活动。

一位患者的丈夫说："我喜欢去共济会，每月去一次。当妻子去养老院以后，我可能会参加更多的活动，比如做义工，主持圣诞募捐活动等。那里有我的朋友。"

●

一位患者的家属说:"我会拉小提琴,虽然我不能再和其他乐手一起演出了,但我和他们仍然保持着联系,我自己也在练习。当我时间充裕时,我会参加社区的交响乐团。"

●

一位女性患者的丈夫说:"就在我退休的时候,我妻子得了痴呆。我每天的生活就是照护她。后来,我认为我应该做些锻炼,于是加入了一个老年人锻炼小组。每当我送妻子去日托中心以后,我就有时间锻炼了。"

如有需要,应寻求他人的帮助

在照护患有痴呆等慢性病的患者时,照护者可能会感到疲劳、沮丧、愤怒、悲伤、绝望、内疚和矛盾等,这些都是正常的,它们似乎势不可挡,难以改变。因此,照护者的负担可能是巨大的,一旦超出他们的应对能力,事情很可能会失控。如果发生这种情况,照护者可能需要寻求专业人士的帮助。

识别警示信号

斯科特太太说:"我担心自己喝得太多。约翰晚上回家后,我和他常常喝鸡尾酒。当然,他现在不喝酒了,但我必须喝。在晚些时候或睡觉前,我还会再喝一两杯。"

每个人都是不同的,都有自己应对问题的方式。对一个人来说健康的反应,对另一个人可能不健康。照护者要留意以下问题:"我是否觉得自己因为悲伤或沮丧而没有发挥应有的作用?""我是否经常晚上躺在床上担心?""我是否因为压力而消瘦了?""大多数时候我是否都感到不知所措?""我是否因为自己的问题而感到孤立和孤独?"虽然抑郁和沮丧是许多慢性病患者家属的共同感受,但如果照护者对以上问题的回答都是肯定的,那就需要控制自己的情绪了。

同时，还有以下一些问题也要留意：

问题 1："我是不是喝得太多了？"

照护者如果饮酒的话，要注意饮酒对自己的生活是否有影响。例如，饮酒是否会影响自己和家人、朋友相处，是否会影响工作，以及是否会影响生活的其他方面。此外，还要注意饮酒对自己的健康是否产生了负面影响，自己有没有因为过度饮酒而无法好好照护别人等。

问题 2："我每天喝咖啡、茶或含咖啡因的饮料太多了吗？"

过量摄入咖啡因会对身体造成伤害，还会降低人的抗压能力。

问题 3："我是不是频繁地喊叫或哭泣？"

照护者应该审视自己是否经常对患者发脾气，自己和朋友或家人谈论问题时，是否变得更加愤怒和沮丧，以及在生活中，是否对不只一两个人感到恼火，如朋友、家人、医生和同事。

那么，多大程度的喊叫或哭泣才算不正常呢？有的人可能觉得哭泣已经算失控了，另一些人则认为哭泣是排解烦心事的一种好方法。对于自己的情绪反应是否超出正常水平，照护者通常都有自我认知。

愤怒和沮丧是照护者可能会出现的正常反应，但如果它们影响了自己与他人的关系或导致自己将愤怒发泄在了患者身上，那么就需要尽快找到控制方法，以免他人孤立自己或导致患者的行为变得更糟糕。

问题 4："我想过自杀吗？"

当人们不堪重负、感觉无助和孤独时，可能会产生自杀的念头。当人们觉得自己无法逃离某个不可能的境地或永远失去了生活的意义时，可能会考虑自杀。人们会感到一切都让自己无法忍受，并认为未来暗淡且毫无希望。

一位曾试图自杀的患者家属说："现在回想起来，我不知道自己为什么会有那种感觉。一切都太艰难了。好在我没死。我当时的感觉完全混乱了。"

通常，人们感觉到的要比实际情况更糟糕。因此，照护者如果感到绝望，可以试着找朋友或专业人士聊聊，如心理咨询师、心理学家或精神科医生，他们可能会提出不一样的看法，并给予相应的建议。

如果照护者觉得自己无法控制自己的处境，感觉压力太大，经常感到恐慌、紧张或害怕，无法跟能与自己感同身受的人倾诉，那说明照护者没有得到足够的帮助，背负的负担太沉重了，应该尽快寻求专业的帮助。

心理咨询

照护者如果感觉自己被当下的处境困住了，与专业人士交流是减少压力的好办法。由于治疗师没有身处其中，因此他们能想出照护者没有想到的替代方案。另外，其他家属或朋友也可以提供帮助，但如果他们深受照护者所处境况的影响，他们可能无法客观地看待整个境况。

照护者应该寻求心理咨询吗？需要帮助吗？其实，寻求心理咨询的人并不是病态的、疯狂的或有神经质，大多数都是健康人，只是他们有时会在处理实际问题时遇到困难。他们可能感到不知所措、灰心丧气，或者发现自己在原地打转。这时候，如果他们能开诚布公地与他人聊一聊自己的感受和问题，这有助于他们理清思路。

大多数人在大多数时候是不需要寻求心理咨询的。然而，对痴呆患者的家属来说，心理咨询会有很大的帮助，他们可以向看问题比较客观的朋友、社会工作者、护士、心理咨询师或医生寻求帮助。当然，寻求帮助的第一步往往是最难的，人有时会被自己的思维"绕晕"。

> 一位患者的家属说："我出不了门，因为我找不到保姆。而且除了我，他（患者）对家里任何人都不友好。我负担不起心理咨询的费用，因为我找不到工作。找不到工作的原因是我不能离开家，而且，心理咨询师也帮不了我。"

这位家属之所以有这样的思维方式，一部分原因在于他所处的环境，另一部分原因在于他在沮丧时看问题的方式错了。通常，优秀的心理咨询师可以帮助人们客观地把问题分成更容易处理的小部分。在心理咨询师的帮助和支持下，大多数人可以慢慢地做出合理的改变。

有的人会觉得寻求心理咨询是软弱或不称职的表现。其实，考虑到照护患者所背负的负担，照护者应该寻求所有可能的帮助。

有的人会逃避心理咨询，因为他们认为心理咨询师总会深入研究他们的童年，并剖析他们的内心。事实并非如此，许多心理咨询师会直接以实事求是的方式来帮助人们应对当下的担忧，或者帮人们控制情绪和面对挫败感，抑或帮助人们学习解决问题的技能。

照护者可以提前了解心理咨询师常用的方法，如果决定寻求心理咨询，要知道选择哪种心理咨询师，比如对方是否方便交流、咨询费用如何，以及他们是否对痴呆有足够的了解。也可以寻求精神科医生的帮助，他们能够开药，而且对伴有心理问题的生理问题有很好的理解。另外，一些社会工作者和其他专业人士同样都有出色的治疗或咨询技能。

照护者也可以和心理咨询师讨论关于自己和患者的一切担忧，对于咨询费用、处理方法或保密等相关问题，都可以直接提出来。

想要找到心理咨询师，可以询问当地的痴呆服务机构，也可向接受过心理咨询的朋友求助。当然了，不是所有的心理咨询师都合格，也不是所有的心理咨询师都了解痴呆。因此，选择时要非常仔细，记得让他们出示资历证书。在咨询一段时间后，如果觉得没有帮助，可以考虑换人。

痴呆的科学普及

目前，研究人员对包括阿尔茨海默病在内的痴呆有了广泛的认知，正在进行痴呆防治方面的研究，不过仍有许多工作要做。在美国，尽管用于痴呆研究和痴呆护理的公共资金在增加，但仍然很有限，目前的资金大约只能资助 20% 的优秀研究项目。痴呆患者并不是在任何地方都可以得到诊断和后续护理的。美国联邦和各个州资助的临时研究项目很少，而且水平相差甚远，大多数家庭仍然无法获得日托经济援助或家庭支持。而且在许多地区，痴呆支持组织、热线和支持团体的人手不足，大部分工作都是由少数热心的志愿者负责的。另外，许多长期护理机构和项目也无法满足痴呆患者的需求。尽管美国联邦和各个州的法律要求这些组织的工作人员要接受培训，但这些培训往往不够，而且目前没有专门针对痴呆患者的日常护理需求的培训。

一些家属经常告诉我们，参与宣传工作是对抗痴呆的一种方法。以下是一些可选择的方式：

- 参与痴呆研究项目。
- 在当地的痴呆支持组织中负责接听电话或协助办公。
- 贡献自己的技能，如帮公益日托项目平衡收支或为护理人员帮忙等。
- 领导支持小组。通常，最佳团队领导者是一直照护痴呆患者的人。
- 寻找并接触其他需要支持的照护者，让他们知道他们并不孤单。
- 参与筹款。即使只筹集到少量的资金，也会产生很大的影响。不过，筹款需要很多技巧和相关知识。
- 拥护自己所在社区的特定需求，如帮助独自生活的痴呆患者等。

▌参与宣传工作是对抗痴呆的一种方式。

当然，除了以上几点，还有很多事情可以做。而要想改善痴呆患者的现状，离不开经验丰富且见多识广的基层人员。

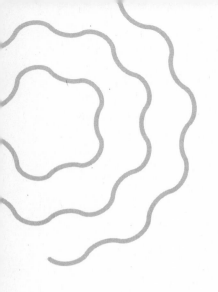

第14章

财务和法律问题

关于财务和法律问题，本章不会进行详细的讨论，只列出了一些值得注意的关键因素。如果需要寻求专业的财务和法律建议，可咨询专业律师。[①]

财务评估

为慢性病患者安排照护有时的确会花费不菲。老年患者可能有自己的收入或存款，但通常仍需要子女等人的经济援助。照护者要评估现有的经济来源和潜在增加的照护成本，并为个人经济状况制订计划，处于痴呆早期的患者也可以参与。如果患者是照护者的配偶，那么未来的财务状况很可能会受照护者现在所做决定的影响。在评估未来的财务状况时，必须考虑很多因素，包括疾病

[①] 由于美国和中国的法律不同，本章提到的相关法律内容仅作参考，具体还要以中国的法律为准。——译者注

性质和个人期望。无论收入多少，为未来的财务状况做计划都非常重要。

潜在的费用

照护患者会牵涉到很多方面，因此相应的费用问题要提前了解清楚并做好规划。

收入损失

- 患者必须放弃工作吗？
- 原本有工作的人是否不得不在家照护患者？
- 患者会失去退休金或残障补助金吗？
- 当通胀上升时，靠固定收入能否维持正常生活？

住房费用

- 照护者或患者需要搬家吗？需要找个没有楼梯、更靠近服务机构或更容易维护的房子吗？如果父母患有痴呆，会让他们搬进自己家吗？这可能会涉及重新装修房子的开销。
- 患者会去养老院或专业护理机构吗？
- 为了患者的安全，是否需要对家进行改造，如安装新门锁、扶手、安全装置、轮椅坡道等？

医疗费用

- 是否需要为患者请上门护工或保姆？
- 患者是否需要就医？
- 患者是否需要医疗保险？
- 患者是否需要进行医疗评估？
- 是否需要为患者请职业治疗师或物理治疗师？
- 患者是否需要用药？
- 是否需要为患者购买医疗设备和用具，如病床、特殊的椅子或轮椅？
- 是否需要为患者购买一次性护理用品，如成人纸尿裤、防潮垫、凡士林、纸巾、棉签等？

他人帮助或临时护理的费用

- 是否需要请人给家里做清洁？
- 是否需要请人陪护患者？
- 是否需要请人帮忙照护患者？
- 是否需要送患者去日托中心？

饮食费用

是否需要准备饭菜、下馆子或叫外卖？

交通费用

- 如果自己不能开车，需要花钱找人开车吗？
- 是否需要叫出租车或拼车等？

其他费用

- 为患者购买便携服装、身份手环或用于管理徘徊患者的家庭改装及各种安全方面的设备等费用。
- 除了基本费用，可能还需要为患者支付洗衣、买药、治疗和洗护等费用。
- 子女可能需要为痴呆父母的医疗护理项目买单。

潜在的财产

患者的资源。弄清楚患者拥有的资金和财产资源，以及他们的社保、储蓄金、共同基金、股票、房地产、汽车、长期护理保险和其他潜在的收入或资本来源。

配偶、子女和其他亲属的资源。关于家属的经济权利和责任的法律很复杂，尤其是在患者住进养老院之后，并不是所有的社会工作者、税务会计师或律师都能理解。有些支持机构会推荐法律咨询顾问。此外，家属常常感觉自己对患者负有义务，但这可能会使其陷入困境。

> "爸爸供我上大学。现在轮到我为他付出了。"

·

> "我想帮助患痴呆的母亲，但我还要供儿子上大学。我该怎么办？"

·

> "我知道如果我给母亲配副假牙，她会生活得更好，但我丈夫的工作要靠卡车，现在修车也得花钱。我不知道该怎么办。"

有时候，家属会在如何花钱的问题上产生分歧，而很少有公益项目能帮到他们。所以，患者的花费可能会对家庭经济状况产生毁灭性打击，尤其是对配偶。

人寿保险。弄清楚患者是否买了人寿保险。如果现在需要保险资金，是否可以马上兑现？如果被保险人出现伤残，有些保险单会免除保险费，这可以省下一大笔费用。保险公司获利的方式是多收费、少付费，他们自然希望限制支付保费。因此，要及时检查保险报销费用是否支付到位。

此外，除了配偶和子女，患者的其他亲属也可能愿意承担一定的照护费用。

医疗保险。可向当地卫生部门咨询医保政策。本书仅提供一些参考。医疗保险一般不包括家庭护理费用。要及时询问所住医院，住院费或门诊费是否可以报销，这会影响最终需要支付的费用。

对于患者的出院安排，最好在患者住院时就做好初步计划，之后可根据实际情况规划。如果患者需要换药和调整药物，要确认医疗保险是否涵盖这方面的费用。

弄清楚患者的财产情况

有时，患者会忘记他们拥有多少财产或欠了多少债务。他们可能在患痴呆前与密友分享了财务信息，随后在痴呆的早期阶段更改或隐瞒了资产。他们可能会对自己的财务状况保密，也可能毫无条理地随意记录。有时，患者会多疑，从而隐藏自己的金钱和其他资产。有的家属可能不知道患者的经济资源可以用来支付照护费用。

弄清楚患者拥有多少资产可能很困难，尤其是当相关文件混乱或被患者隐藏起来时。而患者有多少债务通常容易发现。因为如果账单没有及时支付的话，通常会收到邮件或短信通知。在收到账单后，给对方打电话，说明情况且约定好付账的方式和时间等，同时记得让对方把未来的账单转发过来。

患者的资产可能很难找到。可以查看他们最近的邮件和短信。除了检查显眼的地方，如桌面、书桌抽屉、办公室和其他存放文件的地方，还要检查比较隐蔽的地方，如床底下、鞋盒里、衣服口袋里、旧钱包里、茶壶或其他厨房用品里、地毯下面及首饰盒里等。可以让孩子们一起帮着找，他们通常会想到一些不易想到的地方。另外，记得找出患者的银行对账单、存折、银行卡、保险单、收据、商业或法律信件，以及过去几年的所得税记录等。如果患者有计算机，问他们密码是多少，并检查相关金融程序、金融机构的电子邮件和网购记录。以上这些线索可以用来"拼凑"出患者的资产状况。

银行账户。找出患者的银行存折、银行卡、账单，以及患者与他人共同持有的联名账户。如果能进入患者的网上账户，可以直接获得所需信息。大多数银行不会向其他人透露储户的账户、贷款或投资等信息，只向法律规定的监护人或其他适当授权的人公布储户的账户金额或交易信息。

股票、债券、定期存单、储蓄债券和公募基金。找出患者实体的债券单、股票经纪人或公募基金公司的月结单、到期付款通知、已支付股息通知、所得税收益要求、定期从银行账户转账的金额及收据等。

保险单。人寿保险和健康保险可一次性支付或包含的其他福利。找出患者持有的有保险公司名称的保险通知和保单，对于具体的保险政策，可以联系保险公司，可能需要向对方提供相关证明。

保险箱。找一把钥匙、一张账单或一张收据。

退伍福利。如果患者曾入伍，找出患者的退伍证等证件，有些退伍军人的家属可能有资格领取相关福利。

不动产。不动产包括房屋、土地，分共同所有权或部分所有权。弄清楚患者定期进出支票账户的款项、所得税申报单上的收益或损失，以及房屋等有关的保险费用。房地产所有权有公开的登记记录，可以直接到税务局查询。

退休金、残障福利等。除了患者的退休金或残障福利，如果患者符合条件，可以为他们申请相关低保。

其他财产。如患者的收藏、黄金、珠宝、现金、汽车、古董、艺术品、船只、电子设备、家具和其他可转让财产等。除此之外，还要找出患者财产保险单上列出的有价值的物品。

遗嘱。如果患者立了个人遗嘱或建立了信托，他们会列出自己的资产。遗嘱通常会被保存在保险箱里或由家属、律师事务所等保管，法院也会有记录。

信托账户。找出患者支付利息的报表。

个人贷款。弄清楚患者的取款、付款、通信和赡养费支付等费用。

海外银行账户。如果患者有海外银行账户，要找出其利息支付清单和银行对账单。

继承。弄清楚患者是不是某人的继承人。

墓地。寻找购买墓地的证据。

法律事务

当患者无法再管理自己的财务，或已经忘记了自己拥有的资产或债务以后，他们将无法负责任地决定如何处理财产，也无法授权所需的医疗服务。通常，患者做这些事的能力是逐渐丧失的，而不会在短时间内全部丧失。即使无法管理自己的财务，患者仍然可以立遗嘱或授权医疗护理。然而，随着大脑损伤的恶化，他们可能无法再做出任何重大决定，到那时，家属不得不为他们担负起相关的法律责任。

因此，照护者必须在患者无法自己做决定之前尽早做出相关安排。除非法官认定其能力丧失，否则所有成年人都有权利为自己做决定，比如立遗嘱。在立遗嘱时，在没有提示的情况下，立遗嘱的人知道遗嘱的目的及如何分配资产，也知道自己财产的性质和范围，有时这在法律上被称为遗嘱能力。另外，立遗嘱的人有能力陈述他们希望如何分配资产。而对于痴呆患者，律师可以评估其能力，家属如有任何疑问，可以请求专业人士参与评估。

为最终可能的残障或疾病做准备的最有效方法，是提前制订计划，通常包括立遗嘱和执行持久授权书。在患者依然具备一定的行为与思考能力时，家属通常很难应对这些问题，有时患者甚至抗拒这样做。但如果等到他们不能做决策以后才做，可能需要高昂的费用，而且还达不到预期效果。

因此，患者应该提前与家属和律师讨论自己的计划。通常，遗产规划专业律师可以给出建议，当患者无法做决定时，他们可以很好地维护患者的意愿。当然了，不同的律师专攻不同的法律领域，如刑法、公司法、婚姻法、民法等，因此在找律师时，要弄清楚对方擅长的领域及收费情况，避免产生误解。

除了立遗嘱，仍有能力管理自己事务的患者还可以签署一份委托书，以授权自己的配偶、子女或其他达到法定年龄的人管理自己的财产。但如果患者已成为"精神上无行为能力的人"时，那么授权书即属无效。举例来说，某人有代理权来处理他母亲的银行业务，但当他母亲患上痴呆后，他将不再拥有这种权利。因此，委托书对痴呆患者的家属来说用途不大。正因如此，在美国，有些地区的法律设立了持久授权书。被授权之人在患者无法自己做决定后，可以代表患者行事。通常，持久授权书必须声明，即使授权人残疾，被授权人也可以代表患者行使权利。

> **当持久授权书的授权人在丧失行为能力或无法自行做出决定以后，被指定的人可以代表授权人行事。**

　　由于委托书授权某人代表授权人行事，因此授权人必须确保被指定的人会为维护授权人的利益而行事。持有委托书的人在法律上有责任为维护授权人的最大利益行事。有时，有人会"滥用"这种权利，尤其是持有持久授权书的人，因为他们有了更大的责任。对患者来说，想要提前为最终可能的"残障"做计划，必须谨慎考虑。

　　当患者立完遗嘱和签署持久授权书以后，一旦他们的情况恶化，那么他们的生活将按照他们想要的方式进行，他们的财产将按照他们想要的方式被分配，而不是按照法院强制的方式。签署持久授权书的患者可以继续管理自己的事务或部分事务，直到出现某些状况以后，被指定的人才会接管。此时，被指定的人通常不需要采取其他措施，就可以合法地接管患者的事务。因此，无论如何，患者要选择自己信任的人，这是至关重要的。被指定的人将参与患者的所有医疗决策，包括是否在患者生命即将结束时采取一些激进的推迟死亡的措施。

　　当然，有些患者不愿签署授权书，他们可能没有可信任的人；而有些患者的身体已经受损，他们无法签署授权书；还有一些患者即便自己有能力，他们也不授权给他人。在这些情况下，照护者需要采取一定的措施，甚至可能需要律师的帮助。如果患者因残障而无法有效管理财产和事务，则可能需要进行财产监护（托管）。在这个过程中，律师必须向法院提交请愿书。在听证会之后，法官会判定患者在法律上是否具有管理财产或财务事务的能力。当法官发现患者缺乏财务决策能力以后，他们会指定一名法定监护人，该监护人只能在财务方面代表患者行事，而且他必须定期向法院提交财务报告。

▎ **要选择值得信赖的人作为持久授权书的执行人。**

如果房产由夫妻共同拥有，在其中一方出现认知能力受损后，另一方无权处理其房产。

有时，患者无法照护自己的日常需求，必须让其他人来决定自己所需的医疗服务或养老院护理服务。在这种情况下，通常需要相关专业医护人员证明患者已丧失医疗同意能力，这样，有监护资格的人才可以协商确定监护人，由监护人代患者做决定。如果利害关系方有分歧或争议，可以向法院提交申请，最终由法院裁决。如果没有人选，可由当地民政部门担任监护人，也可由具备相关条件的住所地居民委员会等担任监护人。

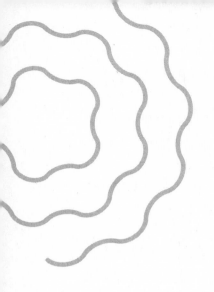

第15章

送痴呆患者去老年公寓或养老院

如果家属无法单独照护患者，此时应该考虑其他安排，如将患者送到老年公寓或养老院等护理机构。

把患者送到老年公寓或养老院并没有所谓的绝对合适的时机。照护患者本身会让人筋疲力尽，而照护者自身还有其他需求，比如照顾孩子或工作，可能家里的每个人都不能全职承担照护患者的任务。将患者送到老年公寓或养老院的常见原因是，家属已经无法提供足够的照护了，而请保姆的费用又过高。当然，有些年长的成年子女和配偶自己的健康状况可能也有问题，不能再照护别人了。另外，无论是单收入家庭还是双收入家庭，安排一个人全职照护患者，经济负担都会很大。

许多照护者直到实在没办法了，才决定把患者送到老年公寓或养老院。其实，最好在自己还未身心俱疲时讨论并做好计划，尤其是当患者仍然有能力适应新环境时，将其送到老年公寓或养老院，整个过程会更轻松一些。

> **如果患者在老年公寓或养老院过得不错，你将有更多的时间和精力以亲人而不是照护者的身份与他们相处。**

决定将患者送到老年公寓或养老院可能很艰难，往往需要时间。家属通常会先尝试其他方法，但实际上，及时做决定才是对患者负责的做法。

作为家属，看着患上痴呆的配偶、父母或兄弟姐妹一天天衰弱下去，会倍感悲伤；但把患者送到老年公寓或养老院，他们可能又会心情复杂：他们可能因为他人分担了自己的照护工作而如释重负；可能因为自己没有对患者承担应有的责任而羞愧；可能因为没有其他选择而愤怒和无奈；也可能因为自己无法处理患者的精神行为问题而感到内疚和自责。

> **及时把患者送到老年公寓或养老院才是负责的做法。**

很多人认为，家属在家照护老年人的时代是美好的。但事实上，在过去，人们的寿命不太长，照护老年人并不是太大的负担。而现在，许多老年人到七八十岁才会生病，而他们的一些孩子可能已经五六十岁了。

家属对是否将患者送到老年公寓或养老院这个问题可能会产生分歧，这很常见。有些家属认为，应该把患者留在家里照护，有些家属则认为应该将患者送到老年公寓或养老院。对于这个问题，所有家属最好坐在一起讨论，因为如果信息不统一，误解和分歧就会更严重。所有家属应该至少讨论以下4个问题：

- 哪种选择对患者最好？
- 患者入住老年公寓或养老院的花费如何分配？
- 选择哪家老年公寓或养老院？

- 当患者入住老年公寓或养老院之后，家属的角色该如何转变？

如何选择养老院

在美国的许多地区，患者在入住养老院之前，会先在家接受全职看护或搬到老年公寓。这种安排有利有弊。继续在家照护患者虽然需要资源来长期维持，但也有优势，即患者可以继续留在自己熟悉的地方。对患者来说，老年公寓可能更像家，他们可以更自由地居住和参与活动。

通常情况下，美国各州或联邦政府不会为接受任何长期护理的痴呆患者提供补助，除非有特定的豁免计划或患者符合医疗补助支持标准。如果患者的病情严重到无法照护自己，养老院才会允许他们接受所需的医疗服务。

对于如何为患者选择合适的养老院，建议如下：

无论患者是在家里还是去养老院，照护者都要提前为他们制订长期护理计划。了解自己的财务状况，选择患者喜欢的、准备用来养老的房子。如果准备将患者送到养老院，也要提前规划。好的养老院永远供不应求，如果发现了一家能提供特殊护理的养老院，那就提前报名，不要等到患者必须要去时再找。当然，报了名之后不愿去了，也可以随时取消。另外，准备好患者入住养老院的费用，弄清楚患者的相关医疗保险和医疗补助。无论患者是否有经济来源，都要尽可能提前计划长期护理的支付方式。

几种可选的护理方式

在美国，退休社区和老年公寓一般是提供给独自生活的老年人的。如果患者需要照护且需要接受个人护理，那么独自入住以后，他们可能得不到足够的照护。这种方式可能更适合有轻度认知损害的患者。对于所需的费用，可以提前询问。另外，还要确认当地是否有相应的经济补助。

如果患者正在服药或身体状况不稳定，照护者需要确保所选机构能提供患者所需的护理。比如，护理人员能否在患者四处徘徊时管理好他们，患者获得的食品质量和数量，以及该机构的卫生情况、安全、传染病控制和身体清理等能否受到监督。

另外，还要确保所选机构是否有足够的护理人员，尤其是在晚上；如果发生火灾，他们是否能协助所有患者离开等，对于这些情况，必须确认清楚。因为患者通常无法识别火灾警报情况，甚至无法独自离开建筑物。理想的机构应该设有烟雾探测器、火灾报警器、防火墙和防火门，以及自动喷水灭火系统等。当然了，这样的机构通常收费很高。

如果考虑让患者搬到新环境生活，一定要仔细评估所选机构的实力，尤其是当护理人员或管理人员发生变化时，因为患者无法很好地进行自我管理，除非周围有其他人可以提供帮助和安慰。

无论是独自生活的患者还是需要长期护理的患者，一些老年公寓通常可以为他们提供一系列护理，有些还具备投资性质。老年公寓每月会提供一定量的餐食，作为基本护理服务的一部分。进入老年公寓的大多数患者都独自生活，如果他们不符合要求，可能需要去康复医院，那里可能会提供特殊护理等，当然可能还需要再支付一定的费用。

患者的配偶可以选择和患者一起搬到老年公寓，这样双方可以继续共同生活。然而，一些机构会对申请者进行筛选，他们可能不接受轻度痴呆患者，或者会收取更高的费用。有些老年公寓是公立的，不以营利为目的，而另一些是私立的，以营利为目的，希望赚取更多的费用。

在选择长期付费的老年公寓时，要全面调查并考虑清楚，因为有些机构很难退款或不退款，有些甚至带有投资性质。可以事先了解以下问题：

- 该机构是否得到国家或行业认证？是否接受过检查？多久接受一次

检查？

- 如果患者在指定期限前去世，剩余费用是否退回？
- 如果机构破产或倒闭，他们会如何处理患者所支付的费用？
- 如果是长期住户得了痴呆，是否要支付额外的费用？
- 每月支付的费用包含哪些服务和活动？患者是否需要参加社区聚餐等活动？如果患者不喜欢机构提供的食物或活动怎么办？
- 是否有其他房间可供患者选择？是否有足够的空间可以允许患者家属在必要时入住？
- 是否配备护理院？护理院接受痴呆患者吗？护理人员是否接受过护理痴呆患者的培训？对于老年痴呆患者，护理院要额外收费吗？服务质量如何？
- 患者会被赶走吗？如果患者是在入住后被确诊患有痴呆，他们会被要求搬走吗？在哪些情况下，患者被要求搬走？
- 该机构是如何满足患者的其他医疗需求的？护理院有多少医生？在紧急情况下，医生如何安排？是否有配车负责送医？护理院的医生是否具备老年病学专业知识，以及是否了解痴呆患者的医疗需求？

和患者一起搬家

如果选择和患者一起搬到新住所，以便双方共同居住且便于患者获得其他帮助，那么有些事情就需要考虑，可参见第 4 章的相关内容。另外，还要弄清楚以下几个问题：

- 搬家的经济成本是多少，比如新住所的成本、搬迁成本、交易成本，以及出售房产的个人所得税各是多少？
- 搬家是否意味着自己的财产会减少？在准备饭菜或打扫房间等方面，能否得到帮助？
- 新住所离医院、购物中心或娱乐场所更近吗？
- 需要哪种交通工具？能否在交通工具中护理患者？
- 在搬到新住所之后，能提供帮助的朋友和家属离得更近还是更远？

- 搬家会影响申请经济补助的资格吗？（有的补助项目要求申请人必须在所在地生活一段时间）
- 在搬到新住所以后，患者会有安全的环境吗？比如是否有呼唤铃，一楼是否有浴室，是否有监控和楼梯等？
- 如果自己的财务或身体健康状况发生变化，怎么办？

康复医院

康复医院通常会提供良好的照护，是患者的最佳选择。康复医院通常接受患有各种疾病的患者和残障人士，能满足他们所需的特殊医疗服务，比如鼻饲管喂食等。有些康复医院接受医保，有些则不接受。

一定要弄清楚该机构提供何种水平的护理，以及接受什么样的保险报销。可以特别注意该机构的人员编制比率，这可以反映其提供的护理水平如何。例如，护理水平高的康复医院通常拥有更多的护理人员，这样，每位患者才可以得到很好的护理。

对康复医院质量的评估标准包括患者是否出现压疮、住院患者的流动性如何，而不包括护理人员的善良和耐心程度、掌握痴呆护理知识的水平或为患者提供适当的日常活动与否。因此，要主动询问以下问题：护理人员是否可以满足患者的个人护理需求？是否有足够的护理人员在患者想上厕所时随叫随到？护理人员如何处理患者可能出现的焦虑和抑郁？护理人员如何监测和处理患者的疼痛？

在一些康复医院中，护理人员往往经常变动，因此，护理质量可能会经常出现浮动。为了确保患者得到良好的照护，最好经常去他们所在的康复医院探访，并与护理人员保持密切的联系。

❘ 为了确保患者得到良好的照护，最好经常去患者所在的康复医院探访。

痴呆护理单位

在美国，各种疗养机构为痴呆患者开设了"记忆疗养所"或"痴呆特别疗养所"，它们有时也被称为"阿尔茨海默病单位"。这些单位通常配备辅助生活设施并设有养老院。而痴呆护理单位的范围更广泛，既有不为阿尔茨海默病患者提供特殊护理的单位，也有提供优质护理以满足痴呆患者独特需求的单位。

在最终确定之前，要了解所选机构具体提供哪些服务。在选择时需考虑如下问题，例如：

- 该机构提供的护理究竟有何特别之处（不仅仅是好）？
- 该机构提供的护理是否对患者有帮助？（有些护理机构不提供满足痴呆患者需求的护理）
- 是否有一系列定期安排的活动，能让不同痴呆程度的患者参加？
- 护理费用高吗？如果高的话，是否值得？因为费用高并不一定意味着护理质量更好。负担得起护理费用吗？如果患者在几年后要更改医疗补助计划，该机构会同意吗？
- 该机构离家近吗？方便家属和其他人探访吗？
- 如果患者的病情恶化，他们会被转移吗？该机构的处理方法令人满意吗？患者会被转移到哪里？

另外，要询问护理人员在住院患者身上观察到了哪些积极变化。当然了，良好的护理使患者出现积极变化的程度和类型是存有争议的。目前，没有大型研究证明这种益处的产生，但许多国际项目报告称，接受良好护理的痴呆患者的社会功能和行为发生了积极变化，尽管他们的病情仍在持续不断地恶化。

可以通过观察患者的表现来了解他们是否得到了良好的治疗。比如，如果患者极少使用行为控制药物、活动乐趣增加、焦虑和徘徊行为减少、在日常生活中表现得很快乐、能更好地控制尿失禁（通过护理人员的协助）、有归属感、在不服用安眠药的情况下整夜睡眠倾向增加，以及很少或从不尖叫，这些情况都可反映出他们得到了良好的治疗。

良好的治疗项目可以在不对患者进行身体约束的情况下照护他们。参加这些项目的患者喜欢微笑和大笑，表现得更警觉，反应也更迅速，而且在患病期间，他们也更频繁且能在更长的时间内与他人进行眼神交流。

通常，优质的护理机构比家属能更好地照护患者。有些家属对此可能有复杂的感情：虽然他们很高兴看到患者适应得很好，但他们也会为自己不能很好地照护患者而感到内疚。

护理人员更擅长创建治疗方案，因为他们可以在 8 小时轮班结束后离开医院，而不是单独做护理工作。当患者生活得很好且不需要他人照护时，家属就会有更多的时间和精力给他们以爱和家的感觉，这是其他人给予不了的。

▌良好的护理能改善患者在疾病各个阶段的生活质量。

一些患者会感到抑郁、焦虑，并且需要心理健康管理。在养老院等环境中，他们往往得不到心理方面的管理。此时，可以带他们去看精神科医生、社会工作者或心理医生。当然，患者有心理问题不代表他们不能去某些护理机构。然而，当患者同时有痴呆和抑郁症等精神疾病时，可能需要专家的帮助才能让他们住进养老院。

寻找家庭以外的长期护理机构

能否为患者找到合适的养老院，取决于照护者是否提前做了充分的计划和调查。对于他人的推荐要谨慎对待，因为他们可能从来没有亲自去过。可能的话，最好亲自去看看。当然，如果以后找到更合适的，可以直接换。

另外，所在社区的其他家庭或医生也可能知道一些不错的养老院，可以向他们咨询。如果有朋友或熟人把家人送进了某家养老院，可以向他们询问。有经验的人给出的建议往往很有参考价值。

当得到一份养老院清单后，要打电话预约，尽可能对每一家都实地进行参观。有些基本问题应该在电话里问清楚：首先，要了解是否有空床位或空房；其次，要了解相关费用和付费方式。参观时可以带着问题，最好再带上一个朋友或家人，因为他们的感情投入较少，可以辅助观察，帮助做出理性的决定。如果有时间，最好参观两次，在第二次参观时，可能会注意到第一次未发现的东西，而且感受可能与第一次完全不同。参观的时间要足够，其间，可以多与其他入住患者和护理人员交谈，并试着想象患者能否适应。

当阿特第一次参观某家养老院时，这家养老院给他留下了很好的印象：宽敞的大堂，干净的走廊，各扇门上都标有入住患者的名字。阿特还看到几名护理人员穿着崭新的制服，房间里阳光充足，浴室里设备齐全。后来，在探望了父亲几次之后，阿特注意到，没人进出过养老院的大厅。现在，他认为最需要考虑的是护理人员对他父亲是否友好，以及当他父亲需要上厕所时，他们是否会及时帮忙。他父亲对食物的要求很高，但养老院提供的食物味道寡淡，他父亲为此感到沮丧。阿特希望养老院能多花些钱请个好厨师，少花些钱在大厅上。他父亲总喜欢晚上熬夜，早上起得很晚，但养老院要求所有入住的患者在晚上8点半前睡觉，早上7点起床。这让阿特感觉有些失望。

支付费用

可以用以下几种资产支付护理机构的费用：

- 患者的个人收入，包括养老金。
- 患者的个人资产，如储蓄、房地产或投资。
- 患者家属和个人长期护理保险的经济补助。

- 医疗保险，医疗保险不涵盖住养老院或接受其他长期护理的费用。
- 医疗补助。

几乎可以肯定的是，患者的个人养老金不得不用在对他们的护理上。但对大多数患者来说，这笔钱不足以支付全部医疗费用，因此还需要其他资产来支付。有些家属能够且愿意帮助支付一定的费用，对此，全家可以公开讨论。

有些患者在出现痴呆症状之前已经购买了长期护理保险，照护者要核实是否有相关政策，并仔细确认。有些保险可以支付患者的部分费用，有些则只支付患者住院或住康复医院的费用，而且对于某些例外情况，他们不予报销。大多数保险只支付一部分长期护理费用，虽然有帮助，但患者可能仍需其他资金来源。对于医疗保险，要参考当地的相关政策，因为不同地区的医疗保险范围不同。

如何选择护理机构

以下是一份问题清单，去参观护理机构时，这些问题有助于评估其护理质量。与护理机构的管理者交谈时，应该询问有关认证和费用的问题，以及该机构是否满足护理质量的国家标准。不要把任何事情视为理所当然。如果有不明白的地方，不要犹豫，尽管问该机构的管理者。所有财务协议都应该是书面的，并且应该保留一份最终协议的副本。

> **在选择护理机构时，不要想当然。如果有不明白的地方，不要犹豫，尽管问该机构的管理者。**

首先要问以下 3 个至关重要的问题：

- 该机构是否有政府颁发的经营许可证？
- 管理者是否有职业资格？
- 该机构是否符合国家消防规定？消防人员、灭火系统和防火门等是否齐备？

对于以上这些问题，如果管理者不能给出肯定的回答，那就不要选择该机构。另外，还有以下问题需要询问：

- 患者能否使用医疗保险或医疗补助？
- 书面合同是否规定了约定的患者入院日期和机构应提供的护理？
- 在哪些情况下，患者需要搬走，如健康状况下降、出现行为症状、行走困难或尿失禁？该机构会提前多长时间通知家属？如果患者的状况好转或恶化，机构会如何安排？

仔细阅读合同上的细则，及时咨询律师。另外，在选择护理机构时，还要考虑以下几个方面。

方便探视。所选机构离家近吗？家属方便经常去探视吗？该机构是否有足够的停车位？如果乘公共交通工具前往，方便吗？该机构允许家属探视的时间长吗？手续方便吗？孩子能去探视吗？家属能在患者刚入住时多花些时间陪同以帮助患者适应吗？该机构的环境舒服吗？

一些护理机构禁止家属在患者入住后几天或几周内探视。当然，这种政策并非对所有患者都是最好的。但是，有些患者的确对访客（包括家属）感到非常不安，因此，家属在患者住的前一两周尽量减少探视。不过对大多数患者来说，接受家属探视完全不是问题。

符合规定。该机构的最新评级如何？该机构是何时收到评级结果的？必须及时检查该机构的最新评估报告。

如果该机构不符合相关评级标准，要向管理者询问个中原因，以及他们是否做了改进：如果是违规行为，通常机构很快会予以纠正，有一些则是与护理质量无关的小问题。不过，有些违规行为表明该机构存在严重的问题，如果管理者回避此问题，那么就不要选择该机构。

收费合理。弄清楚所需费用都包括哪些，可能还需要准备一个额外付费清单，对于洗衣、娱乐、用药、理发、购买尿失禁垫、特殊护理程序和行为管理等方面，明确哪些服务需要额外付费。另外，还要询问以下问题：如果患者离开，该机构是否会退预付款？该机构如何保护患者的现金和资产？收据提供给家属还是患者？如果从预付款中扣钱，是否有收费记录？如果患者住院或回家几天，如何收费？在返回时，患者还能使用原来的房间吗？

清洁且安全。该机构的环境干净吗，如浴室和厨房等？良好的护理机构应保持环境整洁，同时还要有温暖、舒适的氛围。如果地板打蜡太多，会产生眩光，可能会让患者感到困惑。

另外，以下几个问题也要注意：

- 厕所和其他区域是否配备了扶手、栏杆、防滑地板或其他保障设施？
- 该机构如何保护四处徘徊或情绪激动的患者的安全？
- 护理人员是否会单独照看情绪低落的患者？
- 患者房间的门是否安全，如是否上锁或配备提醒系统？
- 该机构如何保护身体虚弱的患者不被强壮、运动能力强的患者伤害？
- 患者的房间是否光线充足，家具是否稳固，温度是否舒适？

由于患者很难在独立性和最大限度的安全保障之间取得平衡，因此要询问护理机构的管理者会如何处理这种情况，并确认他们的处理方式是否合理，如护理人员如何帮助和保护仍能走路但步态不稳的患者。

工作人员。询问护理机构的管理者，是否有足够的护理人员可以单独照护患者，或护理人员是否有时间等患者自己慢慢做些事。通常，护理人员越多，护理费用可能越高，但针对患者的单独协助很有必要。弄清楚以下问题：每个护理人员要照护多少患者？考虑到住院患者的严重程度，这种人员安排是否合理？到了晚上和周末，护理人员是如何安排的？主管护士是否受过良好的培训？此外，还要多观察患者的生活状态：患者在寻求帮助时是否及时得到了回应？护理人员看起来匆忙吗？

另外，护理人员看起来是否快乐和友善也很重要，因为如果护理人员愉快，表明该护理机构的管理情况良好。而且，愉快且情绪稳定的护理人员不太可能把个人的不满情绪发泄到患者身上。多和护理人员交谈，并询问他们，与当地其他护理机构相比，该护理机构的员工流动情况如何。同时，记得询问护理人员（包括护理助理），他们接受过哪些培训；机构的护理人员、社会工作者和活动负责人是否接受过护理痴呆患者的培训；他们是否知道如何处理患者的灾难性反应、自我怀疑、徘徊和易怒；以及当为他们提供有关如何护理患者的信息时，他们是否愿意接受。

还要了解社会工作者和患者活动安排专员的培训程度，通常，他们对患者的护理质量会起到很大的影响。与他们面对面交流，并询问他们有多少时间与患者在一起，同时查看护理计划：他们是格式化地填写，还是记录患者真正需要解决的个人需求？另外，如果患者出现严重的行为问题，他们能否提供专业的帮助？他们是否会最大限度地提高患者的生活质量，并尽量让患者少服用抗精神病药物？

保健和服务。一般而言，护理机构除了需要了解患者的病史、经济来源等问题，可能还要了解患者的好恶、生活习惯、出现行为症状时家属的处理方式，以及患者仍保有的生活能力，这些信息对患者能否接受良好的护理必不可少。

护理机构安排患者参与多长时间的日常活动也很重要，如果长时间没有安排活动，说明该机构并不理想。此外，还有一些问题也要弄清楚：该机构的活动安排合理吗？患者在活动中能得到尊重吗？患者对活动感兴趣吗？是否会安排足够多的活动可以让患者经常参与？当患者的身体机能下降时，是否有合适的安排？对于活动现场，患者是否感兴趣及能否获得满足感，还是说他们一直在打瞌睡或徘徊？当患者的能力下降时，是否会安排相关项目能让他们继续保持积极性并参与其中？

还要询问护理人员，他们每天是否会监督患者锻炼。即使是坐轮椅或躺在床上的患者也需要锻炼，能走路的患者更应该锻炼，因为运动可以减少患者的不安全感。

护理机构是否会安排创造性的、有效的社交活动也要弄清楚。患者需要有组织的活动，比如音乐活动、娱乐活动、接受探视或饲养宠物，以及外出活动，以便他们尽可能地参与人际交往。

除此之外，护理机构是否会为有需要的患者提供物理治疗、言语治疗、职业治疗或娱乐治疗？患者是否有自己的私人储物空间？患者的电话隐私是否受到尊重？能否为访客保护隐私？如果患者的配偶或其他家属来访，护理机构能否提供私人交流空间？对于这些问题，一定要问清楚。

查看护理机构关于使用约束装置的书面规定，观察一下，有没有对入住的患者使用约束装置。通常，只有当所有措施都失效以后，并且只有使用约束装置才能保护患者不受伤害时，护理人员才应该让患者使用约束装置。其实，有经验的护理人员总有办法控制患者的焦虑不安和徘徊。

▎需要为患者提供结构化的项目，方便他们尽可能地参与其中。

对于患者的护理，以下问题同样值得注意：

如果患者需要药物来控制行为、情绪或睡眠，在他们用药前，护理人员会通知家属吗？他们是否会经常检查患者的状态，尝试降低其用药量或让患者停止用药？另外，如果患者患有抑郁症，护理机构将如何管理患者？是否有心理健康专家参与对患者的护理？如果患者出现严重的行为症状或开始出现抑郁，护理机构是否会咨询精神科医生或心理专家来为其诊治？护理机构如何处理这些问题？

谁负责患者的用药事项？患者的医疗保健条件如何？是否有专业医生来诊治患者？医生多久巡视一次患者？医生会当面回答患者或家属的问题吗？

另外，医生接受过老年医学培训吗？因为患者需要密切、熟练的医疗监护，所以医生需要拥有特殊技能。如果没有这样的医生，护理机构是否会雇用接受过专门培训的护士或医生助理？如果护理机构没有自己的康复医院，谁会带患者去看医生？如何处理患者的紧急医疗状况？护理机构是否会将重症患者转移到医院？如果患者卧床不起或有严重的健康问题，护理人员能否很好地予以处理？

如果患者失禁，护理人员如何处理？护理人员的管理如何？是否为患者规划个性化的排便计划？对于可以活动的患者，使用吸水性尿垫是否比插尿管更可取？护理机构是否有很多把导尿管袋子挂在轮椅或床上的患者？

还要观察护理人员如何对待患者。询问护理人员患者发生压疮的频率，如果患者经常发生压疮，可能表明护理人员的护理水平欠佳。事实上，患者对他们接受的治疗方式是很敏感的，比如，护理人员把患者当作成年人对待，还是把他们当作孩子来对待？在走近患者时，护理人员是否会停下来关心他们？护理人员在护理患者之前会和他们打招呼吗？会先解释他们将要做的事，还是直接上手？以及他们注意患者对隐私和尊严的需求吗？

机构环境。护理机构的环境是否足够舒适、室内光线是否充足？患者房间的家具适用吗？患者的个人物品能否放在房间里？通常，愉快的环境、友善耐心的护理人员对患者都很重要；而且家属来参观时，也要能感到舒适。眩光、噪声大和光线过强或过弱等情况，都会增加患者的不适。

对一些患者来说，虽然有些护理机构的家具存在磨损，但其环境更生活化，更像家，因此患者感觉更舒适。还有一些患者喜欢较新的、整洁的环境。观察一下护理机构的环境会不会太吵、太混乱，抑或太安静、太无聊。另外，对于需要更多私人空间或需要更多外出社交活动的患者，护理机构能满足他们的需求吗？

临终关怀政策。该护理机构有没有维持生命治疗的政策？最好准备一份记录清单，包括患者的医疗个人偏好和遗嘱。在患者入住时，护理机构对此是要了解清楚的。

餐食。可以在用餐时间观察，以了解护理机构提供餐食的情况。可以亲自吃一顿饭：食物看起来开胃吗？食物分量足吗？有没有个性化的食谱？患者可以吃零食吗？饮食搭配是否科学健康、令人有食欲、适合老年人？患者是在小而安静的场所进餐，还是在大而嘈杂的场所进餐？有护理人员在给无法自己进餐的患者喂饭吗？如果有，护理人员给患者喂饭的速度能否让患者感到舒适？另外，有吞咽问题的患者是否受到密切看护？如果能通过良好的护理和喂食让患者自主进食，最好不要让患者长期插鼻饲管。

投诉机制。患者及其家属是否可以向护理机构的管理者提出问题和投诉？患者的问题可以找谁反映？

在理想的情况下，每家护理机构都应该能对以上问题做出积极的回应。但事实上，真正高质量的护理服务是很难找到的，尤其是患者很难管理时。不过，即便如此，以上述这些问题为指导，可以帮助家属决定哪些事情最重要，以及对哪些事情可以做出妥协。

把患者转移到护理机构

一旦找到了合适的护理机构，并解决了费用问题，下一步就是为患者入住做准备了，可参考第 4 章的相关内容。如果患者能理解，可以告诉他们要搬去哪里。如果他们非常沮丧，无法和他人讨论搬去护理机构的原因，这意味着他们缺乏理解复杂问题的能力。在临近行动时，就不要进一步和他们讨论了。

带上患者喜欢且熟悉的物品，如照片、纪念品、毯子、收音机等，同时做好标记。可能的话，让患者自己选择带哪些物品。即使对于认知严重受损的患者，让他们感受到这些物品是属于他们的，依然很重要。

如果患者把搬家的责任归咎于家属，家属可能不得不选择忽视。如果一提到搬家，他们就反复表现出不安，那么即便不断地提醒他们也于事无补，家属可能需要做一些更现实的安排。尽量避免欺骗患者，比如不要对他们说"我们要去兜风"或"我们要去参观某地"，这可能会增加患者入住后适应的难度。

家属在患者入住护理机构后的前几周经常去探望，有助于患者更好地适应。当然，每个患者不一样，有些患者在入住后的前几周可能需要一些自己的时间。要以患者的行为为向导，如果他们在家属探望期间或每次离开时都非常痛苦，那么最好一开始就限制探望的次数。随着时间的推移，几乎每个患者都会好转。所以，几周以后开始定期探望患者一定是有帮助的。

如果患者在入住几周后仍然感到不自在，家属可以问问自己：自己的紧张和焦虑是否影响了患者，使他们在新环境中更难以放松？有些护理机构禁止家属在患者完全适应之前去探望，这样的护理机构不能选，因为这种安排会增加患者的失落感。家属可能会筋疲力尽，而患者还会指责家属或乞求家属把他们带回家，而这可能是他们唯一表达焦虑和不快的方式。这时候，家属依然要为他们提供安慰和关爱，避免卷入争吵。在患者入住几周后，家属可以减少探望时间，并制订好探望计划，这样既能关心患者，也不影响自己的日程安排。

▎在入住护理机构几周后，患者不适应的情况几乎都会有所改善。

可以把患者的信息提供给护理机构的护理人员。例如，患者喜欢在早上洗澡还是晚上洗澡？他们习惯早睡还是晚睡？在生活中，他们可能会经常想要找谁？他们说的某些词语或做出的某些行为各代表什么意思？家属平时是如何回应他们的？哪些事情能让他们感到安慰？哪些事情又会导致他们情绪爆发？

理想的护理机构并不存在，护理人员也可能没有给患者提供应有的照护。家属可能别无选择，只能把患者留在那里。对此，家属要谨慎处理自己的抱怨情绪，并尽可能地与护理人员建立友好关系。家属可能要做出妥协，但这有助于合作。另外，记得为护理人员提供患者的信息。

如果要把患者从医院转到护理机构，家属可能没有多少时间做调查，也没办法制订有序的过渡计划。家属可能需要在几小时或几天内完成这些事，在这种情况下，至少应该和患者一起去护理机构，让他们觉得那里有他们熟悉的东西。

适应新生活

在患者搬到护理机构以后，很多人的生活都需要做出重大调整。护理人员和家属需要时间和精力来适应，对患者来说也是如此，而且这个过程可能令人痛苦。当然，患者离开家并不意味着他们和家属的关系结束了，事实上，很多人和患者的关系反而改善了。即使患者搬到能更好地满足其需求的环境中，他们依然可以继续作为家庭的一分子。以下是一些实用的建议，有助于患者和家属尽快适应。

探望

家属的探望对患者至关重要。即使他们已经不认识家属或他们看上去不希望家属前往，家属的定期探望在某种程度上依然有助于他们维持自我认知，会让他们觉得自己依然是家里有价值的一部分。家属经常探望患者也能促进护理人员更好地照护患者。有时，当家属离开时，患者会乞求家属带自己回家或哭泣。为了避免这样的场景，一些家属会减少探望次数，但通常情况下，探望患者带来的好处完全可以抵消临走时引起的不安，而患者偶尔出现悲伤和愤怒是可以理解的。

家属可能会因为护理机构的氛围或看到其他患者出现的问题而感到担忧，而看到自己所爱的人出现各种认知障碍也会让他们感到痛苦。由于痴呆会影响患者的沟通能力和理解能力，因此家属在探望时可能不知道该做些什么。其实，做以下这些事情就很有帮助。

帮助患者适应环境。在探望患者时，再次向他们解释来护理机构的原因，如告诉他们"你病得太厉害了，不能待在家里"。和他们一起回顾在护理机构的日常生活，如果他们能看懂，也可以为他们制定一个时间表。带他们去浴室、餐厅或帮他们打开电视和找手机，并帮他们找到他们想要的东西。想办法帮他们记住自己房间的门，并用他们自己的东西装饰他们的房间。

告诉患者自己下次探望的确切时间并写下来。这样一来，患者可以提醒自己。一些家属会发短信、语音或视频给患者，并提及在最近一次探望中发生的事情，以及下次探望的时间。护理人员平时可以和患者一起读短信、听语音或看视频，这样可以让患者知道家属确实经常来，也能让他们放心。如果患者没有严重的疾病，尽量让他们继续参与家庭出游，可以带他们兜风、购物、回家吃饭或过夜等。他们有时可能会拒绝回到护理机构，但最终他们会回去。对他们来说，感到自己仍然是家庭的一部分是很有意义的。带患者外出活动时，要选择那些不会让他们感到压力过大或疲劳的项目。有时，送患者返回护理机构确实有困难。在这种情况下，最好不要把他们带回家，而是经常到护理机构去看望他们。

让患者参加家庭活动，如家属的生日和节日。另外，应该把家里发生的悲伤事件告诉他们，即使这样会让他们沮丧或困惑。

在两次探望之间的时间里，打电话联系患者。这样做可以提醒患者家属没有遗忘他们。不要指望患者给他人打电话，可以找个能帮助他们打电话的人。

给患者带些特殊的东西。看望患者时，可以给他们带一些可能勾起他们回忆的东西，如旧相册、旧衣服或其他东西，并鼓励他们谈论他们尚且记得的往事。即使他们总提同一件事，也要耐心倾听，家属的倾听和存在都会让他们感到有人仍然在关心他们。

❘ **可能的话，可以让患者参加一些家庭活动，如家属的生日和节日。**

和患者谈论家庭、邻居，聊八卦等。即使患者没有完全听懂，他们也可以享受倾听和交谈的乐趣，这对家属和患者来说都很重要，而具体谈论什么并不重要。患者可能对一些话题不感兴趣，比如时事。如果他们看起来焦躁不安，那就不要再对他们提最近发生的事情了。

如果患者抱怨，要对他们表示同情。家属要倾听他们的抱怨，告诉他们自己很在乎他们。他们可能会反复抱怨同一件事情，因为他们忘了自己已经提过了。无论如何，要耐心倾听，因为同理心对他们来说是最重要的。他们可能会抱怨护理人员，对此要先仔细调查和确认，再采取一些行动，然后决定是否要追究。尽管患者的抱怨有一定的真实性，但他们对人对事的看法很可能并不准确。

❘ **对患者来说，聊天的内容并不重要，和家属在一起才是最重要的。**

和患者一起唱熟悉的老歌。如果有其他患者路过或参与进来，不要感到惊讶。音乐是一种很好的分享方式。即便唱得不好，也没有人会在意。也可以把家属或孩子的语音或视频放给患者听或放给患者看。

为患者做一个个人经历剪贴簿。在剪贴簿上大概描述患者的人生历程，比如用大字写上他们的出生地、结婚日期，以及他们的孩子、工作、爱好等，并用照片、剪报、织物碎片或勋章来予以装饰。和患者一起看剪贴簿可以帮助他们回忆过去。即使他们不记得了，他们也会因为了解真实存在的经历而感到安心。

为患者做一个回忆盒子。在盒子里放入安全且会勾起患者回忆的物品，如珍贵的纪念品、熟悉的厨房工具、曾使用过的螺母和螺栓或缝纫用的线轴。还可以放一些颜色丰富、重量适中、纹理和大小合适的有趣物品，患者可能会喜欢对盒子里的物品进行分类和触摸。家属和护理人员也可以用它来触发患者的记忆。还可以附上一张卡片，上面写上这些物品的相关信息，比如，"这是一个老式苹果去核器，和母亲给孩子们做苹果酱时用的那种很像"或"父亲一直到 70 岁还穿着这双鞋"。如果家里没有地方存放某些旧书或旧盒子，可以带到护理机构，和患者一起做些手工。

避免让患者过度兴奋。家属的探望、家属带来的消息及与患者的谈话可能都会让患者过度兴奋，并引发灾难性反应，因此要格外注意。

做些事情证明自己对患者的新住所感兴趣。家属可以带患者一起绕着护理机构散步，给他们读公告牌，和患者的室友、其他入住患者或护理人员交谈。在外面散步时，提醒患者闻闻花香，看看鸟儿。

帮助患者照护自己。可以和他们一起吃饭，帮他们梳头、搓背，拉着他们的手，帮他们锻炼。可以带上一些护理机构没有的、可以和患者一起吃的食物。如果患者进餐有困难，可以帮忙喂饭。如果其他患者来打扰，可以委婉但明确地告诉他们请离开。如有必要，可以找个相对私密的地方和患者相处。不过有时候，在和患者一起做简单的活动时，如果再加入一两个其他患者，做起活动来可能更顺利。

带孩子或宠物一起去探望。如果患者愿意，而且不会引发他们出现行为问题，可以带上孩子（一次一个）或宠物一起去探望，当然要提前询问护理人员。去护理机构探望患者通常对孩子很有意义。可以向孩子解释他们可能会看到的东西，比如鼻饲管或静脉导管，并向他们解释这些东西可以帮助维持患者的身体机能。

> **帮助患者照护自己，在和他们一起外出时，提醒他们闻闻花香，看看鸟儿。**

如果患者病得很重，不能说话，不认识人，也无法做出回应，家属可能不知道说些什么。这时候不妨试着握住患者的手，抚摸他们的后背和脸颊，或者和他们一起唱歌。

一位牧师说："通过探望患者，我成长了。我以前一直不停地做这个、做那个，以至于我花了很长时间才接受自己对痴呆无能为力的事实。我现在探望患者时只是坐着，只是陪伴，而不是非得做什么，也不一定要和患者交谈或娱乐。"

对于痴呆晚期患者，和他们分享爱和家庭生活并不容易，但家属在这个过程中也许会找到自我的意义，就像刚刚提到的这位牧师所做的那样。另外，重复相同的对话或活动可能会让人感到无聊，但许多患者有严重的记忆障碍，他们并不记得自己在 5 分钟前或 10 分钟前做了什么，因此，重复他们喜欢的活动可能依然会给他们带来快乐。

家属如何适应

当患者搬到护理机构时，家属的生活也会发生变化，尤其是直系亲属、配偶，适应起来可能会很困难。除了找护理机构令人感到疲惫，家属可能还会对发生的变化感到悲伤。家属可能希望能以某种方式把患者留在家里照护，但这并不现实，可将患者送到护理机构又会让他们感到内疚。家属可能会产生解脱、悲伤、内疚和愤怒的混合感觉。对家属来说，不再承担照护患者的负担，他们可以安心地睡觉或阅读，这是一种解脱。尽管如此，家属可能希望自己可以继续关心患者，并希望自己可以做些什么。

在送患者去护理机构的最初几天里，家属可能会感到失落：他们不用再照护患者，变得无所事事。一开始，他们可能整夜睡不着觉，看电视也得不到放松。有时，患者在适应新环境时，其症状会有所恶化，这会令家属更加心烦意乱。有时，护理机构中的其他患者也会令人沮丧。

对于护理人员来说，由于他们要同时照护很多患者，因此，家属可能感觉自家患者无法得到他们想要的护理。另外，护理机构中的护理人员或其他事情也可能会令人心烦。其实，偶尔对护理人员表现出生气是很正常的。如果对护理机构或护理人员感到不安，可以主动和他们聊聊，不要担心这样做会影响患者得到的照护。可以冷静地、实事求是地与管理者或负责人讨论相关问题。

通常情况下，把患者安置在护理机构比把他们留在家里更好，尤其是当他们在家里生活困难时。有护理人员负责照护他们的日常，家属可以得到放松，并能摆脱患者的恼人行为，不会总是觉得很累。

如果其他家属去探望患者时不知道该说什么、该做什么，可以告诉他们自己的情感经历和探望患者时的感受，以及自己都做了什么。其实，最重要的是和患者在一起，说什么和做什么没那么重要。

当患者入住护理机构以后，对于要花多少时间去探望和陪伴他们，可以自行决定。也可以想一想：一直想去护理机构陪患者，是否与自己感到孤独和悲伤有关？如果减少去探望的次数和时间，是否能让患者更好地适应新环境？

▎告诉去探望患者的其他家属，陪伴比聊天的内容更重要。

随着时间的推移，敏感的适应阶段逐渐过去，家属会习惯例行的探望，并慢慢地、自然地远离已改变很多的患者，继而重新建立自己的生活秩序。

当护理机构出现问题时

护理机构有时会出现严重的患者护理问题。

罗森先生说："我父亲患有痴呆，我们不得不把他送到养老院。但在养老院里，他的情况恶化了，后来被送到医院。医生说，我父亲的病情恶化是因为脱水。显然，养老院没有给我父亲喝足够的水。我很内疚，没有及时发现这一点，我觉得不能再把我父亲送回养老院了。"

患者可能需要很多护理，尤其是在痴呆晚期。刚提到的罗森先生可能会觉得向养老院的护理人员抱怨，只会让他们生气。但如果他把父亲送到另一家养老院，可能那家还没有这家好，或者那家根本不愿意接收他父亲。罗森先生和许多家庭面临的困境，与国家政策、价值体系、国家预算等密切相关。如果真遇到这种情况，首先要花时间思考自己可以接受什么样的护理。还要告诉护理人员，希望他们能尽可能地满足患者的需要，让患者保持健康且能吃好、喝好、安全有保障及生活舒适。

患者应该参与到适合他们的活动中去，并且不应该被忽视。护理人员要识别患者的并发症，并能观察患者的药物反应和药物的相互作用。当然，护理痴呆患者是很难的，有时护理机构可能面临着"做也错，不做也错"的困境，他们不可能解决患者所有的问题或完全控制患者所有的疾病。例如，允许患者独立行走可能对他们的健康有好处，但也可能导致他们摔倒。可以询问护理人员他们提供的护理的风险和好处，以及他们如何平衡二者。

护理人员自身的问题是导致护理不周的常见原因。护理机构不可能为患者提供和家里完全一样的个人护理。然而，如果没有足够的护理人员来保持患者的清洁、舒适和饮食供应，以及监测患者的医疗需求，那么患者就会出问题。对此，可以与管理者、负责人或社会工作者讨论自己的担忧，并向他们提供照护患者的信息，直到他们解决问题为止。

罗森先生说："医院的一位医生帮了大忙。她打电话给养老院，和他们沟通，解释说即使我父亲一直保证他在喝水，养老院也需要监测他的液体摄入量，因为患有痴呆的人很容易脱水。"

问题也可能出在护理人员未获得足够的关于如何照护痴呆患者的信息等方面。另外，如果护理人员因为家属投诉而强制患者出院或虐待患者，这都是违法的。家属必须密切关注患者所受到的照护情况。

护理机构中的性问题

有时，患者会在公共场合脱衣服，也可能对护理人员或其他患者做出不当的性行为，这很容易引起争议。因为患者的这种性行为与他们在家里的性行为有很大的不同，一旦他们对其他患者、护理人员和其他患者的家属产生影响，就不再是私事了。

通常，一想到老年人、残障人士或痴呆患者的性行为，很多人就感到不舒服，护理人员在讨论性问题时也经常感到不自在。如果护理人员报告患者的不恰当行为，可以提醒他们，患者最初看起来与性有关的多数行为可能是因为他们迷路了或感到困惑。家属可以和护理人员一起帮助患者弄清楚他们在哪里、什么时候上厕所，以及在哪里可以脱衣服。通常只需对患者说"还没到睡觉的时候，我们待会儿再给你换睡衣"等话语即可，也可以试着分散他们的注意力，比如给他们一杯果汁，这样也有帮助。

患者可能会与其他患者成为密友。因为友谊是人的一种普遍的需要，即使人得了痴呆，这种需求也不会消失。在极少数情况下，患者可能会和其他患者睡在一张床上，这不难理解，因为大多数人都曾与某人同床共枕过，并享受这种亲密感。患者可能不知道他们在哪里或他们和谁在一起，也没有意识到他们不是在自己的床上，他们也有可能认为自己和配偶在一起。因为护理机构可能会令患者感到孤独，他们没有太多的机会被拥抱和被爱，所以他们可能会做出不当的行为。对于这种情况，关键取决于家属的态度和价值观，以及护理机构的反应。

另外，患者可能会自慰。如果这种行为发生在患者的个人房间，护理人员通常会忽略；如果发生在公共场合，应当悄悄地将患者送回他们的房间。

对成年男女来说，表达爱慕是一种普遍的、社会可接受的行为。在护理机构中，患者依然可能通过这种方式来强化自己原来的社会角色，这可能会让他们觉得自己更年轻，更有吸引力。但由于痴呆，患者的行为表现可能很笨拙，并可能说出无礼的言论或做出不当的手势，这在额颞叶痴呆患者中很常见。对此，可以以实事求是的态度善意地提醒患者，这种行为是不可接受的。患者也许不再这样做了。如果提醒没有用，那么当患者在和其他人接触时，可以将其限制在护理人员能监控到的范围内。

第16章

预防和延缓认知
功能衰退

最新的几项研究报告称，痴呆的发生率正在下降，原因尚不清楚，最有可能的解释是，人们为降低痴呆风险所采取的措施正在发挥作用。目前，预防痴呆研究面临的一大挑战是，人们难以区分由年龄增长引起的思维变化和痴呆的早期症状。

与年龄增长有关的变化

我们再次强调以下观点：认知功能下降并影响到日常活动，这个过程并非不可避免。许多人到90多岁时精神功能依然完好，而随着年龄的增长，他们的智慧和知识也都会增加。

珍妮年龄大了，最近有件事令她很担心，那就是她发现自己有时会突然忘记刚刚想要做什么，比如她走进厨房之后想不起来自己来厨房要干什么。

珍妮这种心神恍惚的表现有时被称为"老糊涂"，但它并不是痴呆的迹象。

思维加工速度与回忆词汇

有两种思维变化属于正常现象，或可以称之为正常老化的一部分，这些变化早在人们 40 多岁时就开始出现了，但通常只有在人们到了 60 多岁或 70 多岁时才比较明显。第一种变化是思维加工速度变慢。随着年龄的增长，大脑仍能像以往一样加工信息，评估其意义，并根据信息决定人该如何行动，但其速度会变慢，这在一定程度上解释了为什么年纪大的人记单词和事情需要更长的时间。针对这种变化，最好的处理方法是慢慢来，不要急着记东西或做决定。

第二种变化是想不起某些名字和词汇，比如上文提到的珍妮经历的"老糊涂"的过程。随着时间的推移，某些名字、思想或词汇会"跳入"记忆中，但这可能需要几秒甚至几分钟，而"提示""线索"及选择提示（如"你到厨房来是为了吃零食，还是为了看烹饪书？"）有助于改善记忆。这说明，这些名字或词汇仍然存储在人们的记忆中，只是人们很难想到或将其"检索"出来。相比之下，痴呆患者的记忆丧失是永久性的：他们的记忆"消失了"，任何"提示"和"线索"对他们来说都没有用。

> **大脑正常老化的人能根据线索或暗示找到记忆中的信息，而痴呆患者不能。**

导致痴呆的危险因素

预防或推迟阿尔茨海默病和其他痴呆发生的一种方法是确定导致症状出现的危险因素。接下来，我们将讨论几种已明确的导致痴呆的危险因素。有证据表明，处理好这些危险因素有助于降低痴呆的患病风险。

心血管健康

中年时期患有高血压、血脂异常（如高胆固醇）和肥胖是阿尔茨海默病和血管性痴呆的危险因素。最新研究表明，将血压降至理想范围可以降低痴呆的患病风险。治疗血脂异常或解决肥胖能否降低患阿尔茨海默病的风险还有待证实，但的确能降低心脏病或卒中的患病风险。

> **将血压降至理想范围可以降低痴呆的患病风险。**

运动

许多研究表明，相比于健康人，痴呆患者在过去 5 ~ 10 年里的运动量明显减少。这一发现间接地支持了运动可以预防或延缓痴呆引起的认知下降这一观点，虽然它并非直接证据。当然，运动量减少有可能是大脑变化导致的结果，这是痴呆的前兆。动物研究表明，运动可以减少阿尔茨海默病特有的大脑斑块的形成，并且可以减轻伴随正常老化而来的认知功能下降。不过，关于运动能否预防痴呆，目前还没有明确的结论。

众所周知，运动可以有效预防心脏病和卒中。如果运动也能降低阿尔茨海默病的患病风险，那么规律运动将有助于降低卒中、心脏病和阿尔茨海默病的发病风险，可谓一举三得。出于这个原因，美国疾病控制与预防中心建议，所有有能力的患者每周应该运动 5 天，每天 30 分钟。不过，要在医生确认运动的安全性之后，再逐步增加运动量，直到达到每天 30 分钟。其实，每天适量散步对健康也有好处，而且有助于减肥。超重是阿尔茨海默病的另一个风险因素，而运动可能会通过多种机制来预防阿尔茨海默病。

> **为了降低心脏病、卒中和痴呆的患病风险，建议每周运动 5 天，每天 30 分钟。**

社交和智力活动

研究表明，喜欢社交的人不太可能患痴呆。不过，和关于运动的研究一样，我们无法确定早期认知功能下降是否会导致社交活动减少，或社交活动减少是否会引起痴呆。在痴呆初期，患者在社交和智力方面的活动可能就开始减少了。

研究人员在大鼠和小鼠的研究中发现，在经常受到信息刺激的环境下，它们大脑中的阿尔茨海默病斑块的生成减少了，磁共振成像观测到它们的大脑萎缩也减少了，而且记忆障碍也相应地改善了。

我们现在知道，人类一生中会不断地产生新的脑细胞。这些新细胞在大脑的海马中形成，海马是大脑中形成新记忆必不可少的区域。这一令人兴奋的发现促进了许多记忆刺激研究项目的开展，尤其是通过网络游戏方式进行的项目。长期研究表明，智力训练可以提高人在特定认知能力测试中的表现，但没有证据表明认知或社交刺激项目可以降低痴呆的患病风险。

实际上，导致阿尔茨海默病的大脑变化，在患者症状变得明显之前的15～20年就出现了。这意味着，从40～50岁开始预防是最有效的。许多身体活动、心理活动和社交活动都很活跃的人也会患上痴呆，由此可见，遗传因素和环境因素等不可忽视。

保持思维活跃有很多方法。即使活动不能预防痴呆，也可能会提高生活质量。阅读、旅行、长期坚持自己的爱好都能对人的精神产生刺激。如果有健康问题，可以参与其他可完成的活动并长期坚持。例如，画家亨利·马蒂斯（Henri Matisse）晚年健康状况恶化，无法继续作画，于是他就将彩纸切割成较大的形状来创作艺术品，而这些大胆的设计成了他最有代表性的作品之一。

饮食

有几项研究发现，坚持地中海饮食可以推迟痴呆的发生。地中海饮食强调多吃水果、蔬菜和健康脂肪，如橄榄油或菜籽油，少吃红肉，每周吃两次鱼或贝类。此外，地中海饮食鼓励人们用草药和香料代替盐来调味，多吃坚果，适量喝红酒。这种饮食还可以降低心脏病和卒中的风险。

很多网站和食谱书都有关于地中海饮食的介绍。不过，在开始这种饮食之前，要弄清楚自己是否负担得起及能否长期坚持。只坚持几周，并不会对健康产生长久的影响。

▎ 研究认为，坚持地中海饮食可以延缓痴呆的发生。

维生素 B_{12}、叶酸、钙、维生素 D 和鱼油可能会降低痴呆的患病风险，但没有证据表明它们能有效地预防阿尔茨海默病。维生素 B_{12} 可以改善甚至完全逆转恶性贫血引起的痴呆。恶性贫血是一种由于维生素吸收障碍而导致的疾病，尽管在评估新发痴呆时，始终应对其进行检查，但它是一种罕见的引起痴呆的因素。另外，维生素 B_1 可以防止健忘综合征（科萨科夫综合征）的发展，这种疾病也是一种罕见的导致记忆障碍的因素。

抗氧化剂是一种潜在的痴呆预防剂。目前的研究并未发现它对痴呆能产生直接的预防作用，但动物研究和细胞培养研究均发现，它可以防止大脑损伤。

包括蓝莓在内的富含抗氧化剂的水果是地中海饮食的一部分。银杏、姜黄和人参长期以来一直被认为是认知增强剂和痴呆预防剂。银杏已得到广泛的研究，但它并未显示可以预防痴呆。关于姜黄和人参对痴呆影响的研究较少，目前仍缺乏足够的证据证明它们可以预防痴呆。近年来，椰子油和水母荧光蛋白被认为可预防和治疗痴呆，但同样缺乏足够的证据。

教育

许多研究表明，早年接受更多教育与痴呆患病风险降低有关。此类研究也被用来支持一个观点：精神刺激可能具有预防痴呆的功能。不过，早期教育是否真的能带来益处，还是受教育程度较高的人的认知功能相对较强，从而使其早期痴呆症状难以被发现，对此，人们目前还没有明确的解释。

糖尿病

糖尿病是公认的阿尔茨海默病和血管性痴呆的危险因素，不过，目前人们还不清楚严格地控制血糖能否预防痴呆。

抑郁

早年和中年出现抑郁是患痴呆和阿尔茨海默病的危险因素。早期治疗抑郁能否降低痴呆风险，目前人们还没有结论。不过，老年时期才出现抑郁很可能是渐进性痴呆发展的症状之一。

中毒

铅会导致儿童出现永久性智力障碍，并可能会导致成人痴呆。包括锰、汞、铊和砷在内的许多化学物质都会对大脑产生毒性作用，可造成大脑的永久性损伤。有机溶剂会造成神经系统永久性的损伤，包括痴呆。因此，要尽可能地避免接触这些物质。在工作场所使用时，一定要遵循安全防护措施，以减少风险。

研究人员在一些阿尔茨海默病患者的大脑中发现铝含量超出预期，现在看来，这很可能是痴呆的结果，而不是原因。有时，人们会考虑是否应该停止服

用抗酸剂 ①，停止用铝锅做饭及停止使用除臭剂，因为抗酸剂、铝锅和除臭剂都含有铝。不过，目前并没有令人信服的证据表明使用这些产品会引起痴呆。此外，将铝和其他重金属从身体中清除的治疗，对阿尔茨海默病患者并没有好处，有些治疗甚至会引起严重的不良反应。

头部受伤

众所周知，反复的脑震荡会增加痴呆的患病风险，初步证据来自 20 世纪 20 年代对拳击手的研究，并被描述为"拳击手脑病综合征"。研究发现，这些拳击手的大脑中普遍存在神经纤维缠结，这是阿尔茨海默病的两个特征病变之一。

现在，研究人员已发现，无论何种原因，多次遭受脑震荡的人患痴呆的风险会增加。在他们的大脑中，最常见的解剖发现是慢性创伤性脑病。人们对在橄榄球、冰球和足球等接触性运动中遭受脑震荡的运动员进行了研究，并发现了慢性创伤性脑病的广泛存在。暴露在高能爆炸下的士兵也有罹患慢性创伤性脑病的风险。目前，人们还不清楚头盔或其他保护性头部装置能否降低运动员或士兵的患病风险，但仍建议这些人佩戴。

▎反复的脑震荡会增加痴呆的患病风险。

年龄

虽然原因仍然不明，但毫无疑问，年龄大是患阿尔茨海默病的最大危险因素。控制上文提到的诸多风险因素 ② 能否降低年龄风险，目前还不清楚；另外，是否有其他尚未被发现的老化因素会导致认知功能下降，亟待研究。

---

① 一类治疗胃酸高的药物。——编者注

② 排除年龄增长引起的其他混杂因素，如随着年龄增长，人的体重一般难以控制，高血压的发病会增多等。——译者注

遗传

遗传因素在阿尔茨海默病和额颞叶痴呆的患病风险因素中占35%～65%，对路易体①痴呆和帕金森病的影响较小。

在过去，基因风险是令人沮丧的，因为人们"什么都做不了"。现在，如果及早治疗，一些基因异常引起的负面后果可以得到改善。例如，目前人们对所有新生儿都要筛查苯丙酮尿症引起的认知障碍，而给基因异常的孩子安排特定饮食可以预防这种疾病的发展。

预防痴呆发生和延缓其发展是目前的研究重点。治疗高血压是目前唯一有直接科学证据支持的预防痴呆的方法；另外，间接证据表明，身体活动和精神活动对预防痴呆也是有益的。由于痴呆可能有多种病因，因此，未来人们很可能会发现几种或多种不同的预防方法。

---

① 神经元胞质内的一种嗜酸性包涵体，见于患有帕金森病、路易体痴呆等疾病的患者，也可见于正常老年人。——编者注

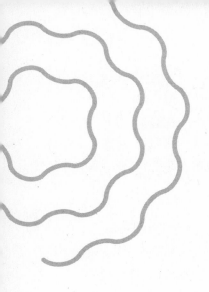

第17章

引起认知障碍的脑部疾病

　　一旦大脑不能正常工作，人可能会出现智力残疾、阅读障碍、痴呆或精神病等，原因可能是出生前后的大脑损伤、基因异常、环境中的化学物质所致或大脑缺氧等。

　　根据症状及其变化过程，医生和研究人员将大脑问题进行了分类，如记忆丧失、意识错乱、人格改变和言语障碍等，就像发热、咳嗽、呕吐和头晕是许多疾病的症状一样。在本章中，我们将解释痴呆与其他大脑问题的不同之处，并介绍最常见的痴呆病因及其他损害大脑思维能力的情况。需要注意的是，要及时带痴呆患者就医，这样才能确定导致他们痴呆的确切病因。

　　▌没有医生的评估，永远不要认定某人得了痴呆。

轻度认知损害

诊断轻度认知损害通常需要患者自我感觉思考困难，并有轻度的、可测量的思维障碍，而且患者的工作能力或日常活动能力没有下降。轻度认知损害并未达到痴呆的诊断标准。记不住新信息是最常见的思维障碍，而推理障碍、判断障碍和言语障碍也很常见。

轻度认知损害会提高人们未来患痴呆的可能性。在确诊为轻度认知损害的患者中，每年有 5% ~ 12% 的人发展为痴呆，这个比例大约是普通人群中同年龄段人群的 10 倍。而在 5 年后，40% ~ 50% 的轻度认知损害患者可能继续维持现状，即症状不会发生变化，也可能会改善并恢复正常的认知功能。据推测，这些在确诊后恢复正常的患者出现可逆的思维障碍的原因，可能是病程短、药物不良反应或抑郁等。

痴呆

确诊痴呆在医学上需要满足以下 3 个特征：

- 患者至少有两个智力脑区受损，受损程度会影响大脑的日常功能。
- 痴呆症状在成年期出现。
- 在进行测试时，患者必须是清醒的，而不能在昏昏欲睡、醉酒状态或无法集中注意力的情况下进行测试。

智力下降会影响人的其他思维过程，包括数学能力、词汇记忆能力、抽象思维能力、判断能力、语言能力、记忆能力及执行多步骤行动的能力。当一个人"感觉自己不像以前那样思维敏锐"时，并不意味着他患上了痴呆。患者的能力必须下降到足以影响日常生活的程度，才会被诊断为痴呆。痴呆不同于精神发育迟缓，也称智力残疾。智力残疾的人的大脑从婴儿期开始已受损，而痴呆患者的思维能力下降发生在成年以后。

在美国，在 65 岁以上的人群中，有 10% ~ 12% 的人患有痴呆。在 65 岁的人群中，这一比例仅为 1%；在 75 岁的人群中，这一比例约为 10%；在 80 岁的人群中，这一比例为 20% ~ 30%；而在 90 岁的人群中，这一比例为 40% ~ 50%。也就是说，60 岁之前就患上痴呆的情况是很少见的。

痴呆症状可由多种疾病引起，有些疾病是可以治疗的，但大部分疾病是无法治疗的。有些疾病引起的痴呆可以被抑制，有些疾病引起的痴呆可以被逆转，而另一些疾病引起的痴呆无法改善。有些疾病本身就很罕见，还有一些疾病虽然常见，但很难引起痴呆。所以，不要认为痴呆是罹患这些疾病的必然结果。还有一些疾病，如阿尔茨海默病，必然会引起痴呆。

大多数研究表明，50% ~ 60% 的痴呆是由阿尔茨海默病引起的，10% 是由血管病（多发脑梗死）引起的，10% 是阿尔茨海默病和血管病共同引起的，5% ~ 15% 是由路易体痴呆引起的，5% 是由额颞叶痴呆引起的，还有约 10% 的痴呆是由其他疾病引起的。

接下来，我们来讨论引起痴呆的常见原因。

酒精使用障碍相关痴呆

有酗酒史的人患痴呆的风险很高，原因并不清楚，可能是多种营养物质缺乏、反复摔倒和打架造成的头部创伤，或许还包括酒精本身。由酒精使用障碍引起的痴呆症状通常不同于阿尔茨海默病。这种痴呆患者可以很好地表达自己（语言功能很少受到影响），但他们常出现记忆障碍、人格改变、易怒和情绪容易爆发。这些行为表现可能会让家属感到难以面对和沮丧。护理人员要认识到这些差异，并尝试针对这种痴呆进行处理。

首先要确保患者接受了成瘾治疗，而且不再有机会饮酒。一旦有人质疑患者的认知障碍程度或怀疑患者的行为是故意为之，可以带患者去做神经心理测试。对于患者的酗酒行为，家属可以寻求家庭咨询，不要等到患者出现痴呆时再想策略。戒酒、饮食均衡、服用维生素 B_1 补充剂及避免头部受伤，可以逆转由酒精使用障碍引起的痴呆导致的某些问题。

阿尔茨海默病

1906 年，德国医生阿洛伊斯·阿尔茨海默（Alois Alzheimer）首次描述了阿尔茨海默病，因此，这种疾病以他的姓氏命名。阿尔茨海默医生最初是在一名 50 多岁的女性身上观察到这种病的。因为她太年轻，所以这种病最初被称为"早老性痴呆"。临床医生现在认为，发生在老年人身上的痴呆与早老性痴呆相同或非常相似，但如果发病年龄较小，可能与特定的遗传因素有关。不过，无论患者的年龄多大，这种疾病通常都被称为阿尔茨海默病。

阿尔茨海默病的症状通常发展得非常缓慢，甚至难以察觉，所以有时候，人们在回顾过去时才注意到症状在很早以前就已经出现了。最终，患者的智力会受到极大的损害。然而在疾病早期，患者最常见的症状是记忆新信息困难。患者可能会忘记几小时或几天前发生的事，如约会或对话。他们可能难以完成需要进行抽象推理的任务，如做财务决策。他们也可能无法处理工作中的问题，也可能不像过去那样喜欢做某些事，如阅读。他们的性格可能会改变或变得抑郁。临床医生对患者进行检查后会发现，除了记忆受损，他们还有很多问题，但这些问题可能当时还没有影响患者的日常功能。

> 在阿尔茨海默病的初始阶段，记忆障碍是患者及其家属最常注意到的问题。

随着病情的进展，患者的语言能力、日常活动能力、对周围世界的感知能力和视觉加工能力都会出现明显下降，这些症状通常在患者患病 3 年左右之后才会被发现。对于语言障碍，患者开始说不出正确的词语，使用错误的词语或在理解词语上存在困难。在此阶段，患者越来越难以完成曾经轻松就可以完成的任务，比如刷牙、使用餐具、穿衣服和写字。

到了疾病晚期，通常是在发病六七年后，患者的身体和认知都会严重受损。患者会出现尿失禁、无法行走，摔倒也会变得频繁。他们可能无法说出两个以上的词语，可能不认识人或只认识一两个人。他们无法制订计划，经常需要家人、朋友或专业人士的照护。

通常在发病 10～11 年后，阿尔茨海默病会导致患者死亡。也可能进展很快，3～4 年便导致患者死亡；也可能进展很慢，超过 20 年才导致患者死亡。偶尔，阿尔茨海默病会先缓慢发展数年，然后迅速发展。不过在通常情况下，该病进展缓慢，但不会停止。

阿尔茨海默医生描述了他在立体显微镜下看到的患者的两种大脑物理结构变化：被称为神经斑块的大量结构异常和神经纤维缠结。这表明患者的脑细胞及其连接受到了直接损伤。神经斑块是由一种名为 β 淀粉样蛋白的异常蛋白质组成的，神经纤维缠结则是由一种名为 T 蛋白的蛋白质组成的。到目前为止，通过对患者尸体进行解剖来发现这些异常，依然是确定阿尔茨海默病的唯一方法。

PET 可以检测到患者大脑中异常的 β 淀粉样蛋白和 T 蛋白。不过，许多 70 岁以上认知正常的老年人大脑中都有淀粉样蛋白。因此，单纯根据淀粉样蛋白无法做出明确的诊断。但对于 66 岁以下人群，如果 PET 显示淀粉样蛋白阳性且同时出现了痴呆症状，则可以确诊为阿尔茨海默病。对于 65 岁以上的认知障碍患者，PET 显示同时存在 β 淀粉样蛋白和 T 蛋白，则可以诊断其患有阿尔茨海默病。目前，已有几种血液测试和脑脊液测试被用来检测这些异常蛋白质，但它们的准确性并不高。

目前，针对 65 岁以上的患者，对阿尔茨海默病的诊断主要基于症状类型、症状随时间的进展方式，以及是否存在其他导致症状的原因。当患者的 CT 或 MRI 结果正常且排除其他相关疾病，可以诊断其患有阿尔茨海默病。PET 和蛋白质测量技术的改进，可能会在未来彻底改变阿尔茨海默病的诊断现状。

遗忘综合征

遗忘综合征曾被称为科萨科夫综合征，它是以俄罗斯精神病学家谢尔盖·科萨科夫（Sergei Korsakoff）的姓氏命名的，该综合征造成的损害仅限于记忆，不影响思维的其他方面。因为遗忘综合征只影响精神功能有关的一个脑区，所以它不是真正的痴呆。

脑淀粉样血管病

β淀粉样蛋白可以沉积在血管壁中，使得血管壁变得脆弱，导致脑出血反复发作（出血性卒中），继而导致血管性痴呆。这种疾病存在家族遗传性，通常在 60 岁之前发病。

慢性创伤性脑病

经历过多次脑震荡的人患痴呆的风险会增加。在对患者进行尸检时，最常见的是慢性创伤性脑病：患者大脑特定区域出现神经纤维缠结和 T 蛋白。不过，缠结的部位与阿尔茨海默病不同。

皮质基底节变性

皮质基底节变性是一种罕见的痴呆病因，现已被纳入 T 蛋白病痴呆群。该病的早期症状包括由失用症引起的手臂笨拙——即使患者的手臂力量正常，他们也无法做出手臂动作。患有该病的人身体僵硬，记忆力受损。

抑郁症

抑郁症很少会引起痴呆。抑郁症的症状通常很明显，但前提是有明确的评估。对于抑郁症诱发的痴呆，患者的身体和精神都会变得非常迟钝，但语言能力和感知能力并没有变化。更常见的情况是，抑郁症是由阿尔茨海默病、卒中或帕金森病等脑部疾病引起的痴呆的最初症状。

患有阿尔茨海默病、路易体痴呆、帕金森病或血管性痴呆的患者在痴呆发病后都可能会出现抑郁症状，如出现语言或感知方面的问题，这些症状表明他们既患有抑郁症，同时又患有神经退行性痴呆。无论患者是否患有不可逆性痴呆，都应该对其进行抗抑郁症治疗。而对患有不可逆性痴呆的患者进行抗抑郁症治疗，通常可以减轻他们的痛苦，帮助他们更好地享受生活，并能改善他们的食欲，还能减少令他们痛苦的行为症状。不过，虽然患者的抑郁症可能会得到改善，但他们的记忆问题会依然存在。

> **治疗抑郁症通常可以帮助患者享受生活，并能减少令患者感到痛苦的行为症状。**

额颞叶痴呆

约 5% 的痴呆患者伴有脑细胞损伤和脑萎缩，并且局限于额叶或颞叶。通过 PET 和尸检，可以发现患者大脑中存在 T 蛋白的异常沉积。这种痴呆被称为额颞叶痴呆。

影响大脑额叶和颞叶的疾病现在被认为是一组不同的疾病，这些疾病的共同特征是 T 蛋白异常，因此它们共同被称为 T 蛋白病。当疾病主要发生在这些特定脑叶时，则被称为脑叶痴呆或额颞叶变性。另外，皮质基底节变性和进行性核上性麻痹也被归入 T 蛋白病群。

今天，有两种常见的额颞叶痴呆类型。一种是"行为异常型"，这类患者最早出现的症状是性格和行为的明显变化，而记忆障碍并不明显。因此，这种疾病的早期症状通常被归因于压力、"中年危机"或渴望改变工作或家庭状况。这种类型还可以表现为非抑制形式，即患者会做出不当的行为，如发表不当的性言论、与权威人士争论或入店行窃等，这些可能是该病的最初迹象。其他"行为异常型"患者的最初症状常常是极度冷漠，他们似乎从生活和以前喜欢的活动中"退出"了。

另一种类型是"语义异常型",这种患者在发病初期会出现几种不同的失语症症状。他们可能会想不出词语;他们可能会说话很流利,但由于忘记语法,因此他们的话很难理解;他们也可能会失去理解词义的能力。

相对而言,额颞叶痴呆比阿尔茨海默病进展得更快。患有额颞叶痴呆的人平均能活 6 ～ 7 年:有些人只能活 3 年,有些人则能活 15 年以上。约有 1/3 的额颞叶痴呆患者有明显的痴呆家族史,其家属通常会在 50 多岁或 60 多岁时发病。

艾滋病痴呆

艾滋病首次被发现是在 20 世纪 80 年代初,它是由 HIV 引起的,该病毒能导致免疫系统功能丧失,并阻止身体消除病毒和其他感染。在艾滋病治疗方法被研发出来之前,患者大多死于感染和癌症。

HIV 通过性行为、接触受感染的血液或其他体液传播。感染的一个常见来源是 HIV 感染者使用的皮下注射针头。如今,所有用于输血的血液都要进行病毒检测。最容易感染艾滋病的是有多个性伴侣的人、静脉注射吸毒者和受感染的母亲所生的孩子。

在消除血液中 HIV 的药物研发之前,艾滋病通常会在几年内导致患者死亡。不过,目前针对艾滋病的治疗非常有效。人们认为,持续接受治疗的艾滋病患者的预期寿命和正常人一样。

在抗 HIV 药物研发出来之前,艾滋病患者通常容易患上痴呆。目前,与 HIV 相关的痴呆已不常见,主要发生在不能或不愿服用抗 HIV 药物的患者及感染后产生耐药性的艾滋病患者身上。一旦 HIV 感染大脑,或出现大脑寄生虫、真菌、细菌或其他病毒感染,抑或癌细胞入侵大脑,就会导致痴呆的发生。

由 HIV 引起的痴呆会导致患者精神和身体迟钝及记忆障碍。如果患者的某个脑区存在脑瘤或感染，那么其症状取决于大脑损伤的部位。

亨廷顿病

亨廷顿病的特征表现是人无法控制自己的异常舞蹈动作。该病会引起痴呆，患者的特征表现是显著的精神迟钝、执行能力（计划能力和思维灵活性）受损，同时存在类似疾病的家族史。该病发病的平均年龄是 45 岁，可以早至青春期发病，也可以晚至 70 岁发病。亨廷顿病是由 4 号染色体上的异常基因引起的，该基因会导致一种名为亨廷顿蛋白的结构紊乱。该病是一种常染色体显性遗传病，即只要携带一个异常基因，人就会得病。

路易体痴呆

路易体痴呆占所有痴呆病例的 5% ～ 15%。路易体是人们在尸检时在脑细胞中发现的一种微观畸形结构。最初，这些畸形结构被认为只存在于帕金森病患者脑中，但在 20 世纪 80 年代末，医生在对痴呆患者进行尸检时发现，路易体遍布他们的大脑。

路易体痴呆的症状是阿尔茨海默病症状和帕金森病症状的混合。有些医生认为路易体痴呆是种独特的疾病，其特有的一些特征区别于阿尔茨海默病和帕金森病。约 85% 的路易体痴呆患者经历过幻视，这通常是一种非常早期的症状。路易体痴呆患者可能会有轻微的帕金森病症状，但其对通常非常有效的帕金森病治疗只有最低限度的反应。此外，许多路易体痴呆患者会经历长达数天的困倦期。

路易体痴呆患者在服用抗精神病药物之后，可能会产生严重的不良反应，因此不建议患者使用或应以尽可能低的剂量来治疗妄想或幻觉。要给予患者安慰，如可以对他们说"我知道你看到了一些不存在的人，别担心，那是疾病引起的"或"我知道你对家里出现的一些人感到不安，别担心，一切都在我的控制之中"，这样可以减轻他们的恐惧。

路易体痴呆患者还可能出现类似帕金森病的症状（帕金森综合征），包括身体僵硬、行动缓慢、平衡不良和频繁摔倒。因此，要设法避免患者摔到，如移除有尖角的矮桌，为他们购买可滚动的助行器等，这点很重要。

帕金森病相关痴呆

帕金森病是一种以如下 5 种症状为特征的大脑紊乱：休息时震颤（手放在桌子上或放在膝盖上时会有节奏地抖动）、全身僵硬和强直、行动缓慢（运动迟缓）、思考缓慢（思维迟缓）及平衡不良。帕金森病引起的痴呆通常会在这些症状出现一年或更长时间后发病。

思维迟缓、回忆困难（并非真的无法记忆）、解决问题困难及思维灵活性下降是帕金森病相关痴呆的主要症状。患者的视觉能力和认知功能通常在疾病早期受损。抗帕金森病药物可以提高患者的思维速度和思维组织能力。

原发性进行性失语

原发性进行性失语的首发症状是语言表达能力丧失。患者会觉得非常沮丧，因为他们无法表达自己想说的话。该病最常见的原因是额颞叶痴呆。当额颞叶痴呆从大脑的语言区蔓延到其他脑区时，患者就会出现记忆受损、感知受损和判断受损等症状。原发性进行性失语有时也是阿尔茨海默病的首发症状。对于该病，磁共振成像和葡萄糖 PET 通常只显示患者左侧颞叶异常。

进行性核上性麻痹

进行性核上性麻痹患者会表现出身体姿势僵硬和眼球运动困难的症状。在发病初期，患者眼球向上移动的能力会受损或丧失。对于患者来说，从大脑上方进入神经核的纤维无法正常工作，所以导致眼球运动中枢无法工作。此外，患者还会出现无法抬头、无法低头和无法侧视的症状。

进行性核上性麻痹引起的痴呆表现是精神迟钝、不灵活。在发病初期，患者的记忆能力通常相对正常，但其执行能力（计划能力和思维灵活性）经常受损。由于患者身体姿势僵硬且平衡能力差，因此他们经常摔倒。

颅脑损伤

颅脑损伤可以通过直接杀死脑细胞、损伤连接脑细胞的神经束或引起脑内出血进而导致脑细胞死亡等方式来破坏脑组织。交通事故是导致颅脑损伤的常见原因，而反复的接触性运动也会导致颅脑损伤。此外，暴露在简易爆炸装置影响范围内的士兵和海军陆战队员，即使他们的头部没有被弹片穿透，也会遭受颅脑损伤，这可能是由爆炸的压力波造成的脑部损伤所致。

颅脑损伤的症状取决于损伤发生的部位。在反复脑震荡之后，人可能会出现认知障碍、人格改变和行为改变。颅脑损伤也可能会引发阿尔茨海默病和额颞叶痴呆。

此外，颅脑损伤有时会导致脑外出血而非颅内出血，从而导致附着在颅骨上的硬脑膜和大脑之间积聚大量血液，这被称为硬脑膜下血肿。因为颅骨很硬，在压力下不会扩张，所以硬脑膜下血肿会对大脑造成压力，这会直接损伤脑细胞，或通过颅骨底部通往脊髓的小开口将大脑往下"推"。对于这种情况，如果不尽快处理，可能会导致患者死亡。另外，即使是轻微的摔倒，也会导致老年人出现类似的出血。硬脑膜下血肿的治疗方法是手术清除颅内血块。

血管性痴呆

当脑血管阻塞（梗死）、破裂（出血）或发炎时，血管病会引起痴呆，即血管性痴呆。以上每种情况都会导致脑细胞死亡，多次小卒中的累积效应就会引起痴呆。另外，脑血管病也可能使人更容易患上阿尔茨海默病，具体过程目前仍不明了。有些人可能同时患有阿尔茨海默病和脑血管病。血管性痴呆的症状取决于哪些脑区受到了损伤。患者常见的症状包括记忆障碍、协调性障碍和语言障碍。

▎血管性痴呆的症状取决于大脑的哪些区域受到了损伤。

随着时间的推移，有些血管性痴呆患者的症状会恶化，但有些患者在数年内不会恶化。有时，通过预防卒中和治疗引起血管炎症的疾病，可以阻止血管性痴呆的发展。

近年来，卒中治疗有了显著的进展。如果患者的症状发现得足够早，血栓可以得到溶解或通过手术去除。如果明确了血栓的来源或炎症的原因，那么进行相应的治疗可以防止新的卒中发生。通过预防进一步的脑损伤，可以降低血管性痴呆的发生及其进展的风险。

早老性痴呆

不同的疾病都可能导致 60 岁以下的人患上痴呆。在 40～60 岁的痴呆患者中，50% 是由阿尔茨海默病引起的，40% 是由额颞叶痴呆引起的，剩下的10% 则是由其他疾病引起的。在 40 岁以下的痴呆患者中，痴呆可能是由攻击脑血管的自身免疫性疾病、中枢神经系统感染或罕见的遗传病引起的。

早老性痴呆患者的护理问题通常与 65 岁以上的痴呆患者不同。大多数 60 岁以下的早老性痴呆患者可能都在工作，许多患者可能家里还有孩子，这给护理带来了很大的挑战。本书中讨论的行为和精神症状也可能会让年轻的早老性痴呆患者特别不安，因为他们可能没有与照护者之间建立起长期的家庭关系。另外，经济压力仍然是一大问题。

其他脑病

以下几种病症或疾病也会损害人的思维能力。

谵妄

谵妄描述的是一系列症状，包括注意力和警觉性水平的变化，以及思考障碍。就像痴呆患者一样，有谵妄的人也可能健忘、迷失方向或无法照护自己。但与痴呆不同的是，谵妄会导致人昏昏欲睡、警觉性下降、注意力不集中及容易分心。谵妄通常是突然开始的，而除了脑外伤引起的痴呆，大多数痴呆是在几个月或几年内逐渐发展的。谵妄的其他症状包括对现实的误解、错误的想法、幻觉、语无伦次、夜间清醒，以及身体活动增加或减少。谵妄的症状在一天中的不同时间往往会有所不同。

> **谵妄通常突然开始，而痴呆通常在数月或数年内缓慢发展。**

引起谵妄的原因有很多，一旦找到原因并予以治疗，谵妄通常是可逆的。药物不良反应、感染、脱水或液体摄入过量是几种常见的原因。便秘和尿路感染也可以引起谵妄。此外，药物过量或药物相互作用也可能导致谵妄，甚至患者在用药几周后可能会出现谵妄。当老年患者生病或住院时，医生必须在患者被诊断为痴呆之前，为其找出可能引起谵妄的原因。另外，痴呆患者比其他人更容易出现谵妄。而且，痴呆患者病情的突然恶化也可能会引起谵妄。

> **谵妄通常是可以治疗的，而且通常是可逆的。**

易激惹、嗜睡、失禁、激越和恐惧等症状可能都是由谵妄引起的，但可能只有某一种比较明显。另外，幻视在谵妄患者中也很常见。

卒中和其他局部脑损伤

有时，脑损伤可能局限于某个大脑区域或局部区域。这种损伤可能由脑瘤、卒中或颅脑损伤引起。即使是局部损伤，也可能影响患者的多种精神功能。通过观察患者的症状，神经科医生可以判断患者脑损伤的部位。局部损伤也被称为局灶性脑损伤。当损伤广泛时，患者可能会表现为痴呆。

由卒中引起的部分脑损伤患者可能出现身体一侧肢体突然瘫痪、一侧面瘫或语言障碍等症状。卒中的原因可能是血栓阻塞了大脑中的血管或脑血管破裂导致了颅内出血。对于卒中，立即治疗很重要。有时，脑细胞会因肿胀而受伤或受损，一旦肿胀消退，脑细胞就可以恢复。在其他脑区逐渐"学会"代偿受损脑区的工作之后，大脑的部分功能也可能恢复。

许多卒中是可以好转的。患者需要进行康复训练，以提高恢复的可能性，并能预防其他损伤。恢复过程可能会持续数年。此外，良好的医疗管理可以降低患者再次卒中的概率。

┃ 许多卒中患者在康复后病情明显好转。

短暂性脑缺血发作

短暂性脑缺血发作是一种由部分大脑供血不足造成的暂时性脑功能损伤。患者可能出现无法说话或言语含糊不清，还可能会出现身体虚弱、瘫痪、头晕或恶心等症状。这些症状会持续几分钟或几小时，然后完全自行消失。这与卒中患者很不同，因为卒中患者也有相同的症状，但其症状会导致长期损害。不过，目前磁共振成像显示，即使患者短暂性脑缺血发作的症状完全消失，也可能会导致他们出现永久性脑损伤。

短暂性脑缺血发作应被视为卒中的警示信号。当症状开始时，应立刻将患者送去急诊，这至关重要，因为溶解血块的药物只有在症状出现后的 24 小时内使用才有效。当然，医生也会同时寻找短暂性脑缺血发作的原因，以便设法降低患者未来出现卒中的风险。

▎**短暂性脑缺血发作应被视为卒中的警示，及时送患者就医至关重要。**

短暂性全面性遗忘是短暂性脑缺血发作的一种，患者会出现短暂的混乱症状，最长可达数小时。即使患者完全康复，也应立即将其送往医院进行评估和治疗。

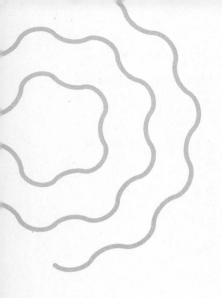

第18章

痴呆研究

目前，痴呆研究已经取得了不错的成果。不久前，大多数人都认为痴呆是老化的必然结果，只有少数先驱有兴趣进行相关研究。而在过去的40多年里，情况发生了很大的变化。目前我们已经得知：

- 痴呆不是老化的自然结果。
- 痴呆是由特定的、可识别的疾病引起的。
- 不同的蛋白质异常是引起神经退行性痴呆的原因。
- 明确诊断对指导痴呆治疗非常重要。
- 完善的评估有助于指导目前对痴呆患者的治疗。

今天，痴呆研究的重点是明确引起痴呆特定疾病的原因和治疗方法。研究人员通过一些新开发的研究工具可以更清晰地观察到正常老化的大脑和患病大脑的活动过程。此外，公众对痴呆治疗的关注和需求也在加强。

全世界都在进行痴呆的相关研究。在美国，痴呆研究主要由美国国家老化研究所、美国国家神经障碍和卒中研究所，以及美国退伍军人事务部资助。美国国家老化研究所资助了美国阿尔茨海默病研究中心，该中心汇集了诸多优秀的研究人员，并开展了许多令人鼓舞的研究工作。还有一些研究资金来自个人捐赠、基金会和制药公司。但即便如此，每年仍有许多卓有成效的研究项目可能无法得到资金支持。

理解痴呆研究

随着公众对阿尔茨海默病认知水平的提高，越来越多的人宣称他们已经有了"突破"和"新治疗方法"。一些研究结果的确是寻找痴呆治疗方法的重要基础，但其实每个突破本身只是朝着痴呆治疗方法的方向迈出的一小步。

理解痴呆研究的治疗意义对研究人员和患者家属都是挑战。在此之前，可以先了解以下情况，有助于人们正确理解目前的痴呆研究：

- 研究人员需要公开他们的发现，公众也想知道他们发现了什么。媒体需要积极进行宣传，这样才能维持公众对研究的资金支持。而当媒体宣布的"突破"结果令人失望时，很多患者家属会感到沮丧。
- 研究人员必须挑战一些未知领域。在一段时间内，研究人员可能会发现一些看起来很有用的线索，他们和患者家属都会很兴奋；而当线索中断时，人们又会感到沮丧。每当研究走入死胡同，痴呆的治疗方向就会变得模糊。许多线索就像七巧板的板块一样，它们最终会"拼出"答案，但它们往往不会直接指向正确的方向。
- 阿尔茨海默病不同于白喉、水痘和脊髓灰质炎等传染病。每种传染病都有一种病因、一种特定的传染因子及特定的结果，而阿尔茨海默病有多种病因，它也许是多种病因共同作用的结果；就像癌症一样，阿尔茨海默病是一个疾病家族，这也是不同患者表现出差异的原因。一个人可能需要多种诱因的组合才会最终发展成阿尔茨海默病，而该病在不同的人身上可能有不同的诱因。一般来说，多种原因会导致相似的症状。因此，研究人员不得不同时追踪多种原因和治疗方法。

- 排除其他因素的影响对研究过程至关重要。有时，当尝试了一种新技术或新药物时，患者的症状似乎有所改善，家属也认为患者的病情有所好转。但当一项严谨的研究设计完成后，研究人员可能发现，接受安慰剂治疗的患者也有同样程度的好转。出现这种情况的原因有很多，比如研究人员和家属都充满希望，会更多地关注患者，让患者的症状看起来有所好转，这被称为安慰剂效应。即使在外科手术中，安慰剂效应也很常见。所以，针对药物和其他治疗方法的研究设计必须非常严谨，以排除其他因素导致患者病情改善的可能性。

- 早期治疗试验通常在小范围的人群中进行。由于样本量小，因此与治疗无关的外部因素混淆结果的可能性会增加。但因为该治疗方法未经验证，出于安全考虑，早期治疗试验也只能让少数人参与。通常，小范围研究的积极结果最终有可能被大样本证实，但也可能无法得到证实。

- 很多时候，研究人员认为他们找到了痴呆的重要病因，但其实并非如此。举例来说，两种因素同时出现，并不意味着一个是另一个的原因或结果，就像 A 和 B 可能都存在于痴呆患者的大脑中，但这并不意味着 A 一定导致 B。A 和 B 可能都是由未知因素 C 引起的。

- 目前正在开发的针对阿尔茨海默病患者大脑的药物可能会引起严重的全身不良反应。这类药物研究有时必须停止，因为药物对其他器官的潜在损害超过了它们的治疗价值。

- 研究人员可以通过动物研究了解大脑是如何工作的，在给患者服用治疗药物前，可以先在动物身上测试药物的安全性。对老化更快的动物物种进行研究，会比研究人类更快地找到答案。

- 政府出台了严格的法律，以确保实验动物得到人道的对待。研究人员会考虑动物对治疗的反应与人类对治疗的反应的相似之处和不同之处。给寿命较短的动物服用大剂量的某种化学物质，可以更容易发现该化学物质与疾病之间的联系（如果存在的话）。此外，计算机模型对研究也有帮助，但不能取代动物研究。

- 有些人会不择手段地宣传某种"治疗"有效，这种"治疗"可能很昂贵、很危险或根本无效，给患者及其家属以虚假的希望。实际上，如果有人声称某种治疗的疗效或治愈效果超过了专业研究机构给出的可能性，那么在使用之前，一定要对其进行彻底的考查。

血管性痴呆和卒中研究

多次卒中是引起痴呆的第二常见原因。在过去的半个世纪中，全世界的卒中率下降了 30% ～ 50%，这可能是某些国家痴呆发病率下降的原因之一。如果能找到更好的方法来预防卒中和脑血管病，成千上万的人将受益。

卒中的危险因素包括高血压、高胆固醇和低密度脂蛋白升高、肥胖、糖尿病、动物脂肪摄入量高、高盐饮食、吸烟和心脏病。这些因素也会增加罹患血管性痴呆的可能性。研究证明，直接处理这些危险因素可以降低卒中的风险。另外，运动被证实可以降低痴呆风险。

研究人员也在研究患者在卒中期间和卒中后的大脑化学变化。他们希望通过药物来阻止患者大脑内破坏性化学物质的释放，从而减少脑组织损伤。研究人员还在研究如何通过康复训练来帮助大脑更有效地进行重组，以逆转损伤，包括康复训练的方式、种类选择及程度等。现在，研究人员似乎已很清楚，卒中后的恢复可能会持续几年。越来越多的证据表明，康复治疗可以使患者的恢复程度最大化。

研究人员还发现，即使是在身体损伤很小的情况下，患者在卒中后出现抑郁的情况也很常见。对于患者的抑郁，应当予以重视，可以通过药物治疗和心理治疗对其进行控制。

> **康复治疗通常能使卒中患者最大限度地恢复，而卒中后的康复时间可能会持续数年。**

阿尔茨海默病研究

大脑结构变化

痴呆患者的大脑中出现了神经炎性斑块和神经纤维缠结，而在没有痴呆的老年人大脑中，类似的异常结构要少得多。研究人员正在分析这些神经炎性斑块和神经纤维缠结的结构和化学成分，以研究它们的形成原因及在阿尔茨海默病发病过程中的作用。

脑细胞

大脑由数十亿个神经元、神经胶质细胞组成。神经元相互连接以执行思考、记忆、感受情绪和指导身体运动等任务。神经胶质细胞则起着支持和维持神经元功能的作用，可抵抗感染和修复损伤。

有趣的是，阿尔茨海默病、额颞叶痴呆、帕金森病、亨廷顿病和进行性核上性麻痹等不同的退行性疾病，都始于大脑中单个部位的不同神经元，继而扩散到整个大脑。例如，研究人员多年前已经知道，在阿尔茨海默病早期，患者大脑深处的海马区域会丧失许多细胞。随着病情的加重，其他区域的细胞会以一种可预测的模式不断死亡，这种模式与阿尔茨海默病症状的进展相对应。

神经可塑性

神经可塑性描述的是神经系统的自我改变能力。20 世纪最伟大的发现之一是大脑可以产生新的脑细胞，即使它在年老时也可以。而在此之前，人们认为在生命早期，大脑在发育完成后，就不会再产生新的脑细胞了。另一项重要的发现是，脑细胞可以一直建立新连接。这让人们认识到痴呆患者是可以恢复的，即使他们的一些脑细胞已经死亡，但新的脑细胞和连接也可能在大脑中形成。这方面的研究随后成为新焦点。

神经递质

　　神经递质是大脑产生、使用并在大脑中分解的一类化学物质，负责在神经元之间传递信息。不同类型的神经元有许多不同类型的神经递质，适用于不同类型的任务。在患有某些疾病的患者大脑中，某些神经递质的水平低于正常。例如，帕金森病患者大脑黑质区域的细胞大量死亡，所以该部位产生的多巴胺总量非常低。药物左旋多巴可以提高大脑中多巴胺的水平，继而显著改善帕金森病患者的症状。

　　研究人员发现，阿尔茨海默病患者缺乏几种神经递质，除了主要的乙酰胆碱，还包括生长抑素、去甲肾上腺素、5-羟色胺、促肾上腺皮质激素释放因子和P物质。不同的患者可能存在不同的神经递质缺陷，而这可能是导致不同患者症状存在差异的原因。逆转阿尔茨海默病的一种方式就是找到可增加大脑中乙酰胆碱和其他缺乏的神经递质的药物。然而，这种方式并不能治愈阿尔茨海默病，因为它只能补充大脑缺失的物质，无法阻止脑细胞死亡的过程。帕金森病患者也面临同样的困境。

电信号

　　脑细胞之间可以通过电信号相互交流，尤其是距离较远的脑细胞。一些研究人员正在探索是否可以利用更直接的电刺激来增强痴呆患者的大脑功能和促进损伤恢复。

蛋白质异常

　　蛋白质是构成人体细胞的主要成分之一。人体摄入食物后，会将其分解成氨基酸，然后制造所需的蛋白质。许多痴呆相关疾病造成的大脑微观畸形都是由蛋白质异常引起的，包括阿尔茨海默病的神经炎性斑块和神经纤维缠结，额颞叶痴呆患者大脑中存在的皮克小体（Pick body）①，帕金森病患者和路易体痴呆患者中出现的路易体，以及克罗伊茨费尔特 – 雅各布病②患者中出现的朊病毒。如果这些异常蛋白质的沉积是导致这类疾病的病因，那么清除这些异常蛋白质或预防其产生可能成为潜在的治疗方法。

研究人员正在探索蛋白质异常折叠引发疾病的可能性，如前文曾提到的阿尔茨海默病患者大脑中存在 β 淀粉样蛋白的异常沉积。通过显微镜可见，阿尔茨海默病患者大脑中的神经炎性斑块中心有 β 淀粉样蛋白，一些阿尔茨海默病患者的脑血管中有 β 淀粉样蛋白沉积。如果异常的蛋白质折叠导致脑组织结构异常，那么预防这种蛋白质折叠或去除异常折叠的蛋白质可作为有效的治疗或预防方法。β 淀粉样蛋白的产生是由 21 号染色体上的一个基因控制的，但其功能尚未确定，它可能与人体的免疫反应有关。

一种受到广泛关注的理论认为，一部分阿尔茨海默病患者大脑中产生了β 淀粉样蛋白的分解产物，而这种蛋白质无法被正常分解。β 淀粉样蛋白的分解过程是由脑细胞中固有的几种酶控制的，一种酶会将 β 淀粉样蛋白"剪切"成人体可以清除的部分，而另一种酶会将 β 淀粉样蛋白"剪切"成人体无法清除的部分。从理论上来说，如果大脑中积聚了人体无法清除的部分，那么人就会患上阿尔茨海默病。目前，许多预防和治疗阿尔茨海默病的试验性药物都是为了达到以下 3 种目的之一：

- 移除 β 淀粉样蛋白中不需要的部分。
- 减少不需要的蛋白质的生成。
- 增加所需的蛋白质的生成。

---

① 一种神经元胞质包涵体，见于皮克病患者额叶和颞叶皮质。——编者注

② 又称痉挛性假性硬化，是由朊病毒感染所致的一种慢性进展性疾病。——编者注

脑细胞中的异常蛋白质

阿尔茨海默病患者大脑中存在异常蛋白质，包括 T 蛋白和微管相关蛋白。由于这些异常蛋白质是在 β 淀粉样蛋白异常出现后形成的，因此，许多研究人员认为它们一定是由 β 淀粉样蛋白异常引起的。而这些蛋白质正是神经纤维缠结的基础，这些缠结恰恰存在于阿尔茨海默病患者的大脑中。

此外，研究人员在额颞叶痴呆患者和进行性核上性麻痹患者的大脑中也发现了异常的 T 蛋白。一些额颞叶痴呆患者的 17 号染色体上携带了一些与 T 蛋白产生有关的异常基因。对遗传组分的认知促使人们开始研究消除这种异常蛋白质的药物。

对于帕金森病，这种异常蛋白质被称为突触核蛋白，它会聚集在路易体这种异常结构中。研究人员发现，约 60% 的帕金森病患者的许多基因发生了变化。帕金森病一般不会遗传，一些基因变化发生在人出生以后。人们希望通过研究这些异常基因找到所有帕金森病患者的共同点。

神经生长因子

大脑和脊髓内的细胞及中枢神经系统外的神经元，是以特定的模式发育的，这种模式是由一种被称作神经生长因子的蛋白质指导的。人们已经知道，中枢神经系统外的周围神经在受损后可以重生或新生。最近人们发现，神经生长因子可以对大脑中形成和建立新细胞连接的过程进行指导。神经生长因子缺陷是否会引起痴呆，是科学家一直在研究的课题。而神经生长因子是否可以用于刺激受损脑细胞的重生或新生，以及患者大脑中是否可以产生新的细胞连接，是未来的研究方向。

感染

多年来，研究人员一直在研究细菌、病毒或真菌是否可能引发阿尔茨海默病，但这项研究一直未得到足够的支持。后来，研究人员发现，β 淀粉样蛋白可能与人体对"外来入侵者"（如细菌）产生的早期免疫反应有关，人们对该研究的怀疑开始减少。这表明，β 淀粉样蛋白在阿尔茨海默病患者大脑中的沉积可能始于 β 淀粉样蛋白包围入侵人体的生物体；也有人认为，在被包围的生物体被 β 淀粉样蛋白控制多年以后，它逃脱了老化的免疫系统的控制，继而引发了 β 淀粉样蛋白的进一步沉积；而随着时间的推移，β 淀粉样蛋白不断沉积，并不断破坏脑组织，最终导致阿尔茨海默病。

朊病毒

朊病毒是一种正常产生的小蛋白质的异常形式，已被证明可引起几种罕见的痴呆，包括克罗伊茨费尔特－雅各布病、库鲁病 [1] 和牛海绵状脑病（"疯牛病"）。此前曾有人提出，朊病毒可能是引发阿尔茨海默病的原因，或者朊病毒疾病在大脑中的传播机制可能与其他神经退行性痴呆中蛋白质异常传播的方式类似。但现在看来，朊病毒与阿尔茨海默病有直接关系的可能性不大。

研究人员做了很多努力来确定阿尔茨海默病是否具有传染性，目前，还没有证据支持阿尔茨海默病是由一种作用缓慢的病毒、朊病毒或任何其他传染性生物体引起的。不过，研究人员发现，将 β 淀粉样蛋白和突触核蛋白注射到动物体内后，可以引起其他有毒的淀粉样蛋白和突触核蛋白的形成。这些异常蛋白质会损害其他健康细胞，并且与朊病毒在大脑中的传播方式类似。研究人员希望能开发出一种治疗方法，以阻止这种传播方式，从而防止患者的脑细胞死亡。

脑细胞／干细胞移植

近年来，通过移植新细胞来替代受损脑细胞的可能性，引起了人们的极大兴趣。由于许多痴呆都起始于大脑的某个特定区域，最初只影响单一类型的细

---

[1] 一种见于大洋洲巴布亚新几内亚东部高地福尔人（Fore）的疾病。——编者注

胞，因此研究人员相信受影响的细胞有可能得以替换和再生。动物实验表明，在实验室中生长的某些细胞在被移植到脑损伤动物体内后，它们会繁殖并产生神经递质。在这些细胞中，有些是从干细胞中提取出来的，干细胞有潜力形成其他不同的细胞，如皮肤干细胞可以替代受损或死亡的皮肤细胞。

人们进行了实验研究，以评估这种方法是否对痴呆患者有效。然而，对于脑组织移植能否在阿尔茨海默病蔓延后逆转其造成的损伤，许多专家表示怀疑。从活人身上提取细胞，对其进行"重新编程"，以取代其大脑中异常或已死亡的特定细胞，这很有可能且值得探索。但即便这些细胞存活，它们能否替代受损的脑细胞，有待进一步证实。

金属

研究发现，阿尔茨海默病患者大脑中铝的水平偏高，因此多年来，人们担心铝可能是引起阿尔茨海默病的原因之一。其他金属会导致其他形式的痴呆，如锰。现在看来，大脑中铝水平偏高很可能是痴呆的结果，而不是原因。正如前文所说，没有证据表明抗酸剂、用铝锅做饭或使用除臭剂等会引起痴呆。对大量接触铝的人进行的研究表明，接触铝不会导致阿尔茨海默病。

免疫系统缺陷

免疫系统是人体的防御系统，可以对抗感染性疾病。研究表明，人体内对抗感染的一些蛋白质存在于大脑中能表征阿尔茨海默病的神经斑块周围。

防御系统本来是用来攻击细菌和病毒等外来生物体的，但有时它会出错，转而攻击体细胞。一种理论认为，免疫系统最初的异常，如 β 淀粉样蛋白沉积，会引发炎症反应，导致进一步的脑损伤。这种"级联理论"表明，即使最初的损伤仍在发生，通过中断炎症反应依然可以阻止这种"级联反应"，从而减缓或阻止阿尔茨海默病的发展。到目前为止，人们还没有发现抗炎药物能阻止或减缓阿尔茨海默病的发作。不过，针对免疫系统的特定方面来预防或延缓痴呆的发作依然有可能。

头部创伤

近一个世纪以来，人们已经发现，一些拳击手患有类似于阿尔茨海默病的痴呆，即拳击手脑病综合征或拳击性痴呆。研究人员通过尸检发现，他们的大脑中有神经纤维缠结，而非斑块。今天，这种痴呆被称为慢性创伤性脑病，与反复脑震荡有关。

药物研究

研究人员对数百种药物对阿尔茨海默病和其他痴呆的疗效进行了研究，结果发现，大多数药物是无效的或存在毒性不良反应，但也有一些药物被初步证明能减轻阿尔茨海默病或痴呆的症状。

人们已经开发出几种药物用来减缓或防止乙酰胆碱的分解，包括多奈哌齐、加兰他敏和利凡斯的明，它们能暂时改善患者的认知能力。不过即便如此，它们仍无法降低病情发展的速度。这 3 种药物的效果类似，不良反应不同。盐酸美金刚则被认为可以阻断 γ-氨基丁酸的毒性作用，然而，没有证据表明它可以防止脑细胞的死亡或减缓痴呆的过程。目前，研究人员将研究重点转移到去除或预防诸多痴呆相关疾病中的异常蛋白质形成上。阿杜那单抗这种药物已经被美国食品药品监督管理局（FDA）批准用于治疗轻度认知损害和早期阿尔茨海默病，它可以去除一种可能导致阿尔茨海默病的蛋白质。

流行病学研究

流行病学研究的是疾病在广泛人群中的分布情况。研究引起痴呆的疾病的流行病学，可以确定这些疾病与环境因素之间的联系。到目前为止，阿尔茨海默病在所有人种和族群中的中老年人群中均被证实存在。

年龄增长是痴呆和阿尔茨海默病的最大风险因素。许多流行病学研究表明，受教育程度低、中年高血压、糖尿病、有痴呆家族史等，都会增加患阿尔茨海默病的可能性，而且女性患病的可能性高于男性。早年抑郁和听力受损可能也是痴呆的危险因素。不过，有这些危险因素的人不一定会患病，他们只是比没有这些危险因素的人更易患病而已。一些流行病学研究发现，受过更多教育和经常运动的人的痴呆发病率较低。然而，这些发现都不足以证明以上危险因素能直接致人患病。因此，我们需要对它们进行追踪研究，最终可能需要大量研究来证实或推翻它们与痴呆等疾病的关系。

> **女性和受教育程度低、中年高血压、糖尿病和有痴呆家族史的人患阿尔茨海默病的可能性较高。**

唐氏综合征

唐氏综合征是导致智力残疾的最常见原因，此类患者的大脑在 40 岁之前就会出现与阿尔茨海默病患者相同的神经炎性斑块和神经纤维缠结。许多唐氏综合征患者在 60 岁之前就患上了痴呆。唐氏综合征是由于基因组额外多出了一条 21 号染色体引起的。唐氏综合征患者的 21 号染色体区域内存在产生淀粉样蛋白的基因，这进一步说明了淀粉样蛋白在阿尔茨海默病发病过程中的重要性。

老化

年龄增长是阿尔茨海默病的最大风险因素，其原因仍然是该病最大的谜团之一。65 岁的成年人在未来 1 年中患阿尔茨海默病的概率约为 0.25%，而在此之后，这种概率每 5 年就会翻一番。因此，80 岁的人在未来 1 年中患阿尔茨海默病的概率为 4%。不过，统计数据显示，即使到了 80 岁，70% ～ 80% 的人的智力水平仍然正常或接近正常。

遗传和痴呆

痴呆研究方面最为惊人的进展出现在遗传学领域。很多痴呆患者的家属经常担心痴呆和遗传有关，认为他们自己或他们的孩子也会患上痴呆。实际上，基因一般有两种作用方式。

有些基因会直接致人患痴呆。如果一个人从父母那里遗传了这种基因，而且又活得足够长，那么他就会患病。对于阿尔茨海默病，人们已经确定了 3 个类似的致病基因，它们分别位于 1 号、14 号和 21 号染色体上，携带这些基因的患者约占 60 岁以下患者的 50%。年轻时患阿尔茨海默病并不常见，所以基因异常占所有病例的 2% 以下。通过研究这些罕见的病例，研究人员正在揭示痴呆的发生过程。对于额颞叶痴呆的研究发现，1/3 的病例由另外 3 种基因引起，而其他几种基因引起痴呆的概率很低。所有亨廷顿病患者的 4 号染色体上都携带一种异常基因。而对于帕金森病，只有一小部分病例是由遗传基因异常引起的。

另一些基因则会增加患痴呆的风险。存在风险的人虽然比其他人更有可能患痴呆，但并不意味着他们一定会患痴呆。

▌遗传风险基因会增加人们患痴呆的概率，但不意味着一定会患痴呆。

对于知道自己有患病风险的人，即使遗传风险增加了，也可以采取措施来降低患病的可能性。例如，血液中的胆固醇和低密度脂蛋白受到遗传的有力控制，如果一个人进行了血液检查，发现自己血液中的胆固醇或低密度脂蛋白水平偏高，那么他患心脏病或卒中的风险就会增加。如果他改变饮食或服用相关药物，则可以降低其血液中的胆固醇和低密度脂蛋白水平，继而可以降低患心脏病或卒中的风险。

研究人员正在识别与阿尔茨海默病有关的基因。19 号染色体上的一个基因会影响人们患阿尔茨海默病的可能性，但不会直接致人患病。载脂蛋白基因是目前为止研究得最深入的基因，它以 3 种形式存在，分别为 ε2、ε3 和 ε4，它们是载脂蛋白基因的正常变体。因为每个人都从父母那里遗传了两套基因的副本，所以每个人体内两种载脂蛋白基因的 ε2、ε3 和 ε4 会任意组合。

通常，遗传一个 ε4 基因副本的人患阿尔茨海默病的可能性要比一般人高出 2 ～ 3 倍；遗传了两个 ε4 基因副本的人（不到人口的 5%），患阿尔茨海默病的可能性会增加 12 ～ 15 倍；而遗传 ε2 基因副本的人不会患阿尔茨海默病。

研究 80 岁以下人群患阿尔茨海默病的风险可以帮助我们理解这一遗传机制。当总体人口患病风险为 20% ～ 30% 时，一个 80 岁的老年人如果携带一个 ε4 基因副本，那么他患阿尔茨海默病的概率为 40% ～ 45%，而没有 ε4 基因副本的人的患病概率为 15%。通过基因测试一般可以确定一个人遗传了哪种载脂蛋白基因。

另外的 40 个基因已被确认会增加患阿尔茨海默病的风险，但每个基因带来的风险都不足 1%。研究人员希望通过发现这些基因是如何增加患病风险的，来帮助人们找到潜在的治疗方法。

在额颞叶痴呆患者中，约 1/3 的人的 17 号染色体出现了基因异常；而在帕金森病患者中，60% 的人出现了基因异常。目前，人们还不清楚这些异常是遗传的还是后天产生的。另外，所有由亨廷顿病引起的痴呆都是由 4 号染色体上的基因异常引起的。理论上，每个遗传了异常基因的人都会患上这种病，除非他们在发病之前死于其他原因。

有明显的痴呆或阿尔茨海默病家族史的人如果担心自己会发病，建议进行基因测试。不过在测试前，应当与基因顾问详细交谈，以确保自己了解基因测试的影响和局限性。

在过去，遗传因素和环境因素被认为是完全不相干的。现在，研究人员认识到，二者会以一种特殊的方式相互作用。因此，预防痴呆可能需要应对这两种因素的共同作用。

性别

研究明确表明，在每个年龄段，女性患阿尔茨海默病的比例都高于男性，原因尚不清楚。

神经心理测试

神经心理学家会通过标准化的问题、任务和观察来评估痴呆患者，以确定他们的认知功能是否下降，以及他们目前的神经功能水平如何。神经心理测试可以识别患者是否失去认知能力，测试所得信息可以帮助患者家属和临床医生制订计划，帮助痴呆患者使用他们目前仍保有的技能，从而减轻他们的压力。神经心理测试也可以帮助患者家属理解为什么患者有的事情能做好，但一些看起来并不难的事情却完成不了。神经心理测试可用于确诊一个人是否真的出现了认知能力下降。

人们已经知道，大脑的不同区域执行不同的任务，如记忆、移动手臂、说话、体验恐惧等，而且还有其他区域对此进行协调。通过探究大脑的哪些区域受影响最严重，神经心理学评估和大脑扫描可以为研究人员提供疾病信息，并能为临床医生和患者家属提供护理指导。

脑成像

CT 是通过 X 射线来显示脑组织的。磁共振成像则是通过产生强磁场来观察脑组织的，还可以用来评估大脑中的血液流动和检查脑细胞的工作方式。

PET 是以两种方式显示大脑工作时的图像的。首先，它可以显示脑细胞使用的氧气量或葡萄糖（血糖）量，并形成一幅图片，从而显示大脑各区域在休息时的运转情况，以及大脑在受刺激后进行特定心理活动的运转情况。其次，它可以用放射性示踪剂来识别大脑中正常和异常的蛋白质。近年来，人们已经开发出了识别大脑中 β 淀粉样蛋白和 T 蛋白的示踪剂，用于诊断阿尔茨海默病，还可以用于确定实验疗法能否减少大脑中异常蛋白质的数量。

保持身体和精神上的活跃

保持精神活跃、社交活跃和身体活跃能否预防痴呆呢？许多研究发现，没有痴呆的人在精神和身体上比同龄的痴呆患者更活跃，但这并不能证明活动可以延缓痴呆。

痴呆患者身体变弱、社交或精神活动水平降低可能是该病的首发症状，甚至患者在该病被发现的前几年就出现了这些症状。然而，即使没有绝对的证据证明保持精神活跃或身体活跃可以预防或改变阿尔茨海默病的进程，但身体活跃和精神活跃的确有助于保持总体健康，从而提高生活质量。

许多研究表明，受教育程度高的人不太可能患痴呆，但对于原因是不是受教育程度高的人更擅长隐藏早期痴呆症状，目前尚不清楚。另外，一些研究发现，退休的人比没有退休的同龄人患痴呆的风险更大。不过，进一步研究表明，一些人选择退休是因为他们已处于痴呆的早期阶段。

在阿尔茨海默病发展后，保持运动可能会减缓该病的进展，并且有助于患者保持长时间的活动。

急性病对痴呆的影响

有的人在遭遇重病、住院、接受麻醉或手术后会出现痴呆。这些因素一般不会导致阿尔茨海默病或改变其病程。研究人员通过仔细检查发现，患者在接受手术或患病之前，就已经出现痴呆症状了，只是没有被识别出来。然而，卒中和其他直接影响大脑的疾病会引发痴呆或导致痴呆进一步恶化。有的人在遭遇重病、住院、接受麻醉或手术后突然出现认知功能下降，最有可能的原因是他们出现了谵妄。谵妄会使人的思维能力暂时下降，从而导致轻度痴呆首次显现。轻度痴呆导致的脑损伤会使急性病或手术后的恢复更难。

> **即使是轻度痴呆，也会使急性病或手术后的恢复变得困难。**

许多研究人员发现，麻醉会导致痴呆发作或痴呆恶化。虽然很多人对此正在进行研究，但很少有证据表明麻醉会引起痴呆。研究发现，接受心脏手术的人在手术 5 年后或 10 年后患痴呆的风险会增加。现在看来，痴呆发病率的增加是由血管病导致的，而不是手术或麻醉本身。

关于给痴呆患者提供服务的研究

在所有类型的痴呆都能被预防或治愈之前，关于如何帮助痴呆患者过上舒适、满意的生活及帮助患者家属的研究，依然非常重要。在提高痴呆患者的生活质量及帮助他们尽可能地保持身体机能方面，这类研究发挥了重要作用。本书的许多观点也深受相关研究的影响。例如，研究表明，那些曾经徘徊、尖叫和不配合的患者能通过有趣的活动变得放松，痛苦减少，并且更愿意配合他人。

当然，患者家属也需要各种帮助，比如找日托、安排休息时间、找养老院等。如何更好地休息、以最经济有效的方式获得相关服务，以及如何利用社会资源，是患者家属应该重视的。

> **改善患者的生活质量，帮助他们尽可能地发挥"余热"，这样可以减少他们的焦虑和恐惧，帮助他们享受生活。**

痴呆的预防

预防疾病和保护大众是医学的最终目的。识别降低痴呆风险的环境因素、物理因素和遗传因素，可能会为个人和人群提供预防痴呆发展的策略。目前，研究人员正在探索以下领域对痴呆的影响：饮食；体力活动、社交活动和心理活动；去除压力、逆转听力损失；对高血压、糖尿病、超重和血脂异常进行积极治疗；增强保护性遗传因子的治疗方法。

几项研究表明，降低胆固醇水平、少量饮酒和在从事有头部损伤风险的活动时佩戴保护性头盔，可能有助于预防或延缓阿尔茨海默病的发作。预防性药物方法包括研究消除或防止阿尔茨海默病患者大脑中异常淀粉样蛋白和 T 蛋白形成的药物。如果采取预防措施来改变环境因素，那么就有可能降低阿尔茨海默病遗传易感人群的患病风险。而要想知道这些方法是否可以预防或延迟痴呆，唯一的方法是进行精心的研究。

一种疾病还是多种疾病

虽然我们经常把阿尔茨海默病当作一种单一疾病来讨论，但实际上它涉及多种因素。正如前文所讨论的，3 种不同的异常基因会导致每个遗传其中一种基因的人患上阿尔茨海默病，而且至少还有 40 种基因变异会增加阿尔茨海默病的患病风险。目前，已知的遗传因素可以解释 40%～70% 的阿尔茨海默病的患病风险，剩余部分则是由环境因素或环境与基因之间的相互作用引起的。

即使阿尔茨海默病有多种病因，而且无论其最初的诱因是什么，我们依然期待有一种或几种方法可以预防或治疗它；当然，可能每种病因都需要不同的治疗方法。在等待科学给出解答的同时，利用本书介绍的方法，可以改善痴呆患者及其照护者的生活。

未来，属于终身学习者

我们正在亲历前所未有的变革——互联网改变了信息传递的方式，指数级技术快速发展并颠覆商业世界，人工智能正在侵占越来越多的人类领地。

面对这些变化，我们需要问自己：未来需要什么样的人才？

答案是，成为终身学习者。终身学习意味着具备全面的知识结构、强大的逻辑思考能力和敏锐的感知力。这是一套能够在不断变化中随时重建、更新认知体系的能力。阅读，无疑是帮助我们整合这些能力的最佳途径。

在充满不确定性的时代，答案并不总是简单地出现在书本之中。"读万卷书"不仅要亲自阅读、广泛阅读，也需要我们深入探索好书的内部世界，让知识不再局限于书本之中。

湛庐阅读 App: 与最聪明的人共同进化

我们现在推出全新的湛庐阅读 App，它将成为您在书本之外，践行终身学习的场所。

- 不用考虑"读什么"。这里汇集了湛庐所有纸质书、电子书、有声书和各种阅读服务。
- 可以学习"怎么读"。我们提供包括课程、精读班和讲书在内的全方位阅读解决方案。
- 谁来领读？您能最先了解到作者、译者、专家等大咖的前沿洞见，他们是高质量思想的源泉。
- 与谁共读？您将加入优秀的读者和终身学习者的行列，他们对阅读和学习具有持久的热情和源源不断的动力。

在湛庐阅读 App 首页，编辑为您精选了经典书目和优质音视频内容，每天早、中、晚更新，满足您不间断的阅读需求。

【特别专题】【主题书单】【人物特写】等原创专栏，提供专业、深度的解读和选书参考，回应社会议题，是您了解湛庐近千位重要作者思想的独家渠道。

在每本图书的详情页，您将通过深度导读栏目【专家视点】【深度访谈】和【书评】读懂、读透一本好书。

通过这个不设限的学习平台，您在任何时间、任何地点都能获得有价值的思想，并通过阅读实现终身学习。我们邀您共建一个与最聪明的人共同进化的社区，使其成为先进思想交汇的聚集地，这正是我们的使命和价值所在。

CHEERS

湛庐阅读 App 使用指南

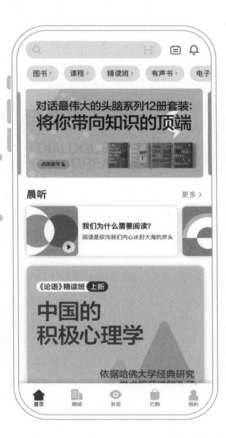

读什么
- 纸质书
- 电子书
- 有声书

怎么读
- 课程
- 精读班
- 讲书
- 测一测
- 参考文献
- 图片资料

与谁共读
- 主题书单
- 特别专题
- 人物特写
- 日更专栏
- 编辑推荐

谁来领读
- 专家视点
- 深度访谈
- 书评
- 精彩视频

HERE COMES EVERYBODY

下载湛庐阅读 App
一站获取阅读服务

著作权合同登记号：图字：01-2023-2089 号

图书在版编目（ＣＩＰ）数据

失智与痴呆老人家庭照护手册 /（美）南希·梅丝，（美）彼得·拉宾斯著 ; 徐昊译 . -- 北京 : 华龄出版社，2023.9

书名原文 : The 36–Hour Day

ISBN 978-7-5169-2594-2

Ⅰ . ①失… Ⅱ . ①南… ②彼… ③徐… Ⅲ . ①阿尔茨海默病—老年人—护理—手册 Ⅳ . ① R473.74-62

中国国家版本馆 CIP 数据核字（2023）第 152086 号

出 版 人	周 宏		责任印制	李末圻
责任编辑	李 健 陈 馨		装帧设计	湛庐文化

书　　名	失智与痴呆老人家庭照护手册		作　者	[美]南希·梅丝
出　　版	华龄出版社 HUALING PRESS			[美]彼得·拉宾斯
发　　行			译　者	徐 昊
社　　址	北京市东城区安定门外大街甲 57 号		邮　编	100011
发　　行	（010）58122255		传　真	（010）84049572
承　　印	天津中印联印务有限公司			
版　　次	2023 年 9 月第 1 版		印　次	2023 年 9 月第 1 次印刷
规　　格	710mm × 965mm		开　本	1/16
印　　张	22.25		字　数	363 千字
书　　号	ISBN 978-7-5169-2594-2			
定　　价	129.90 元			